AROMATERAPIA
El olor y la psique

Peter y Kate Damian

AROMATERAPIA
El olor y la psique

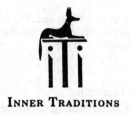

INNER TRADITIONS

Lasser Press
Mexicana, s.a. de c.v.
México, D. F.

Diseño de cubierta: Suzanne Fay
Fotografía de cubierta: Len Mastri

Título original: *Aromatheray: scent and psyque.*
Traducción al español: René Capistrán Garza de la Llata
De la edición en inglés de Healing Arts Press, Rochester, Vermont, USA.
Healing Arts Press es una división de Inner Traditions International

Nota al lector: Este libro fue escrito con la intención de ser una guía informativa. El objetivo de los remedios, enfoques y técnicas aquí descritos es el de ser un suplemento y no un sustituto del cuidado y tratamiento médico. No se deberán utilizar para tratar un padecimiento grave sin consultar previamente con un especialista.

ISBN 0-89281-530-2 (Inner Traditions)
ISBN 968-458-493-8 (Lasser Press Mexicana, S.A. de C.V.)

Producción editorial: Ediciones Étoile, S.A. de C.V.
Dirección editorial: Antonio Moreno y Ladrón de Guevara

IMPRESO EN MÉXICO
PRINTED IN MEXICO

Dedicado a nuestros padres

Contenido

Reconocimientos

Expresamos nuestra gratitud y aprecio a los amigos y asociaciones cuyo brillante trabajo y esfuerzos como pioneros en el campo de la fitoaromaterapia constituyen una gran fuente de inspiración para nosotros, especialmente Robert Tisserand, Marcel Lavabre, Kurt Schnaubelt, Annemarie Buhler, Dr. Jean-Claude Lapraz y Dr. Daniel Penoel.

1
Introducción a la aromaterapia

DEFINICIONES, EXPLICACIONES Y CARACTERÍSTICAS

La palabra *aromaterapia* es un término moderno que se usa para designar diversos elementos terapéuticos y de belleza elaborados con derivados o extractos de una gran variedad de plantas, es decir, la aromaterapia es el uso o empleo específico de *aceites esenciales puros* a través de la aplicación local (piel) o de inhalación.

Un aceite esencial puro es la condensación de la "esencia" vital de una planta —el "alma" de la planta— en donde se almacena la energía solar; es lo que le da a la planta su fragancia. Es, además, donde se encuentran altamente concentradas las propiedades terapéuticas y nutricionales más valiosas de la planta.

La esencia se produce mediante celdas especiales de la planta y contiene, entre otras cosas, fitohormonas o "mensajeros químicos" que, al igual que las hormonas humanas, transmiten información celular a través del cuerpo como respuesta al estrés y a las condiciones ambientales. La esencia o aceite esencial protege a la planta contra enfermedades, parásitos, y otros posibles depredadores potenciales al atraer a ciertos insectos para la reproducción por polinización. En algunos casos, los aceites esenciales actúan como destructores selectivos de hierbas, permitiéndole a la planta establecer su territorio al eliminar completamente la vegetación. En los rudos climas desérticos, la mirra y el incienso producen vapores de aceites esenciales con el propósito de protegerse de la severa luz solar.

Las esencias vitales de las plantas se transforman en aceites esenciales puros y en hidrólisis aromáticas (aguas florales) a través de un proceso mecánico de destilación con vapor. Solamente después de ser extraída por el método de producción de la destilación una esencia llega a convertirse en aceite esencial. Aunque generalmente se emplea el término *aceite esencial* para describir todos los aceites utilizados por la aromaterapia, los que se extraen por métodos diferentes no son precisamente aceites esenciales puros. Por ejemplo, los aceites extraídos por "expresión" (presión fría) retienen más de la esencia de la planta. Algunas plantas, como el jazmín, sólo sueltan su aceite si se emplea un solvente. Los aceites que se obtienen con tal procedimiento en el que se involucran solventes químicos se llaman concretos o absolutos. Estos y otros métodos de producción se explicarán en el capítulo seis. Por ahora es suficiente saber que los aceites esenciales pueden extraerse de ciertos árboles, arbustos, hierbas, flores, y pastos, y que pueden encontrarse casi en cualquier parte de la planta (semillas, flores, frutas, hojas, tallos y troncos, raíces, corteza, madera y resinas).

La producción proporcional de aceite esencial de las plantas puede variar desde una pequeña fracción del uno por ciento hasta tanto como un diez por ciento. El proceso puede ser lento, laborioso y bastante caro. Por ejemplo, se requieren 500 libras de salvia o de romero para hacer casi un litro (0.94) de aceite; una tonelada de tomillo rinde menos aún y pueden necesitarse miles de libras de pétalos de rosa para extraer con solvente una libra de aceite de rosa; más de ocho millones de botones de jazmín cortados a mano pueden producir sólo un kilogramo de aceite esencial. (El de jazmín y el de rosa son dos de los aceites esenciales más caros.) El volumen de plantas y el tiempo de producción requerido —o permitido— para producir un aceite esencial afecta su costo y calidad. La destilación lenta de un kilogramo de aceite de una tonelada de flores frescas recién cortadas se reflejará tanto en el costo del aceite como en la mayor calidad de la concentración de sus propiedades y componentes terapéuticos y nutricionales.

La mayoría de los aceites esenciales son incoloros o de color amarillo pálido; algunos, como la manzanilla alemana o la azul, tienen una pigmentación intensa. La mayor parte de los aceites coloreados, como la bergamota o el jazmín, pueden ser esencias o bien, absolutos. A pesar de estar altamente concentrados, los aceites esenciales no son grasos. Más ligeros que el agua (con unas cuantas excepciones) suelen ser sumamente fluidos. El hecho de ser más solubles en lípidos (grasa) que en agua es una característica muy importante, ya que les permite una penetración más fácil, rápida y profunda a través de la piel. (Dado que la piel es a prueba de agua rechaza las sustancias solubles a la misma.) La rápida absorción a través de la piel de los aceites esenciales se debe también parcialmente a su naturaleza altamente volátil o evaporable. Las características de las moléculas de los aceites esenciales permiten su pronto ingreso a la corriente sanguínea. Debido a su volatilidad, los aceites esenciales son empacados en contenedores de aluminio o de vidrio ámbar al vacío, que, además, deben conservarse en almacenes frescos, obscuros y secos.

Por otra parte, el término *fitoterapia* —terapia de plantas o medicina de plantas— describe, más bien, la variedad de tratamientos que emplean extractos de plantas y materiales distintos de los aceites esenciales, aunque no se excluye el uso de éstos. La fitoterapia incorpora el uso interno de los aceites esenciales, principalmente por ingestión. El término *fitoterapia* se combina a menudo o se emplea de manera indistinta con el de *aromaterapia*. Sin embargo, sólo se puede aplicar como sinónimo de *herbolaria* o *herbología*.

Otros métodos de extracción que no producen aceites esenciales, tales como la creación de tinturas o linimentos, se incluyen en la fitoterapia. Entre ellos se encuentran la cocción (hervir hojas o raíces para lograr un extracto) y la infusión (verter agua caliente sobre las hierbas o las flores y luego macerarlas brevemente como cuando se hace té). Otra forma de hacer una infusión de aceite consiste en sumergir la planta en aceite vegetal para que éste se inpregne con su fragancia, lo que constituye una antigua técnica dentro de las prácticas *aromáticas*.

La práctica aromática es el uso estético o terapéutico de esencias y fragancias que provienen de plantas, aunque no se extraigan de éstas aceites esenciales necesariamente. La aromaterapia que se practicaba antes del descubrimiento o implementación generalizada de la destilación (y por consiguiente de los aceites esenciales) se considera más bien como práctica aromática. La práctica aromática no debe confundirse con la simple perfumería pues ésta involucra fragancias que en su mayor parte contienen aceites sintéticos o esencias diluidas en alcohol o en agua, las cuales sólo poseen un aroma agradable u ocultan otros olores. Se consideraba que el ungimiento personal con aceites en infusión proveía de genuinos beneficios para la salud y no sólo de una atracción estética; se hacía para conferir protección contra enfermedades contagiosas debido en parte a los poderes antimicrobianos de los ingredientes botánicos naturales.

VISIÓN HISTÓRICA GENERAL

Aunque el término *aromaterapia* se emplea desde hace menos de un siglo, los usos terapéuticos, espirituales (religiosos y litúrgicos), así como cosméticos de los aceites esenciales tienen por lo menos cinco mil años de historia. La fitoterapia o herbolaria se ha practicado, sin duda, durante más tiempo aún. La expansión de la aromaterapia (prácticas aromáticas y fitoterapia) ha seguido el curso hacia el oeste que ha trazado la civilización, empezando en las culturas orientales de China, India, Persia y Egipto. Las primeras escrituras sagradas de la religión hindú —los vedas— mencionan varios cientos de perfumes y productos aromáticos, codificándolos tanto por sus prácticas litúrgicas como terapéuticas. Tales conocimientos se han mantenido cuando menos durante tres mil años a través de la práctica hindú de la medicina ayurvédica, para la que han sido muy útiles muchos de los aceites esenciales que se emplean en la aromaterapia.

Una de las características principales de la medicina ayurvédica es el masaje aromático mediante el empleo de infusiones de aceites elaborados con hierbas y maderas de la India. Los antiguos chinos también usaban los masajes. Los textos médicos chinos más antiguos que aún existen, originados en el año 2700 a.C., son verdaderos clásicos de la medicina herbolaria. Es muy probable que en las antiguas civilizaciones de China y de la India se cultivara alguna forma de práctica aromática y de fitoterapia; sin embargo, las más conocidas son las que se practicaban en Egipto.

El Medio Oriente

Hace mucho tiempo, aproximadamente desde el año 3000 a.C., los egipcios ya utilizaban plantas para la medicina, terapia de masajes, cirugía, preparación y preservación de alimentos, ritos religiosos y momificación. Como no se había desarrollado aún la destilación al vapor, preparaban aceites aromáticos e incienso sumergiendo plantas en aceites base o grasas. Existen algunas pruebas de que posteriormente los egipcios experimentaron con métodos de destilación en crudo. Zozime, químico del siglo III, reportó diseños de alambiques que observó en la pared de un templo de Menfis.

Cientos de plantas contienen altos índices de componentes antibacteriales, antivirales, fungicidas y antisépticos. El conocimiento de tales propiedades de las sustancias de las plantas promovió su uso en la preparación y conservación de los alimentos así como en la momificación.

Durante miles de años, antes de existir la refrigeración, la gente, desde la India hasta Europa, empleaba hierbas y aceites para conservar las carnes y para hacerlas más digeribles. Esta tradición perdura en el arte culinario a través del uso de hierbas, especies y condimentos para mejorar la digestión, tanto por su estímulo al proceso digestivo como por su acción directa catalítica y antiséptica sobre las carnes. (Hoy en día, el cincuenta por ciento de la producción mundial de aceite esencial se destina a proveer de sabores a la industria alimenticia, y aproximadamente el cinco por ciento, cantidad pequeña pero significativa y siempre creciente, se dedica a la aromaterapia.) Los egipcios también embalsamaban a los faraones con aceites esenciales con el propósito de matar o inhibir las bacterias y así limitar la descomposición. Vale la pena repetir que a diferencia de los aceites sintéticos o aerosoles y desodorantes comerciales, la fragancia de un aceite esencial no solamente oculta olores desagradables provenientes de la putrefacción o de infecciones, sino que los suprime debido a su acción fisicoquímica que destruye, obstaculiza o neutraliza los gérmenes.

En la Mesopotamia temprana, los sumerios, babilonios, hebreos y otros pueblos semíticos antiguos también utilizaban prácticas aromáticas (aceites e incienso) con propósitos religiosos. Las antiguas curaciones espirituales y prácticas religiosas o litúrgicas en las que se empleaban aceites aromáticos para expandir la conciencia y mejorar la meditación, deben considerarse como la primera aplicación de aromapsicología. Tales prácticas lograban de manera natural lo que la ciencia médica moderna ha intentado a través de la elaboración y prescripción de drogas que cambian el estado anímico, alucinógenos y otras clases de sustancias químicas sintéticas tendientes a mejorar el desempeño físico o mental, o bien alterar y controlar el comportamiento humano.

Las fumigaciones aromáticas y la quema de incienso que se realizaban para disipar diversas condiciones miasmáticas —no sólo espíritus— y purificar la atmósfera equivalen al uso posterior de aerosoles, atomizadores y humidificadores para limpiar y acondicionar el aire. Los psicólogos actuales apenas empiezan a reconsiderar la conveniencia, inteligente y saludable, de recetar sustancias naturales para mejorar el estado de ánimo, entre ellas ninguna mejor que los aceites esenciales.

Los griegos y los romanos

Los antiguos griegos fueron quizás los primeros en distinguir entre los desórdenes psicológicos originados por causas orgánicas y los de origen sobrenatural o metafísico. Con frecuencia las enfermedades mentales se diagnosticaban como desórdenes del temperamento o desequilibrio de los humores, los cuales podían tratarse a base de hierbas, aromas u otros medios naturales.

El interés de los griegos por el uso de aceites y esencias aromáticas, aunque era de carácter espiritual, se enfocaba sistemáticamente hacia la medicina y también se manifestaba en el empleo de los aceites como estimulantes de la agresividad durante las guerras, y como herramienta para curar las heridas de las batallas.

Como muchas tradiciones y prácticas griegas, éstas fueron trasmitidas a los romanos. Dioscórides, un cirujano griego del siglo I, enrolado en el ejército romano de Nerón, incluyó un capítulo sobre los aceites en su enciclopedia médica, que perduró como texto básico de la medicina durante más de mil años. Dioscórides también hizo los primeros experimentos con destilación en crudo en busca de la "quintaesencia" de las plantas, con lo que logró producir alcanfor y terebinto. Tanto antes como después de Dioscórides, los médicos griegos, como Hipócrates y Asclepiades, utilizaron prácticas aromáticas. Hipócrates combatió con éxito las plagas fumigando toda la ciudad de Atenas con sustancias aromáticas, práctica que fue repetida, aunque no en forma sistemática, siglos después en Europa durante grandes azotes de plagas y epidemias.

En el siglo XIX, cuando los perfumes se elaboraban con verdaderas fragancias botánicas naturales, los trabajadores de las fábricas de perfume eran virtualmente inmunes a las epidemias de cólera de la época.

Al igual que los primeros griegos y romanos, los árabes del siglo VIII llevaron sus conocimientos acerca de las plantas medicinales a través de Asia Menor y el Medio Oriente, y por medio de invasiones posteriores, a Europa y África del Norte. Más tarde, los Cruzados cristianos del siglo XI regresaron a Europa con grandes conocimientos de los famosos perfumes árabes, así como sobre alquimia, la antecesora de la actual química. Tales acontecimientos incrementaron el intenso comercio de plantas odoríferas que ya se había iniciado y que se extendió desde la India a través de los imperios griego y romano.

Avicena

Se atribuye a los persas la invención de la destilación y, en particular, a un reconocido médico, filósofo y alquimista llamado Hakim Abu Ali Abdulah Husain Ibn Sina, conocido en Occidente como Avicena. En realidad, algunas aguas perfumadas producidas por destilaciones primitivas se usaron en Persia antes del nacimiento de Avicena, y para el siglo XIII la famosa agua de rosa de Damasco se exportaba a regiones tan distantes como China, India y Europa, con gran variedad de propósitos.

Por lo tanto, parece más probable que la destilación, que produce tanto aguas florales (hidrosoles aromáticos) como aceites esenciales puros, se haya inventado y desarrollado antes del nacimiento de Avicena y que posteriormente él la haya perfeccionado para la producción específica de aceites esenciales. Manuscritos arábigos de aquellos tiempos muestran dibujos de alambiques, cuyos principios básicos permanecen iguales hoy en día, a pesar de los adelantos modernos en la tecnología del diseño.

El invento de la destilación llevó al descubrimiento y la producción del alcohol. El alcohol y los aceites esenciales hicieron posible la elaboración de perfumes no grasos.

No obstante el progreso de Avicena, la destilación se consideró, cuando menos hasta la Edad Media, básicamente como un medio de preparar aguas florales, y no como una herramienta para obtener aceites esenciales. Evidentemente, casi siempre que el proceso daba como resultado la precipitación de un aceite esencial, como con la cristalización del aceite de rosa en la superficie del agua de rosa (que al parecer fue el primer experimento exitoso de Avicena) se consideraba el aceite obtenido como un subproducto indeseado y no como un producto nuevo y útil.

Nacido en el año 980 A.C. en lo que ahora es Uzbekistán, Avicena demostró su extraordinaria inteligencia a muy temprana edad. Después de ser un niño prodigio, cuyo genio fue cultivado por su padre, Avicena fue nombrado jefe médico de la Corte real a la edad de catorce años. La muerte de su padre y trastornos políticos locales condujeron a Avicena a una vida errática que lo llevó a Persia, donde encontró refugio y logró el patrocinio de la realeza del lugar. A pesar de su corta vida (murió en 1037), Avicena fue autor de unos doscientos setenta y seis trabajos, presentados en su mayoría en series de volúmenes que tratan de diversos temas de ciencia, religión, matemáticas y música, incluyendo astrología, historia y economía. Sin embargo, su bien merecida fama como "príncipe de los médicos" se funda solamente en un trabajo: *Al-Qanun fi'l Tibb* (*Canon de la medicina*) que es considerado uno de los libros de medicina más famosos, importantes e influyentes en la historia tanto de Oriente como de Occidente. Con una extensión de cinco volúmenes, el *Canon* resume todo el conocimiento médico existente en el mundo civilizado, incluyendo el de los griegos, europeos, persas, árabes, hindúes y chinos. Traducido a casi todos los idiomas del mundo occidental, se convirtió en un texto indispensable durante quinientos años y en la guía para la mayoría de las escuelas de medicina medievales. Actualmente continúa siendo el manual básico de todos los practicantes de medicina de la tradición Tibb que fundó Avicena. Medicina tradicional del Islam, Tibb es el tratamiento empleado por más de mil millones de musulmanes y no musulmanes de todo el mundo. Su nombre viene de una palabra árabe que significa "medicina de las regiones físicas, mentales y espirituales". El Tibb se basa en dos conceptos: la doctrina de lo natural, que establece estándares normales para el cuerpo humano, gracias a los cuales la enfermedad es detectada al vislumbrarse anormalidades contrastantes, y la doctrina de causas, que es la que identifica y explica los orígenes de tales anormalidades. Los primeros síntomas se consideran como signos de desequilibrio que permiten que la enfermedad se manifieste.

Al poner en práctica su sistema terapéutico, Avicena estableció hospitales y adelantó los procesos de filtración, sublimación y calcinación, que son indispensables para la destilación de aceites esenciales puros. Además de impartir sus conocimientos de dietética, Avicena sistematizó métodos de análisis urinario, diagnóstico por el pulso, manipulación espinal y tracción para miembros rotos. Asimismo, reunió una extensa farmacología de más de ochocientas sustancias vegetales, incluyendo sus efectos sobre el cuerpo.

Europa

El siglo X, en el que los europeos fueron exploradores y cruzados, y que fue precedido y seguido por repetidas invasiones musulmanas, trajo conocimientos del proceso de la destilación a Europa Occidental. La primera descripción confiable de la destilación de verdaderos aceites esenciales se atribuye al médico catalán del siglo XIII Arnaldo de Vilanova, quien al parecer introdujo el arte de la destilación a la práctica médica común de Europa. No obstante, existen algunas pruebas que sugieren que la destilación específica de aceites esenciales (no de aguas florales, que fueron la especialidad de las farmacias medievales y postmedievales) pro-bablemente no fue de uso generalizado hasta ya muy avanzado el siglo XVI. Entre tanto, los grandes exploradores europeos del siglo XV continuaban regresando y trayendo muchas plantas y aromas nuevos de todo el mundo.

El siglo XVI trajo el siguiente gran avance en aromaterapia y en la producción de aceites esenciales puros. En una época en la que fragancias, perfumes, aguas florales y hierbas se usaban ampliamente, un médico alemán, Hieronymous Braunschweig (también conocido como Jerónimo de Brunswick) escribió, entre los años 1500 y 1507, un libro de dos volúmenes sobre el proceso de la destilación. En él describe todas las técnicas y los productos, mencionando específicamente los aceites esenciales. Su último gran trabajo se publicó muchos años después y difundió referencias de veinticinco aceites esenciales. Entre las dos fechas, y a través de todo el siglo, muchas contribuciones escritas, igualmente importantes para el conocimiento de la destilación fueron hechas por médicos y alquimistas suizos, alemanes, franceses, e italianos, tales como Conrad Gesner, Walter Ryff, Adam Lonicer, Valerius Cordus, Joseph Du Chesne y Giovanni Battista della Porta.

El siglo XVII está considerado como la gran era de los herbolarios ingleses, sobre todo Nicholas Culpeper, John Gerard y John Parkinson, cuya fitoterapia incluía una pequeña representación de aceites esenciales. Sin embargo, en los siglos XVII y XVIII, los farmacéuticos o boticarios, demasiado numerosos para ser nombrados, especialmente los de Francia y Alemania, fueron quienes más contribuyeron al surgimiento de la aromaterapia moderna gracias a sus métodos de destilación, muy mejorados y a sus investigaciones sobre la naturaleza y el valor de los aceites esenciales.

A pesar de que para el siglo XVIII casi todos los herbolarios y muchos médicos empleaban aceites esenciales, la fitoterapia habría de sufrir un retroceso a causa del advenimiento de la química. Irónicamente serían los alquimistas tradicionales, con un renovado entusiasmo por el uso de sustancias químicas descubiertas en sus laboratorios y clasificadas como drogas (una idea iniciada siglos antes por el alquimista Paracelso), quienes provocarían la separación gradual, que empezó en 1650, entre los médicos que favorecían cada vez más las drogas químicas, y aquellos que permanecían fieles a la fitoterapia. Muchos otros químicos de los siglos XVIII y XIX intentaron aislar los elementos constitutivos de las plantas para elaborar drogas, más que para usar la planta misma. El vocablo *droga* proviene de una palabra del holandés antiguo que significa "dry" (secar), debido al secamiento de las hierbas con propósitos medicinales. En tanto que el análisis químico de las hierbas trajo la aspirina (de la corteza del sauce) y la atropina (de la belladona) —en realidad la mayoría de las medicinas se han desarrollado, de una forma u otra, por el estudio de las plantas—, desgraciadamente la tendencia del desarrollo de las drogas y su terapia, que ha dado como resultado la industria farmacéutica actual y sus peligrosos productos químicos sintéticos, ha tenido también consecuencias lamentables.

Después de que las mejoras técnicas permitieron a los científicos observar microorganismos, a fines del siglo XIX surgió una escuela de pensamiento etiológico que hablaba de las causas bacteriológicas de las enfermedades. Hasta ese momento, todos los médicos, basándose principalmente en los trabajos de Avicena y los primeros maestros griegos (Galeno, Dioscórides e Hipócrates), creían que las enfermedades surgían como una prueba de mal funcionamiento del organismo. Tal idea fue rechazada por los bacteriólogos, quienes afirmaban que un microbio o un virus específico era el responsable de cada enfermedad, de sus síntomas y de las lesiones presentadas. Un siglo antes, los biólogos habían llegado a la conclusión de que al no poder aislar y cuantificar los cuatro humores (sustancias elementales), que eran el centro de la teoría tradicional de las enfermedades que enlazaba los sistemas médicos de Avicena con los de los griegos, tal teoría debía rechazarse. A fines del siglo XIX, la escuela de pensamiento bacteriológico había debilitado, y sustituido paulatinamente, ochocientos años de influencia de la medicina Tibb en el pensamiento europeo. La búsqueda tanto de causas microbianas en las enfermedades y otros factores microscópicos como de medicinas y vacunas para combatirlas se convirtió, y sigue siendo, en la preocupación de la ciencia médica moderna.

Al igual que sus sucesores modernos, los grandes médicos naturistas y holísticos del pasado, aunque aceptaban la existencia de bacterias y virus, no consideraban tales microorganismos como las causas primordiales de las enfermedades. En vez de ello, los veían como invasores oportunistas que explotaban un desorden metabólico o una falla orgánica del cuerpo humano. En su opinión, no existía una causa singular y específica de las enfermedades; cada condición de mala salud surge de diversos factores que generalmente se presentan combinados. "No siempre es un microbio la causa de la enfermedad —escribe el Dr. Jean Valnet, eminente médico francés y moderno pionero en el campo de la aromaterapia—; normalmente es simple testigo de una deficiencia del organismo que se encuentra bajo ataque. La presencia de un microbio es menos importante que la constitución física del enfermo —añade Valnet—. La infección no sigue automáticamente a la penetración de un microbio en un organismo, pues éste necesita encontrar un campo propicio para desarrollarse." Esto parece desprenderse de la sencilla observación de que no todas las personas expuestas a los microbios, o que los tienen, se enferman. La resistencia natural de la salud o la inmunidad lo previenen. La enfermedad no puede apoderarse de un organismo saludable. Por lo tanto, resulta mucho más importante tratar al paciente y no la enfermedad, que es precisamente lo que todos los sistemas naturistas y holísticos, incluyendo la aromaterapia, intentan hacer. Tratan el caso, no los síntomas.

Aun así, el advenimiento de la teoría microbiana de la enfermedad proveyó otra oportunidad de demostrar la efectividad y versatilidad de los aceites esenciales en el combate contra las enfermedades. Aunque el empleo de aceites esenciales habría de caer en desuso entre los médicos que se sintieron fuertemente atraídos por la avalancha de las medicinas drogas, las primeras pruebas de laboratorio que demostraron las propiedades antibacterianas de los aceites esenciales se efectuaron a fines del siglo XIX. Esto debido a que se observó que los casos de tuberculosis en las zonas de Francia donde hay muchas flores eran extrañamente raros. De hecho, los trabajadores franceses que procesaban flores y hierbas fragantes permanecían virtualmente libres de males respiratorios, (lo que recuerda los reportes que en el siglo XIX manifestaban que los trabajadores de las fábricas de perfume eran resistentes al cólera; por lo tanto, debe sacarse la misma conclusión). Estudios franceses subsecuentes señalaron igualmente que los microorganismos de la fiebre amarilla y el muermo (enfermedad muy contagiosa de los caballos) morían rápidamente con aceites esenciales. Desde entonces, innumerables pruebas y experimentos han demostrado el poder antimicrobiano y antiséptico de los aceites esenciales, frecuentemente contra la difteria y la tuberculosis. Sin embargo, el empleo de aceites esenciales en preparaciones médicas o como agentes medicinales se tuvo que limitar sólo a su uso en la producción de perfumes, bebidas y alimentos. Para mediados del siglo XX sus aplicaciones farmacéuticas se habían reducido a poco más que ingredientes para dar sabor a las drogas químicas. En esos momentos, la aromaterapia moderna debió sobre todo su supervivencia a las industrias alimentarias y de perfumería que continuaron realizando investigaciones y experimentos con aceites esenciales, así como a los grandes químicos del siglo XIX y principios del XX cuyos estudios sistemáticos de los aceites esenciales llevaron a la explicación y análisis de su estructura molecular y sus componentes químicos.

El descubrimiento de elementos químicos activos del aceite esencial trajo nuevos conocimientos y, desde luego, nuevas controversias. Como era de esperarse, al ser identificados, sintetizados y posteriormente manufacturados comercialmente los novedosos componentes recién descubiertos, nació una nueva industria de aromas sintéticos aislados.

Aromaterapia

La resurrección de la aromaterapia se inició a fines de los años veinte con un químico cosmetólogo francés llamado René-Maurice Gattefossé. Él fue quien acuñó el término *aromaterapia*, que se convirtió en el título de su primer libro. La fascinación de Gattefossé por los aceites esenciales comenzó con observaciones personales que realizó mientras trabajaba en la perfumería de su familia. Notó que muchos de los aceites esenciales empleados en los productos de perfumería eran antisépticos superiores a los antisépticos químicos que se añadían. Le impresionó particularmente la extraordinaria efectividad del poder curativo de la lavanda cuando después de quemarse una mano en una explosión ocurrida en el laboratorio, metió la mano de inmediato en aceite puro de lavanda. La mano no solamente sanó en unas cuantas horas, sino que lo hizo sin infección ni cicatrices. Esto motivó su primera exploración acerca del uso de aceites esenciales en dermatología y cosmética. De ahí, Gattefossé captó el enorme potencial y las grandes posibilidades de la investigación en aromaterapia.

Poco después, otro francés, Albert Couvreur, publicó su libro sobre la aplicación médica de aceites esenciales. Simultáneamente, otras investigaciones surgieron de forma independiente por todos los confines del mundo. En Australia, los beneficios antisépticos y antimicrobianos del aceite del árbol de té eran desplegados y estudiados por otro químico, A.R. Penfolf; en tanto, en Italia Giovanni Gatti y Renato Cajola investigaban los efectos psicológicos de los aceites esenciales.

Como ocurrió con muchas cosas durante la guerra, el progreso de la aromaterapia se estancó, pero aun ante esas difíciles circunstancias la antorcha fue portada por el Dr. Jean Valnet, quien siendo cirujano del ejército utilizó lo que aprendió del trabajo de Gattefossé para curar a los soldados heridos en el campo de batalla. Valnet continuó su práctica médica después de la guerra, incorporando los aceites esenciales en todas las fases. Su libro definitivo, *La práctica de la aromaterapia*, se publicó años más tarde en 1964 y actualmente se puede adquirir en inglés. Debido en gran parte a las enseñanzas que el Dr. Valnet impartió a otros médicos, existen ahora varios establecimientos en Francia que responden a la necesidad de proporcionar educación sobre aromaterapia y hay más de mil quinientos médicos que prescriben aceites esenciales.

Una de las alumnas de Valnet, la bioquímica francesa Marguerite Maury, contribuyó con una visión más personalizada y holística que enfatizó de nuevo el uso externo de los aceites esenciales empleados en

22

masajes. Tres años antes de su fallecimiento, sus ideas se publicaron en uno de sus dos libros, *El secreto de la vida y la juventud*, que recientemente se tradujo al inglés. En él, Maury revive las antiguas filosofías tradicionales de la medicina que incluían el masaje aromático y propone el concepto de una "prescripción individualizada", es decir, del uso de una mezcla de aceites esenciales que armonizara la naturaleza física, psicológica (mental/emocional) y espiritual del paciente y que, por lo tanto, equilibrara y normalizara a la persona. Evitando la perspectiva *in vitro* de los aceites esenciales que acentúa su uso interno, Maury representa una expresión más auténtica de la aromaterapia como antes se definió.

La lista de figuras representativas en la aromaterapia moderna se ha incrementado durante los últimos treinta años, incluyendo al profesor Paolo Rovesti de la Universidad de Milán, quien logró progresos en la investigación psicológica de Gatti y Cajola; Micheline Arcier y Daniel Ryman, este último, discípulo de Valnet, y ambos discípulos de Marguerite Maury, quienes como sus mentores han propagado el interés en la aromaterapia en la Gran Bretaña; y los médicos Paul Belaiche, Daniel Penoel y Jean-Claude Lapraz. Otras contribuciones provinieron del químico Pierre Franchomme, así como de los terapeutas masajistas británicos Robert Tisserand, Shirley Price y Patricia Davis, cuyo trabajo y escritos han popularizado mucho la aromaterapia no sólo en Inglaterra, sino en Estados Unidos. Los mencionados son solamente algunos de los nombres más reconocidos; hay otras personas menos conocidas pero igualmente importantes cuyos logros y contribuciones para y en la aromaterapia son demasiados para ser enumerados.

CAMPOS DE APLICACIÓN

El desarrollo del ser humano y los adelantos del siglo pasado se han unido al rico potencial y a la sorprendente versatilidad de la aromaterapia y de los aceites esenciales puros con la finalidad de ampliar sus aplicaciones tradicionales y modernas, catalogándolas como clínico/médicas, estético/cosméticas u holístico/naturistas o, según el método de administración de los aceites esenciales, en internas (ingestión), externas (aplicación local), y aromáticas (inhalación). Puesto que los aceites esenciales tienen simultáneamente efectos físicos y psicológicos y, en consecuencia, la reacción humana ante ellos es física, emocional, mental o espiritual, no siempre pueden determinarse categorías separadas por las finas líneas de la teoría, o por las duras barreras de la práctica. La aromaterapia y los aceites esenciales darán de forma invariable resultados cruzados y beneficios recíprocos.

Medicina

La aplicación clínico/médica de los aceites esenciales es una alternativa al empleo de las drogas químicas sintéticas, no sólo por ser antimicrobianos, sino por ser agentes que mejoran el estado de ánimo, útiles en psicología y psiquiatría. En *La práctica de la aromaterapia*, el Dr. Valnet define lo que es un tratamiento seguro y saludable: "cualquier substancia o proceso que sea no-tóxico y constante en sus efectos cuando se enfrenta a los mismos síntomas". Según este criterio, los aceites esenciales son seguros, saludables y efectivos, en tanto que las modernas drogas químicamente sintetizadas a menudo no lo son. Un siglo de investigaciones y evaluación ha confirmado que los aceites esenciales son agentes antimicrobianos efectivos y que no presentan los desagradables efectos colaterales de los antibióticos medicinales.

Los aceites esenciales tienen una profunda influencia en prácticamente todos los procesos y funciones del sistema fisiológico. Ayudan a la eliminación de toxinas a nivel celular y son antimicrobianos y antisépticos no sólo en su actividad directa, sino también al fortalecer el sistema inmunológico del cuerpo. A diferencia de las drogas sintéticas, los aceites esenciales recetados para males físicos o psicológicos no imponen su acción al cuerpo humano en forma dañina o indiscriminada, sino que, en vez de ello, ayudan a que el mismo cuerpo se alivie. No atacan o debilitan el organismo mientras combaten una enfermedad. Tienen una adecuación natural que, a diferencia de los antibióticos medicinales, combate los gérmenes infecciosos mientras no toca —o incluso promueve— los microorganismos benéficos útiles. A la inversa, "los antibióticos actúan modificando la constitución química de los microbios, de tal modo que los anticuerpos que produce el organismo para su propia defensa serán efectivos solamente contra gérmenes modificados —apunta el Dr. Valnet—. Son, por lo tanto, solamente 'falsos anticuerpos' impotentes contra el verdadero agente de la infección, que es el germen en su estado original." El uso frecuente crea una creciente tolerancia, requiriendo aumentar las dosis porque los microorganismos se adaptan a los antibióticos con más velocidad que el cuerpo. En resumen, los microorganismos ofrecen resistencia a los antibióticos. De ahí que los antibióticos se tornen gradualmente menos eficientes y sean, más bien, una amenaza para el organismo y no para el germen infeccioso. Sus resultados a corto plazo pueden causar infecciones secundarias o provocar, posteriormente, infecciones más avanzadas y más resistentes. (El problema de la tolerancia ocurre también con la administración de sustancias químicas sintéticas como narcóticos, tranquilizantes y similares, a las que el organismo se habitúa gradualmente, siendo necesario aumentar las dosis o cambiar con frecuencia la medicación. Como señala Valnet: "Acostumbrado a reaccionar ante los diferentes factores que lo atacan, el cuerpo se habitúa a todo lo que de alguna forma esté adulterado, haga daño o sea tóxico.") Los microbios crean muy poca o ninguna resistencia a los aceites esenciales, quizás porque son el mecanismo natural de defensa de las plantas y su complejidad química, que desafía al análisis científico, también confunde y deshace a los presuntos invasores.

Los efectos perjudiciales de las drogas implican más que tolerancia, adaptación y adicción. Las drogas causan un severo estrés en todos los sistemas fisiológicos, instigando numerosas deficiencias y desequilibrios bioquímicos, glandulares y nutricionales. Ninguna medicina de las que recetan los médicos está libre de efectos colaterales capaces de agravar la enfermedad, inhabilitar al paciente o de algo peor; dichas drogas incluyen antibióticos, antihistamínicos, barbitúricos, tranquilizantes, esteroides y hormonas, anticonceptivos, analgésicos y medicamentos para el corazón. Como muchos médicos, el Dr. Valnet sugiere que las medicinas se consideren remedios de emergencia en momentos de crisis y no el primer recurso; "pero sí es lógico, y realmente esencial, asumir los riesgos inherentes a su uso cuando la severidad de la enfermedad lo amerita; las desventajas de estos medicamentos aconsejan que nunca se administren ligera o sistemáticamente para enfermedades susceptibles de ser aliviadas con tratamientos menos peligrosos".

La aromaterapia y los aceites esenciales ofrecen a los médicos una alternativa segura y efectiva para casi cualquier enfermedad que de otro modo requeriría el uso de drogas. Esto no pretende sugerir que la aromaterapia sea un "curalotodo" (ningún sistema o terapia lo es) o que los aceites esenciales estén totalmente libres de riesgos. Como se verá en capítulos subsecuentes en relación con el empleo seguro de los aceites esenciales, algunos aceites requieren de un uso cuidadoso y discrecional, pero la potencialidad tóxica y los peligros de los aceites esenciales son suaves y mínimos en comparación con los de las drogas.

El uso clínico/médico de los aceites esenciales los incluye también como supositorios anales o vaginales, en aplicaciones cutáneas para problemas dermatológicos y como germicidas en sprays o aerosoles. Como observó el Dr. H. Sztark, médico francés inspector de escuelas a fines de los años treinta: "Siendo a la vez volátiles y antisépticos, los aceites esenciales son el medio ideal de prevenir la propagación de infecciones que nacen del aire". La inhalación o la aplicación cutánea de aceites esenciales tienen ventajas definitivas sobre su uso interno, especialmente cuando se combinan con otras terapias tales como el masaje. Parecen absorberse mucho mejor a través de la piel y de la nariz y sus efectos son inmediatos. En cualquiera de la dos formas, los aceites esenciales logran penetrar fácilmente y sin alteración en el torrente sanguíneo al ser absorbidos por los conductos capilares y linfáticos (cuando la aplicación es cutánea) o por los pulmones (cuando se trata de inhalación) y no sufren cambios inmediatos debido al metabolismo del hígado, como ocurre cuando se ingieren.

Masaje

La histórica relación sinérgica entre el masaje y la aromaterapia se remonta a los antiguos hindúes y chinos, quienes, como Asclepiades y después Marguerite Maury, fueron fuertes promotores del masaje aromático. Avicena, a su vez, recomendaba los beneficios de la "fricción restauradora" del masaje para una gran variedad de propósitos, e incluía aceites, ungüentos perfumados y medicamentos calentados para el proceso. Los múltiples beneficios terapéuticos del masaje sobre el sistema circulatorio, el linfático y los músculos, órganos y glándulas, han sido muy bien documentados y científicamente demostrados; combinados con aceites esenciales se amplifican mucho y se expanden. Los saludables aceites vegetales que se emplean en masajes, que son solubles en lípidos y por lo tanto de fácil absorción en la piel, son excelentes conductores de los aceites esenciales. Los efectos son triples: la aplicación cutánea de los aceites esenciales restaura, rejuvenece y cuida de la piel, lo que también logran cuando se incluyen en tratamientos estético-cosméticos. Los aceites esenciales refuerzan los efectos del masaje que libera toxinas de los músculos, abre los nervios congestionados, e incrementa el flujo sanguíneo y linfático. Además, como los aceites tienen también efecto aromático, los aprovecha el sistema olfativo a través de la nariz.

En resumen, el masaje aromático (1) vivifica y tonifica la piel y los tejidos subcutáneos y conexos enriqueciendo así la circulación y facilitando con ello la eliminación de toxinas mientras ayuda a nutrir la piel; (2) reduce o elimina situaciones de estasis linfática, edema, e inflamación; (3)

estimula la irrigación muscular (eliminando residuos tóxicos como el ácido láctico) y restaura el vigor muscular, con lo que reduce la fatiga y acelera la recuperación; (4) armoniza o equilibra el sistema nervioso autónomo y el sistema cerebroespinal; (5) fortalece y normaliza los órganos viscerales digestivos; y (6) normaliza las funciones de las glándulas endocrinas. No obstante que el masaje aromático se reconoce generalmente como la terapia corporal más completa y amplia, otras técnicas que benefician el cuerpo, como shiatsu, reflexología, acupresión y terapia de polaridad, pueden mejorarse enormemente con la incorporación de aceites esenciales.

Cosmetología

Es claro que la gran ventaja para el cuidado de la piel que provee la aromaterapia es la capacidad de los aceites esenciales para acelerar la renovación celular a través del incremento de la circulación, la hidratación y la eliminación de desperdicios. De esta forma, los aceites esenciales muestran su natural "inteligencia homeostática" regulando las secreciones sebáceas de la piel según sus necesidades, tal como lo hacen para todas las glándulas del cuerpo. Los aceites esenciales vigorizarán los órganos hipoactivos y estabilizan los hiperactivos, con lo que restauran la homeostasis. Una vez que se aplica un aceite esencial por vía cutánea, se necesitan aproximadamente entre veinte y noventa minutos para que el cuerpo lo absorba. El exceso de grasa corporal hace que la absorción sea más lenta, así también influye el edema, la mala circulación y el exceso de toxicidad en los tejidos.

Puesto que los aceites esenciales no son solubles en agua, la absorción será frenada por el sudor. Mientras más fuerte sea la circulación sanguínea, los aceites esenciales serán absorbidos con mayor rapidez y más íntegramente. Los aceites esenciales se eliminan en un cuerpo sano en un lapso de entre tres y seis horas después del tratamiento y en el triple de tiempo en un cuerpo enfermo.

La aromaterapia se está convirtiendo en un gran negocio para balnearios de belleza y de salud, salones de belleza e industrias de cosméticos y de fragancias, cuya publicidad destaca los beneficios de los aceites esenciales aplicados sobre la piel, así como sus efectos aromáticos. Se están promocionando no solamente productos para el pelo, el rostro y el cuerpo, sino también refrescantes de ambiente para habitaciones y excitantes para mejorar el estado de ánimo. Algunas de las empresas que se dedican a esto sí emplean auténticos aceites esenciales, pero hay otras que no lo hacen.

Interpretaciones ambiguas y términos vagos como "puro", "orgánico" y "natural" permiten muchas libertades en la publicidad. Es un precepto fundamental de la aromaterapia que los resultados genuinos sólo se obtienen con aceites esenciales puros. Esto excluye los sintéticos, así como perfumes y aromas químicos. Las empresas de fragancias gustan de alegar que no existe diferencia alguna entre las fragancias sintéticas y las naturales y que, debido a la frecuente adulteración, los aceites esenciales prácticamente no existen.

Las cualidades determinantes y la verdadera e importante diferencia entre aceites naturales y sintéticos se tratará en otro capítulo. Baste ahora decir que los aromaterapeutas replican con razón que en verdad existe una diferencia significativa: por ser una substancia orgánica, un aceite esencial puro o natural contiene por lo menos varios cientos de componentes (la mayoría no identificados o no descubiertos) que operan sinérgica y holísticamente, haciendo que los aceites sean más seguros, efectivos e imposibles de duplicar. Por ejemplo, el aceite natural de rosa puede tener unos dos mil componentes; mientras que el aceite sintético de rosa tiene unos cincuenta. Es precisamente la complejidad de los aceites esenciales lo que proporciona sus muchos beneficios y efectos. La lavanda, el aceite esencial más puro, combate el estrés, la depresión y la fatiga, baja la presión sanguínea y reduce las palpitaciones del corazón, quita dolores, sana quemaduras, calma los nervios, es antiinflamatorio y antiséptico, así como repelente contra insectos y remedio para las dificultades menstruales... entre otras cosas. ¿Lavanda sintética?

Psicología

Todo el mundo parece estar de acuerdo en que las esencias tienen una influencia notable en el organismo humano. A pesar de que el mecanismo y el proceso olfativo permanecen en gran parte en el misterio, los conocimientos progresivos de la ciencia y la comprensión de nuestro sentido del olfato abren nuevas y emocionantes perspectivas y posibilidades para la investigación de la aromaterapia.

Aunque de alcance más limitado que la vista o el oído (se puede ver u oír algo a mayor distancia de la que se puede oler) se estima que nuestro sentido del olfato es diez mil veces más agudo que nuestros otros sentidos, y sensible a unos diez mil componentes químicos. Una vez registrado, el estímulo de una esencia viaja más rápidamente al cerebro que la vista o el sonido; cómo ocurre esto es aún materia de algunas especulaciones. La reacción olfativa a los olores induce al cerebro, o cuando menos a parte de éste, a estimular la liberación de hormonas y neuroquímicos que alteran la fisiología del cuerpo y, en consecuencia, el comportamiento humano. Los olores son procesados directamente del aparato olfativo a través del sistema límbico, una parte pequeña del cerebro involucrada con el hipotálamo, y que tiene que ver con las emociones, memoria, comportamiento sexual y ciertas actividades viscerales. Ahí se encuentra el "centro del placer", cuya estimulación se relaciona con el comportamiento primitivo y el refuerzo del aprendizaje. Recientes pruebas científicas apoyan la teoría de que los olores pueden ayudar a evocar recuerdos, especialmente aquellos con aspectos emocionales. Otros sentidos también alcanzan el sistema límbico, pero solamente después de viajar a otras regiones del cerebro.

Las interesantes investigaciones experimentales acerca del olfato que se llevaron a cabo internacionalmente durante la década pasada, particularmente en Estados Unidos, han sido coincidentemente paralelas al desarrollo y el creciente interés por la aromaterapia durante los años ochenta. Hasta apenas ahora la ciencia del olfato ha escuchado las reclamaciones que se hacen en pro de los beneficios psicológicos de los aceites esenciales utilizados por la aromaterapia. Un estudio realizado por la Universidad de Cincinnati mostró que las fragancias de la hierbabuena y del lirio del valle incrementan la precisión en el desempeño de las personas entre un 15 y un 25 por ciento. Un estudio de réplica en la Universidad Católica del mismo estado, usando solamente hierbabuena, logró los mismos resultados. Se está haciendo progresivamente claro que la ciencia y la industria están convencidas del poder de las esencias. Pero ¿están convencidas de la aromaterapia? Actualmente se ofrecen en algunos hoteles de Londres y están a la venta en la tienda libre de impuestos del Aeropuerto Internacional Heathrow, terminal aérea londinense, unas mezclas de aceites esenciales que sirven de regulador para después de volar en avión, desarrolladas por la aromaterapeuta Daniele Ryman, que alivian precisamente el jet lag[1]. Firmas constructoras japonesas están aumentando la eficiencia y reduciendo el estrés entre sus empleados de oficina bombeando fragancias a través de los sistemas de aire acondicionado. Junichi Yagi, vicepresidente de una empresa subsidiaria de Shimizu, la tercera firma constructora más importante de Japón, dice que las fragancias usadas por su compañía fueron seleccionadas siguiendo los principios de la aromate-

---

1 *Jet lag*: desequilibrio del ritmo corporal motivado por la alta velocidad prolongada de los aviones a reacción. (Nota del traductor)

rapia. En 1989, el Dr. Gary Schwartz, actual profesor de psiquiatría y psicología de la Universidad de Arizona, descubrió que las manzanas con fragancia tenían un efecto relajante cuando midió las ondas cerebrales de un sujeto un minuto después de que éste la olió. Actualmente es más difícil para los investigadores que experimentan con muchas esencias, fragancias y aromas, auténticos y artificiales, distinguir entre la mera estimulación de una respuesta y los auténticos efectos terapéuticos. El olfato es tan sensible que casi cualquier olor produce una respuesta cerebral y registra una reacción física o de comportamiento clínicamente demostrable, igual que ocurre con los estímulos eléctricos. La inquietud principal es no saber con exactitud en qué grado se producen dichas reacciones a tales olores. A veces las esencias sintéticas engañan temporalmente al cuerpo pero, como se sabe por el uso de otras sustancias artificiales en el alimento y en la medicina, los resultados no son genuinamente positivos ni están exentos de consecuencias negativas. Si se acepta el desatino de ingerir ingredientes y aditivos artificiales con los alimentos, así como sustancias químicas sintéticas en las medicinas modernas, se debe estar no menos ansioso por inhalar sustancias inferiores, sintéticas o artificiales, de lo que se está por ingerirlas.

Los efectos terapéuticos profundos y completos de los aceites esenciales derivan de su agradable fragancia. Tienen propiedades electromagnéticas vitales y una energía capaz de vigorizar la mente, el alma y la energía corporal y, en consecuencia, su funcionamiento. Cuando se administran aceites conocidos por su capacidad sedante o antidepresiva, se liberan las endorfinas y las encefalinas, analgésicos y tranquilizantes neuroquímicos que existen en el cerebro. Esto ha sido demostrado por hospitales de Oxford, Inglaterra, donde los aceites esenciales de lavanda, mejorana, geranio, mandarina y cardamomo han reemplazado a sedantes químicos. Estos y otros aceites relajan a la gente, bajan la presión arterial, incrementan la agudeza mental, normalizan las funciones del cuerpo, reducen el estrés e incluso actúan como afrodisíacos.

Investigaciones y experimentos serios y fundamentados acerca del olfato que involucran el estudio de los aceites esenciales, probarán, tarde o temprano, la gran eficacia de éstos últimos. Pero si se toma la historia como guía, los aromaterapeutas tienen razón en ver con circunspección las investigaciones sobre el olfato patrocinadas por empresas de fragancias, laboratorios científicos e instituciones médicas. La investigación del olfato está aún en sus comienzos. Apenas ahora, al estudiar lentamente los misteriosos vericuetos del cerebro, se está adquiriendo una apreciación rudimentaria de cómo y por qué las fragancias de los aceites esenciales afectan la psicología y la fisiología humanas. Durante esta averiguación para llegar al conocimiento del olfato sería positivo adoptar la actitud reverente de los primeros alquimistas, ya que gracias a la investigación acerca del olfato la psicología de las esencias puede recuperar su espiritualidad vital y su herencia metafísica.

Miles de científicos e investigadores, así como profesionales de la medicina, la belleza y la salud, trabajando individualmente o como parte de organizaciones profesionales, están muy satisfechos con la aromaterapia, como lo están millones de personas, particularmente en Inglaterra, Francia, Alemania, Bélgica y Suiza, donde la aromaterapia es ampliamente practicada. Estados Unidos, Canadá y Australia son las nuevas fronteras. Otra señal del enorme crecimiento de la aromaterapia durante los últimos diez años es que hace apenas quince años sólo había uno o dos libros sobre aromaterapia escritos en inglés, así como unos cuantos artículos publicados. Hoy en día existen docenas y cientos de ellos, respectivamente. Todo hace pensar en el ascenso de la aromaterapia a su debido sitio, como el primer sistema de salud y cuidado de belleza no solamente de esta década, sino del próximo siglo.

AROMAS — DE LA AROMATERAPIA A LOS PERFUMES

Historia de las fragancias

Durante los últimos cien años el arte de elaborar fragancias practicado por la perfumería moderna, como ahora lo conocemos, divergió de su curso original o de las intenciones holísticas y comprensión que se atribuyen a la aromaterapia actual. La antigua aromaterapia practicada antes del descubrimiento o implementación general de la destilación —y por consiguiente de aceites esenciales puros— se describe más adecuadamente como la práctica de los aromas: el uso estético o terapéutico de esencias o fragancias derivadas de plantas, pero que no son necesariamente aceites esenciales. Las prácticas aromáticas no deben confundirse con la perfumería moderna ya que ésta involucra fragancias que en su mayoría contienen aceites sintéticos o esencias diluidas en alcohol y agua, que sólo huelen bien o encubren otros olores. A diferencia de las actuales, las avanzadas culturas y civilizaciones antiguas compartían una apreciación más compleja de la fragancia, teniendo verdadero aprecio por la multiplicidad de propósitos, influencias, y efectos de las sustancias aromáticas. El objetivo reconocido de la perfumería moderna es hacer que las gentes y las cosas huelan bien o agradablemente.

El hombre prehistórico o primitivo empleó materias olorosas para repeler diversos depredadores, parásitos e invasores naturales, o bien para oscurecerse o disfrazarse, y también para agraviar o engañar a sus enemigos. Estaba muy lejos de emplear esencias extrañas para identificarse a sí mismo o identificar a su tribu y, mucho menos, de emplearlas para fines creativos o románticos, prefiriendo, en cambio, apoyarse en su desarrollado sentido del olfato (en comparación con el del civilizado hombre moderno) para detectar y discernir los olores humanos naturales.

Al aumentar el refinamiento de las sociedades humanas y hacerse más complejo el comportamiento de la humanidad y el adelanto del saber, el uso y la percepción de las esencias disminuyó como un elemento para el logro del bienestar físico y la supervivencia, y apareció con más fuerza como factor de socialización —como, por ejemplo, de aceptación social, de comunicación y de integración, así como de identidad personal y social. Además, se descubrieron nuevos y más avanzados propósitos o usos espirituales, estéticos, psicológicos y terapéuticos de las sustancias aromáticas. Progresivamente fueron surgiendo necesidades más complejas y desarrolladas que generaron un creciente y más avanzado conocimiento de las sustancias aromáticas y su vasta capacidad de servir dichas necesidades. El desarrollo de las prácticas aromáticas empezó a desplegar la sorprendente versatilidad y capacidad de elementos botánicos para satisfacer todo el espectro de las necesidades y motivaciones humanas en lo referente a las áreas fisiológica, psicológica, estética, social y espiritual.

Egipto

Los antiguos egipcios fueron los primeros en hacer uso extravagante de las fragancias. Como los griegos y los romanos, y posteriormente los europeos, los egipcios diseñaron perfumes personales para indicar diversas emociones y para inspirar pensamientos tanto en quien la usaba como en el presunto admirador. Sin embargo, a pesar de los métodos para la destilación de crudos disponibles en Egipto, estos perfumes se hacían con calidad especial para unciones (aceitosos, grasos o cerosos). Asimismo, la fragancia se usaba para honrar, aplacar y solicitar favores de los dioses; también tenía conexión con ocasiones especiales y ceremonias significativas celebradas en determinado día, mes o año. En cualquier caso, las fragancias o esencias específicas se seleccionaban de acuerdo con ciertos conocimientos especiales sobre sus aplicaciones. Así, la selección apropiada de un aceite aromático o fragancia, fuese para ungir una estatua sagrada o para realizar el sacrificio de algún animal, se hacía de acuerdo con la deidad de que se tratase y con la naturaleza de lo deseado por el solicitante.

Con el tiempo se crearon esencias para casi todos los propósitos: para estimular la agresividad durante el combate, para inspirar éxtasis sexual o contemplación profunda, para enlazar concentración y memoria durante el estudio, para estimular sensualidad erótica, etcétera. Se dice que la reina Hatshepsut (1500 a.C.), hija de Tutmosis I, insistió mucho en promover el uso de cosméticos y perfumes entre sus súbditos. Asimismo los egipcios empezaron a mezclar sus bebidas y líquidos —tales como cerveza, vino, y vinagre— con aromas con el propósito de incrementar sus efectos. Y lo que es más importante, en Egipto, como en todas partes en el Medio Oriente y Asia, los aromas continuaron fomentando la socialización al substituir esencias más intrincadas y adoptar esencias de aroma natural del cuerpo humano. Los poderes feromonales de la esencia humana para comunicarse y atraer, hacía tiempo que eran imperceptibles debido a la declinación de los poderes olfativos del hombre, pero aunque la necesidad de esencia humana había disminuido, el deseo del hombre por la fragancia no lo había hecho.

Grecia y Roma

Los antiguos griegos transmitieron el arte de la perfumería a los romanos, transfiriéndoles también la relación tradicional entre determinadas clases de fragancias y ciertas deidades específicas. Los griegos propagaron la reputación holística de la aromaterapia al aplicar con éxito aromas a problemas psicológicos tales como la ansiedad, depresión e histeria, así como a esfuerzos artísticos y a otros propósitos estéticos de belleza y romance. Ejercicios religiosos y espirituales como la meditación, la oración, la expansión consciente y la percepción elevada, así como el estado de alerta, mejoraron igualmente con los aromas.

Los griegos observaron cómo los inciensos y los perfumes creaban una atmósfera propicia para muchas actividades y experiencias espirituales, intelectuales, creativas y románticas, al intensificar su disfrute. El denso humo del incienso, por ejemplo, se prestaba para preservar pensamientos y llevar mensajes espirituales, además de proveer de un médium para los espíritus, cuya clase dependía del tipo de incienso o de humo. La tradición del incienso ceremonial persiste hasta la fecha en la Iglesia Católica y en otras partes. Vale la pena hacer notar que en la India la selección de madera de sándalo para la construcción de templos no se hizo solamente por los atributos y disponibilidad de la madera de sándalo, sino también por sus efectos atmosféricos y espirituales.

Por lo general todas las sociedades que utilizaban aromas creían que las plantas y sus esencias tenían la llave de la pureza y la longevidad. Sin embargo, Solón, el reformador democrático griego (594 a.C.), restringió los aromas en lugares públicos de Atenas porque consideró que su uso continuo y excesivo (y presumiblemente, su influencia) distraía demasiado. Siglos después, en Roma, Julio César se sentiría impelido a hacer otro tanto, aunque muchos años después, uno de los sucesores más hedonistas de César, el emperador Claudio Nerón, se rodearía pródigamente de rosas y adornaría con ellas su persona y su palacio.

Hoy en día está emergiendo un nuevo campo de "fragancia ambiental", no en pro de la belleza (o por propósitos medicinales, o para fumigar ciudades contra enfermedades contagiosas, como hacían los griegos y después los europeos), sino como una aromaterapia masiva para influir en la psicología humana y en el comportamiento colectivo (vgr.: para reducir los robos o mejorar el desempeño del trabajo). No hay duda de que las implicaciones sociales y la conveniencia de esta práctica provocará la clase de tratamiento que se le dio en las antiguas Atenas y Roma, pero por ahora, la discusión de la fragancia ambiental deberá ser pospuesta hasta que examinemos la psicología de la esencia.

Europa

Los farmacéuticos europeos fueron los primeros en capitalizar el nuevo comercio botánico de importación y el conocimiento de la destilación que los cruzados, comerciantes y exploradores, llevaron desde el Medio Oriente y África del norte durante el periodo de los siglos X al XV. La nueva importación de plantas y esencias creó nuevos intereses en la perfumería europea a partir del año 1190, bajo el reinado del monarca francés Felipe II. Felipe Augusto (como se le conoció mejor después de su muerte en 1223) instituyó reglas para quienes desearan ejercer la perfumería, entre las que estaba el tener cuatro años de estudios en "esencias" y el aprobar subsecuentes pruebas de desempeño.

El primer gran adelanto en la aromaterapia moderna y en la producción de aceites esenciales se inició en el siglo XVI, cuando se generalizó el uso específico de la destilación para obtener aceites esenciales y no sólo aguas florales. En consecuencia, a lo largo de toda Europa, pero especialmente en Francia, Italia, Alemania, Inglaterra y España, floreció el arte de la perfumería, impulsado por la realeza europea. Catalina de Médicis, que fue Regente Real de Francia de 1547 a 1589, estableció la moda de los guantes perfumados. Las aguas aromáticas y el pebete se popularizaron bajo los auspicios de la reina Isabel I de Inglaterra, y se cultivaron jardines florales y se pusieron de moda "saquitos" florales cosidos a la falda.

Con el tiempo, toda la nobleza europea empezó a usar fragancias en gran variedad de formas, incluyendo aceites, colonias, perfumes, pastas, polvos y pomadas para perfumar no sólo a las personas, sino también la ropa, las joyas, los castillos y el mobiliario.

Los baños eran muy populares entre los griegos y los romanos. En un tiempo, el agua de rosas corría prácticamente por todos los canales de los jardines y los palacios romanos. En Roma hubo más de mil albercas con agua perfumada, anexas a los "unctuarios", sitios donde se daba masaje con aceites a los bañistas. Esta higiénica costumbre no se difundió a otros países, como Inglaterra, donde la perfumería substituyó convenientemente a la impopular práctica del baño. En Italia, donde los baños seguían siendo una honorable tradición romana, la floreciente industria jabonera estuvo entre las primeras en incluir el uso de aromas. Por otro lado, se decía que el legendario rey francés Luis XIV (el "Rey Sol") cuyo reinado de 1643 a 1715 fue el más largo en la historia de Europa, usaba un perfume nuevo cada día. Durante su reinado, el perfume francés y las industrias jaboneras empezaron a competir exitosamente con sus similares de Italia. Este desarrollo fue quizás promovido por el propio rey, quien, en determinado momento prohibió totalmente el uso del perfume porque su uso excesivo ocultaba los antihigiénicos hábitos de su pueblo. Parece ser que los franceses, como los ingleses, no solían bañarse con frecuencia.

En Inglaterra, durante el reinado de Carlos II que se inició en 1660, un renombrado perfumero llamado Charles Lily escribió un libro exaltando las muchas virtudes de la fragancia. Un siglo más tarde, cuando Jorge III ascendió al trono inglés, uno de sus primeros actos oficiales fue prohibir los perfumes en Inglaterra, así como otros cosméticos, porque las prostitutas los usaban para seducir a los hombres. De hecho, se consideraba que cualquier mujer que intentara seducir a un hombre por medio de sus encantos debía ser enjuiciada por practicar hechicería. Tan peculiar edicto fue muy apreciado en su tiempo porque se sabía que las supuestas prácticas indignas de magia ritual y alquimia medieval incluían incienso y perfumes.

La perfumería moderna y la aromaterapia

La interpretación actual de la palabra perfume ilustra el curso divergente tomado por las fragancias modernas, alejándose de los aromas tradicionales y del rumbo de la aromaterapia moderna. Apenas en el siglo XIX, *perfumar* quería decir "desinfectar"... fumigar usando esencias, o más literalmente, "a través del humo" (per-fume). Ambas palabras, *fumigar* y *perfumar*, provienen del latín *fumus*, "humo". De ahí que la palabra *perfume* describa correctamente algo que flota como humo.

Cuando las culturas antiguas, y más tarde la realeza europea, se perfumaban con esencas y perfumaban a su vez sus pertenencias, lo hacía no sólo por acicalarse, sino también por motivos de salud. Habitaciones perfumadas, lienzos y demás, producían no solamente beneficios de reactivación psicológica, sino que además provocaban efectos germicidas y vermífugos. Hasta un sencillo "bouquet" o un pañuelo perfumado servían para este doble propósito antiinfeccioso y reanimante. No fue sino hasta los últimos cien años cuando surgió la división entre los propósitos de las fragancias y los de la perfumería, con lo que, de un lado quedó el objetivo estético, altamente comercializado a través de los cosméticos por la industria actual del perfume, y del otro, los objetivos de la terapéutica aromática que sostiene la aromaterapia moderna.

Es sabido que el desacuerdo progresivo existente entre los médicos partidarios de las drogas y los médicos herbolarios tradicionalistas naturopáticos fue instigado inadvertidamente a mediados del siglo XVII por alquimistas entusiastas quienes, siguiendo el liderazgo previo de Paracelso, vieron posibilidades maravillosas para las sustancias químicas descubiertas en sus laboratorios. El desacuerdo aumentó con los químicos de los siglos XVIII y XIX que buscaban aislar elementos químicos (drogas) de las plantas, dando así nacimiento a la moderna industria de la droguería. Igualmente, los químicos de finales del siglo XIX y principios del XX realizaron la exploración y análisis de la estructura molecular y componentes químicos de los aceites esenciales, dando pie a una nueva industria de sustancias aromáticas sintéticas aisladas, o sea, a la perfumería moderna. La distinción importante es que no existe ninguna competencia o antagonismo de fondo entre la perfumería moderna y la aromaterapia, excepto por las absurdas pretensiones de los perfumeros sobre la eficacia comparada de las esencias sintéticas versus los aceites esenciales naturales.

Por supuesto que la aromaterapia moderna debe mucho a las industrias de alimentos y de fragancias por la supervivencia y progreso de la investigación sobre los aceites esenciales. Asimismo, la perfumería moderna debe su existencia a los cinco mil años de tradición y desarrollo de los aromas y la aromaterapia. Sin embargo, la coexistencia pacífica de la perfumería moderna y la aromaterapia se apoya menos en sus antecedentes comunes que en el hecho de que satisfacen distintas necesidades y sirven para diferentes fines.

Destilación por vapor y perfumería alcohólica

La perfumería y la aromaterapia modernas deben su existencia al desarrollo de la destilación por vapor. Al llevar al descubrimiento y producción de aceites esenciales puros y del alcohol, la destilación por vapor hizo posible la creación de perfumes no grasos. Además, llevó a la inclusión de aceites esenciales en bebidas alcohólicas, como la salvia silvestre en el moscatel alemán y el vermouth italiano y el enebro en la ginebra. La destilación por vapor, el proceso que los farmacéuticos medievales usaban sobre todo para producir aguas florales (hidrosoles aromáticos) en vez de aceites esenciales, tuvo un desarrollo gradual durante cien años. Motivado principalmente por la búsqueda de mejores aromas, el uso del alcohol destilado se dirigió sobre todo hacia el terreno de la aromaterapia y de la creación de bebidas alcohólicas. La perfumería alcohólica surgió de una mezcla de alcohol y aceites esenciales. Ahora, aunque la perfumería moderna incluye ingredientes químicos aromáticos sintéticos o aislados, de todos modos sigue siendo perfumería alcohólica. Los perfumes comerciales de hoy en día se componen de entre un 15 y un 20 por ciento de "esencia" concentrada y un 80 u 85 por ciento restante de alcohol y agua destilada. En las "aguas de tocador" modernas el contenido de esencia es de un 6 por ciento y para las aguas de colonia es de aproximadamente entre el 3 y el 5 por ciento, por lo que contienen, obviamente, mayores porcentajes de alcohol y agua. Acaso sea necesario aclarar que ninguna de estas fragancias manufacturadas es adecuada para los propósitos de la aromaterapia.

Ingredientes de los perfumes

Al principio, los perfumistas seleccionaban materiales fragantes extraídos de fuentes animales que imitaban las secreciones humanas naturales, y por lo tanto eran capaces de estimular las señales sexo-olfatorias humanas, como el ámbar gris, una sustancia serosa obtenida de los espermas de las ballenas; la algalia o civeta, una secreción amarilla y viscosa proveniente del mamífero carnívoro llamado civeta; y el almizcle, una esencia muy fuerte extraída del macho mamífero rumiante conocido como ciervo almizclero, proveniente del Tíbet, y originalmente descubierto por los antiguos chinos, quienes atribuían al almizcle poderes curativos. Más tarde se adoptaron la mirra, el incienso y el láudano (derivados de plantas), al igual que el geranio y el ciprés, y más adelante el jazmín, el nardo, el lirio, la rosa y el azahar, que se consideran inprescindibles en la perfumería francesa. Otros favoritos de la perfumería son la lavanda, la bergamota, el sándalo y el ámbar. Sin embargo, debido a su alto costo, los perfumeros modernos han imitado estas fragancias en forma sintética.

El objetivo estético de la perfumería tradicional era el de crear armonía a base de equilibrar y mezclar ingredientes. Hoy, la tendencia va hacia una unificación simbiótica, síntesis activa o discordante, una cohesión esencial no necesariamente en detrimento de la armonía, pero tampoco requiriéndola. Efectos sutiles, más que terminantes, son los que se buscan. Esta tendencia ha generado la necesidad y el mercado para más componentes sintéticos o químicos, que tienen esencias exageradas. La clave de la perfumería alcohólica moderna es la sobredosis, definida como una abundancia de energía odorífera.

Fórmula del perfume: estructuración y categorías

El aromaterapeuta (o fitoterapeuta) que va a crear una combinación eficaz de aceites esenciales debe tomar en cuenta, más que su esencia, los efectos terapéuticos fisiológicos, psicológicos o espirituales de dichos aceites, ya que pesarán más que el factor de agradabilidad de la fragancia resultante.

El ·terapeuta debe evaluar holísticamente el propósito específico o múltiple de la selección de los aceites esenciales, su método de aplicación y su uso exacto, ya que debe elegir de entre 100 y 150 aceites esenciales la combinación sinérgica adecuada integrada por entre dos y seis aceites esenciales.

Para la "nariz" o perfumista comercial que diseña estrictamente una fragancia duradera y atractiva, la selección de ingredientes resulta compleja (aunque el propósito y el criterio no lo sean) debido a las miles de esencias naturales botánicas que se pueden combinar, extractos de glándulas animales y sustancias aromáticas sintéticas de donde escoger. Afortunadamente, las reglas de la mezcla de perfumes son fundamentalmente sencillas. Después de evaluar solamente la fragancia combinada de los ingredientes, el perfumista selecciona y mezcla esencias como un pintor mezcla sus colores. Independientemente del número de ingredientes utilizados en un perfume determinado, el patrón de construcción permanece igual, como si fuera un acorde musical básico de tres notas que tiene un agudo o nota alta, una nota intermedia y una base o nota baja. Aunque se menciona en singular, cada "nota" de un perfume puede incluir más de uno o incluso varios ingredientes esenciales. De hecho, algunos perfumes contienen cientos de ingredientes.

Estructura del perfume

La nota alta requiere ingredientes ligeros, de alta evaporación, que capten la atención y sean lo suficientemente estimulantes como para crear una primera impresión deslumbrante. La volatilidad de la nota alta, a pesar de ser distintiva, implica además que la primera impresión de la esencia será de corta vida, desvaneciéndose generalmente en un lapso de entre cinco y diez minutos. La nota alta es vital para la promoción adecuada del perfume, en particular en el extremo más barato del mostrador de perfumería, en donde se confía en la nota alta para conseguir la venta.

La nota intermedia emerge después de que se desvanece la nota alta. Llamada también el cuerpo del acorde, la nota de en medio es el corazón del perfume. Es fácil copiar la nota alta de un perfume, y frecuentemente es lo que hacen los competidores y las imitaciones corrientes. Pero imitar la sutil y compleja nota intermedia de un perfume requiere idénticos ingredientes en la proporción precisa.

La nota base de un perfume incluye los ingredientes pesados, más viscosos y de lenta evaporación, que proporcionan una esencia persistente. Esta es la parte más profunda de la fragancia completa. La nota base es fijadora, pero a veces se añade un cuarto componente a la composición básica de tres notas... otro fijador o mezclador para retardar más la evaporación. (Si es así, se emplea también un quinto componente: un aceite neutral para disolver o "portar" los otros ingredientes. A éste se le llama diluyente.) La mezcla total determinará qué tan aprisa o despacio se desenvolverá la fragancia para revelarse. Un buen perfume dura generalmente entre cinco y seis horas. La duración del "agua de tocador" o las colonias es proporcionalmente menor debido al porcentaje de esencia, agua y alcohol correspondiente a cada una de ellas.

Es claro que la única similitud entre una formula de perfume de alta calidad y la combinación en aromaterapia de un aceite esencial es que cada una no es solamente la suma de sus partes, sino la relación activa y participativa de cada una de ellas.

Tipos de perfume

La evaluación personal de una esencia es subjetiva y la habilidad para expresar tal evaluación es limitada. La persona promedio emplea sólo unas palabras para describir innumerables olores, esencias, fragancias y aromas.

Incluso los perfumistas se apoyan en términos básicos para identificar o clasificar aromas, que algunos, dicen, sólo expresan dos cualidades fundamentales: seductor y apasionante, o refrescante y estimulante. No obstante, dichas cualidades tienen varias categorías:

Floral sencillo: esencia de una sola flor que es fácil de identificar como la rosa, el jazmín, el lirio o la gardenia.

Bouquet floral: una combinación de fragancias florales ligeras y pesadas, sin que ninguna destaque. Algunos de los perfumes más populares y familiares son bouquets florales, como Joy y L'Air du Temps.

Madera-Musgo: a veces calificada como una "mezcla de bosque" o herbal. Un perfume de esta categoría puede contener sándalo, palo de rosa, madera de cedro o bálsamo y se puede combinar con musgo de roble, helecho u otras plantas y hierbas para lograr la tan apreciada fragancia campestre.

Frutal: fragancias limpias y refrescantes basadas en esencias de frutas, como durazno, lima, limón, o a veces naranja o albaricoque, usualmente combinados en base cítrica.

Especias: bouquets acres creados con ingredientes como canela, clavo, raíz de enebro y vainilla, así como en ocasiones, clavel.

· *Oriental*: mezclas apasionantes que a veces dan la impresión de oler a incienso (por ejemplo almizcle, civeta, ámbar gris u otros ingredientes exóticos) y que tiene tonos profundos y sofisticados, dependiendo de quién los usa. Pueden ser impetuosos o en alguna forma subyugantes. Shalimar y Opium son clásicos orientales.

Mezcla moderna: la tendencia más nueva va hacia la combinación libre de componentes sintéticos e ingredientes naturales en esencias inidentificables, ocasionalmente florales, de madera, frutales, o de especias, pero con la característica de tener una sorprendente e indefinible, pero preponderante nota alta. Muchos de los perfumes más caros y de moda deben catalogarse como mezclas modernas.

La finalidad de emplear una fragancia

A medida que se va atrofiando el sentido del olfato en el hombre y disminuye su importancia para la experiencia y la evolución individual (en comparación con los demás sentidos), el arte civilizado de las fragancias ha ido generando perfumes cada vez más fuertes que sustituyan la esencia natural humana. El remedio de la naturaleza realizado por los perfumistas se inició con esencias que despertaban el deseo erótico maximizando la atracción física, y tratando de minimizar la repugnancia para promover la socialización, es decir, la identidad de grupo, la exclusividad y la procreación.

La perfumería erótica se desarrolló en la medida en que el sentido del olfato se desviaba de la meta de servir a las necesidades instintivas básicas de supervivencia hacia la satisfacción de motivaciones más complejas como las emocionales, sociales o estéticas. En la actualidad esto se ha hecho evidente debido a la tendencia de la perfumería moderna a no enfocarse directamente al sexo reproductivo por el bien de la familia o de las especies, sino, en vez de eso, a incitar a la sexualidad recreativa con su atracción romántica y su fantasía erótica.

Los perfumes se diseñan con la finalidad de explotar el pasivo, involuntario e irracional (subconsciente) sentido del olfato, y con ello provocar reacciones emocionales en el sistema límbico (hipotálamo, amígdalas), el "viejo cerebro" que gobierna las reacciones primitivas y los impulsos hedonísticos de apetito, sexualidad y sentimientos. A pesar de que la llamada específica al erotismo a través de la perfumería moderna ya no tiene un propósito práctico, puesto que ya no es necesario usar el olfato de manera instintiva ante situaciones especiales o peligrosas, es recomendable respirar y disfrutar fragancias o aromas especiales por gusto o por diversión.

Sin embargo, existen usos más valiosos y significativos para el sentido del olfato como son la oportunidad de revivir recuerdos, recreándolos y disfrutándolos, así como la capacidad de acrecentar la imaginación o la creatividad, capacidades superiores y únicas de los humanos que la aromaterapia puede aumentar.

Al pasar de la supervivencia a la socialización, se ha pasado también de la simplicidad a la saturación. Paradójicamente ahora se necesitan sobredosis deliberadas de esencias y fragancias para poder dar rienda suelta a determinadas reacciones emocionales y estéticas, a pesar de que el hombre actual está rodeado de olores y aromas que exceden su capacidad para detectarlos o ubicarlos, incluyendo el propio olor. En cierta forma, el ser humano se ha vuelto un ente artificialmente perfumado, al punto de que lo que se huele y cómo se huele se deslizado más allá de la conciencia hasta el extremo de tener que exagerar o imitar el estímulo olfatorio para llevarlo al rango de la percepción. A pesar de haber declinado en agudeza, el sentido del olfato ha ido avanzando en refinamiento (por ejemplo, en la habilidad y deseo de apreciar aromas complejos e intrincados). Lo que se ha perdido en intensidad olfativa se ha ganado en rango estético. El hombre ya no es un rudo superviviente sino un ser narcisista, aficionado a los aromas, que considera el placer olfativo un lujo más que una necesidad.

Los perfumistas manipulan los miles de ingredientes sintéticos a su disposición, de forma casi ilimitada, para complacer los gustos personales y sociales, y la necesidad de escapar de la mediocridad y la monotonía de sus clientes... para expresarse y para que los demás se expresen. Los perfumeros son conscientes de que un mismo perfume puede oler distinto en diferentes personas. Esto se debe a la química corporal; otros motivos serían los hábitos personales, la dieta, la salud, los ciclos biológicos y las condiciones del medio ambiente. El tipo fisiológico de piel genéticamente programado es otro factor determinante al obtener la satisfacción de una fragancia. Las preferencias personales también pueden reflejar las preferencias sociales: por ejemplo, se puede preferir una especia floral en Francia, donde no agrada el olor a lima-limón, mientras que en Alemania sucede lo contrario.

Aunque muchos propósitos, aplicaciones, métodos y usos de los aromas y perfumes han sido notablemente parecidos en diferentes culturas y épocas, existen, y permanecen, diversas preferencias por algunas fragancias en particular. Sería incorrecto atribuir tales variaciones simplemente al chauvinismo, la disponibilidad geográfica o al hábito y condicionamiento social. Más bien reflejan la genuina variedad de necesidades, deseos e inclinaciones humanas, al igual que la variedad en la dieta o el vestir, se adaptan a los requerimientos nutricionales o climáticos. Tales diferencias y preferencias, que pueden variar según la región o el clima dentro de la misma sociedad, son especialmente rígidas cuando se comparan sociedades homogéneas como la de Japón, con otras pluralistas como la de Estados Unidos.

La industria del perfume se muestra al mismo tiempo complacida y perpleja por las muchas variables del mercado, las cuales determinan el éxito o el fracaso de una fragancia, y que cambian de un país, región, grupo racial o étnico, a otro, e incluso de una persona a otra. Esto es válido no sólo para los perfumistas cosméticos que fabrican fragancias alcohólicas personales, sino también para la rama industrial de la perfumería funcional, la que desde la década de los cincuenta ha florecido manufacturando esencias que reúnen "limpieza" y "frescura", para incluirlas primero en detergentes, suavizantes de telas y jabón, y después produciendo otras esencias para todo lo demás, desde velas hasta estambre. De hecho, aproximadamente el 80 por ciento de los productos de la perfumería moderna se usan para perfumar objetos en vez de a las personas. Hace mucho que el medio comercial ha reconocido que los productos que huelen bien, se venden bien.

Fragancias populares

Resultaría poco práctico identificar totalmente la cantidad y calidad de sustancias aromáticas que se encuentran en las siguientes marcas de fragancias. Essence Rare (de Houbigant), por ejemplo, contiene más de doscientos ingredientes; Bal à Versailles más de trescientos.

Sólo en este siglo se han producido cientos de perfumes comerciales, aguas de tocador y colonias. (La industria actual de la fragancia, multibillonaria en dólares, produce en la actualidad aproximadamente sesenta nuevos perfumes que introduce cada año al mercado.) La lista siguiente revela algunos ingredientes, naturales y sintéticos, de particular interés, dando quizás algunas "pistas" sobre la fragancia favorita del lector.

Ambush (Dana)	jazmín, rosa, orquídea, cítricos
Arabesque (Merle Norman)	floral, almizcle, madera de sándalo, hierbas
A Rose Is a Rose Is a Rose (Houbigant)	rosa búlgara, cognac
Bandit (Piguet/ Germaine Cellier)	ajenjo
Belle de Jovan (Jovan)	azahar, rosa, jazmín, clavel, violeta
Blazer (Anne Klein)	jacinto
Blue Grass (Elizabeth Arden)	jazmín, rosa, violeta
Bois des Iles (Chanel)	sándalo
Boss Spirit (Hugo Boss)	ajenjo
Chanel N° 19 (Chanel)	flor de lis, jazmín, rosa, ylang ylang, musgo francés, almizcle, sándalo

Chantilly (Houbigant)	azahar, especia, chipre, sándalo, vetiver, pachulí
Chloé (Karl Lagerfeld)	vetiver, musgo de roble, pachulí, jazmín, almizcle, nardo
Diorella (ChristianDior)	vetiver, bergamota, madreselva, helecho, pachulí
Essence Rare (Houbigant)	rosa búlgara, pachulí, manzanilla, hoja de higo
Fidji (Lancome/ Guy Laroche)	rosa, clavel, lirio, almizcle, jazmín, ylang ylang, ámbar gris
4711 Eau de Cologne (Rorer Intl.)	limón, lima, bergamota, mandarina, azahar amargo
Gentleman de Givenchy (Givenchy)	pachulí
Givenchy III (Givenchy)	ámbar, almizcle
Halston (Halston)	jazmín
Infini (Caron)	junquillo, lirio, rosa, jazmín
Interlude (Frances Denny)	rosa, jazmín, pachulí, especia
Jontue (Revlon)	jazmín, nardo, madreselva, junquillo
Joy (Patou)	rosa absoluto, jazmín absoluto
L'Air du Temps (Nina Ricci)	clavel, rosa búlgara, gardenia, jazmín
Le De (Givenchy)	jazmín, ciclamino, rosa, helecho, violeta
Mackie (Bob Mackie)	jazmín, rosa, junquillo
Madame Jovan (Jovan)	rosa, jazmín, especia
Maja (Myrurgia)	rosa, jazmín
Masumi (Coty)	mimosa, violeta, rosa, jazmín, geranio, jacinto, artemisa, sándalo, vetiver, pachulí
Me (Vigny Parfums)	vetiver, sándalo, almizcle
Monsieur Balmain (Germaine Cellier)	verbena

Muguet des Bois (Coty)	lirio del valle
My Sin (Lavin)	azahar, pachulí
Nahema (Guerlain)	rosa
1,000 (Jean Patou)	violeta
Orgia (Myrurgia)	rosa, jazmín
Parure (Guerlain)	lirio, ciprés, vetiver, ciruela
Realm (Germain e Monteil)	hisopo, raíz de enebro, bálsamo, clavo, vetiver, incienso, sándalo, mejorana
Shalimar (Guerlain)	pachulí, vainilla, bergamota, flor de lis
Society (Burberry)	azahar, nardo
Tabu (Dana)	rosa, jazmín, almizcle, ámbar
20 Carats (Dana)	clavo, rosa, jazmín
V'E Versace (Gianni Versace)	ylang ylang, lirio, rosa búlgara
Vent Vert (Balmain/ Germain Cellier)	gálbano
Vétiver de Guerlain (Guerlain)	vetiver
Via Lanvin (Lanvin)	jazmín, gardenia, narciso, jacinto
White Shoulders (Evyan)	violeta, rosa, nardo, jazmín
Wind Song Breezy (Prince Matchabelli)	jazmín, rosa, madreselva, especia, gardenia
"Y" (Yves St. Laurent)	ylan ylang
Yendi (Capucci)	almizcle, jazmín, madreselva, especia

2
Fitoaromaterapia y la teoría de la enfermedad

LA FILOSOFÍA DE LA CURACIÓN HOLÍSTICA

La tradicional máxima holística "Trátese a la persona, no la enfermedad" expresa una diferencia fundamental, filosófica y conceptual, entre la medicina convencional (alopatía) y la medicina natural (naturopatía). La alopatía es el estudio y tratamiento de la enfermedad; la naturopatía es el estudio y tratamiento de la salud. En esta guerra contra la enfermedad, la alopatía hace uso medicinal de las drogas, la cirugía, la radiación y otras terapias hostiles (y pocas veces inofensivas). En la búsqueda de la salud, la naturopatía abarca un amplio y variado conjunto de terapias holísticas naturales, como la terapia de vitaminas y minerales, la herbología, la acupuntura y el masaje, incluyendo, desde luego, la fitoaromaterapia. La curación holística no excluye necesariamente los métodos alopáticos, pero sí los considera como el último recurso, más bien para atacar una crisis, que como terapia inicial; (de hecho, los médicos calculan que la medicina convencional alivia al paciente sólo el 10 o 12 por ciento de las veces y que tales resultados se producen casi siempre dentro del área de cuidados de emergencias y lesiones traumáticas.) De acuerdo con el precepto hipocrático de "primero, no hacer daño", la naturopatía se inclina por remedios no tóxicos y sin peligro, que representan mucho menos riesgo al paciente que la mayoría de los tratamientos médicos convencionales. Con este enfoque, la curación holística considera a la persona como una entidad total, y no como una colección de partes anatómicas del cuerpo. Por lo tanto la naturopatía trata a la persona enferma, no al órgano enfermo. Esto no significa que quienes practican la medicina holística no se especialicen, sino que lo hacen por medio de sus diferentes enfoques respecto al paciente, o según el método en particular, en vez de hacerlo de manera anatómica como los médicos alópatas. Los médicos holísticos recurren a la responsabilidad de cada paciente para con su propia salud, recalcando las medidas preventivas y correctivas, así como el estilo de vida y los cambios de actitud, o los ajustes necesarios para mantener la buena salud. Por ejemplo, nutrición adecuada y ejercicio, eliminación correcta, aire fresco, luz natural, hábitos psicológicos saludables y descanso y relajamiento apropiados.

La curación holística difiere de la medicina convencional alópata no sólo por su metodología en el tratamiento de la enfermedad, sino también por su perspectiva de la enfermedad en sí. Mucho antes de que surgiera la etiología técnica a fines del siglo XIX para sostener el origen bacteriológico de la enfermedad, los grandes curanderos naturopáticos y holísticos, aunque reconocían la existencia de bacterias y virus, rechazaban la noción de que los microorganismos fuesen la causa primaria de la enfermedad. De hecho, los curanderos holísticos del pasado y del presente han reconocido que no existe una causa única de la enfermedad y que ésta surge de una combinación de factores que implican un metabolismo desordenado o un mal funcionamiento orgánico.

Otro dogma básico de la filosofía holística sostiene que no existe más que una enfermedad, independientemente del nombre que se le dé, que se muestra en diversas formas. Una enfermedad localizada revela un estado general de salud enferma, manifestándose en cualquier "eslabón débil" que aparezca en la cadena de la salud del paciente, dependiendo de la predisposición de éste. (Así nos referimos a los factores genéticos normales o a predisposiciones naturales, puesto que la mayoría de la gente nace con un mayor porcentaje de salud que de males congénitos cuyos orígenes físicos o metafísicos constituyen otro tópico respecto al que no se puede omitir un análisis.)

Cuando se habla de mal funcionamiento orgánico o metabolismo desequilibrado se puede inferir con mayor exactitud que la enfermedad es resultado de una autotoxemia (autointoxicación) y un enervamiento (privación o disminución de la fuerza o energía de los nervios), quizás en compañía de un estado preexistente o secundario de deficiencia nutricional y/o inmunológica. "La enfermedad es un proceso de degradación que precede a la descomposición" —dice el Dr. Valnet en *La práctica de la aromaterapia*. En el mismo libro, el Dr. Valnet cita a René Leriche: "El hombre hace aparecer la enfermedad con sus propios medios fisiológicos".

A lo que se puede añadir que también con sus propios medios psicológicos ya que, en gran medida, las enfermedades son psicosomáticas, o sea, tienen fuertes lazos psico-fisiológicos.

Por lo tanto, una enfermedad localizada es un síntoma localizado que requiere terapia sistemática holística para que realmente se elimine. Esto no impide medidas correctivas localizadas en el "sitio específico". La curación holística reconoce que determinados tejidos u órganos expuestos por mucho tiempo al estrés, el descuido o el abuso, pueden desarrollar una debilidad crónica o un mal funcionamiento que no sea inmediatamente tratable para generalizar un tratamiento de rehabilitación, sino que requiera, además, un cuidado correctivo directo. No obstante, curar a todas las personas sigue siendo el objetivo primario, y no sólo el de detener los síntomas de la enfermedad.

Como práctica holística, la fitoaromaterapia (el uso de aceites esenciales) ofrece tanto remedios generales (para todo el organismo), como locales (para un lugar específico). Más aún, la fitoaromaterapia es una terapia de niveles múltiples que actúa en cuatro niveles a la vez (físico, psicológico —emocional y mental— y espiritual) en la naturaleza humana, a fin de lograr la homeostasis (equilibrio y armonía) en las cuatro categorías.

Homeostasis

Fisiológicamente, la homeostasis es el entorno interno por el que los estados corporales (vgr.: circulación sanguínea, bioquímica, respiración, digestión, temperatura) se mantienen en niveles óptimos de funcionamiento para la supervivencia y el adecuado funcionamiento de la salud de un organismo vivo. Basada en el principio de equilibrio que gobierna el cuerpo como un todo, la homeostasis se regula por sí misma y, en gran medida, se dirige y se mantiene (biológicamente al menos) gracias a las actividades del sistema nervioso endocrino y autónomo, aunque involucre también muchos otros sistemas y procesos metabólicos.

La homeostasis, desde luego, responde a estímulos tales como fatiga, hambre, sed; y una variedad de factores externos e internos. La homeostasis se puede trastornar debido a una dieta mala o equivocada, al estrés físico o emocional, al esfuerzo, o a un disgusto; también se puede modificar por una intoxicación de medicamentos, por la contaminación ambiental u otros agentes tóxicos externos. Las drogas, a pesar de las buenas intenciones correctivas con que se administran, trastornan mucho y empeoran la homeostasis, al igual que lo hacen los comportamientos emocionales extremos. Por el contrario, los aceites esenciales, debido a sus propiedades terapéuticas y capacidades hormonales vigorizantes (electromagnéticas/etéreas), nutritivas y demás, ayudan a restaurar, normalizar y mantener la homeostasis.

EXPERIMENTOS Y EXPERIENCIAS CON ACEITES ESENCIALES

Si lo que se pretende es obtener conocimientos acerca de los aceites esenciales, la experimentación y la experiencia son dos enfoques que, lejos de ser excluyentes, exclusivos o independientes, pueden ser métodos valiosos para su investigación. Sin embargo, una vez que ambas hayan explorado la naturaleza y eficacia de los aceites esenciales, los experimentos (pruebas de laboratorio y análisis) deben dar paso a la experiencia o prueba empírica. La demostración práctica es determinante para saber si algo "funciona" o no, independientemente de si el experimento es capaz de mostrar cómo o por qué funciona. La suposición moderna de que la experimentación de laboratorio puede demostrar infaliblemente el valor y efectividad de todo es errónea. Afortunadamente, la eficacia de la aromaterapia no descansa en su verificación experimental o en la evidencia. Es útil recordar que no todas las cosas que sirven o benefician se pueden probar o demostrar en un laboratorio experimental. Al contrario, muchas de las cosas que prueban su efectividad dentro de la limitada medida y expectación del laboratorio no resultan útiles o beneficiosas; algo que funciona en el laboratorio, *in vitro*, tal vez (o seguramente) no funcione en la vida real. Está claro que las sustancias químicas no se comportan en el cuerpo humano igual que en el laboratorio.

En la actualidad las personas están condicionadas por la rutina a esperar a que la experimentación de laboratorio dé validez a las pruebas empíricas, cuando en realidad se requiere justamente lo contrario. Independientemente de los supuestos méritos de una receta, la prueba de la exquisitez del budín está en su sabor. No obstante, no se debe subestimar el valor del análisis de laboratorio y la investigación experimental, sobre todo en cuanto a sustancias nuevas y sin antecedentes, de las que hay muy pocas pruebas o ninguna. La ciencia se va mejorando cada día al ampliar su rango de percepción, al que sin duda le falta mucho si se consideran las posibilidades que existen en el mundo y no digamos en el universo.

Para la aromaterapia es de suma importancia la forma en que la ciencia de laboratorio se preocupa y ocupa en profundizar en el conocimiento de los aceites esenciales. Debido a sus propias limitaciones o errores —sean analíticos, de actitud, metodológicos o de procedimiento— y a "no poder ver el bosque porque estorban los árboles", la ciencia de laboratorio podría asegurar eqivocadamente que un aceite esencial es "inseguro" o "inefectivo" cuando en realidad, según la demostración práctica, sea todo lo contrario. Esto ocurre algunas veces cuando los componentes químicos de un aceite esencial se prueban por separado en vez de hacerlo con el aceite esencial natural íntegro, que es como realmente se administraría.

Considérese, además, que las pruebas toxicológicas en animales o en tejidos humanos aislados, con frecuencia conducen a error. En primer lugar, los animales no son humanos. El metabolismo de los animales y de los humanos es diferente. Por lo tanto, lo que puede ser tóxico para un ratón de laboratorio, puede no serlo para los humanos. En segundo lugar, los tejidos de los órganos internos humanos nunca se expondrán directamente a esa sustancia, como ocurre con los de los ratones. Los tejidos internos carecen de la capacidad "protectora" metabólica que tienen los tejidos de la piel para discriminar o modificarse según los cambios. Irónicamente, basándose en dichos métodos, muchas sustancias benéficas o que no causan daño (no sólo los aceites esenciales) han sido injustamente condenadas o eliminadas por considerarse peligrosas o ineficaces, en tanto que numerosas drogas consideradas experimentalmente como muy seguras se revelan posteriormente como medicamentos en extremo peligrosos y/o absolutamente inútiles. Con demasiada frecuencia tales drogas permanecen en el mercado porque producen buenas ganancias económicas. Es bastante común que los medicamentos o procedimientos ideados de forma teórica o experimental (drogas, radiación, quimioterapia, o cirugía experimental) resulten ineficaces o dañinos en la práctica y, sin embargo, continúe su uso a pesar del conocimiento experimental o empírico de sus riesgos y efectos colaterales. La permanencia de la mala medicina se debe a los beneficios económicos y al poder, además de ser el resultado desafortunado y no buscado de un juicio científico muy pobre. Si el empirismo científico se aplicara por igual en todos los casos, muchas terapias medicinales convencionales, que son económicamente productivas, pero dañinas y/o inútiles, desaparecerían enseguida de las farmacias y hospitales.

Farmacología y aceites asenciales

El uso actual del término de moda *farmacológico* para describir la actividad psico-fisiológica de los aceites esenciales es peligrosamente engañoso e inapropiado. Mientras que pareciera que el término da refinamiento y legitimidad a la aplicación y los efectos de los aceites esenciales, en realidad degrada el espíritu de la aromaterapia y peligra en manos de los que lo usan por dudosos motivos que se contradicen con la inclinación holística y las actividades terapéuticas de la naturopatía.

La actividad bioquímica, fisiológica o psicológica de la sustancia orgánica natural, como un alimento, una hierba o un aceite esencial, no puede y no debe ser descrita como "farmacológica" ya que esto significa literalmente "que actúa como una droga". Las drogas farmacéuticas tienen una acción farmacológica. Los aceites esenciales no son farmacéuticos o fármacos. El empleo de este término revela el tipo de razonamiento mecánico que condujo a la terapia mediante drogas, lo que equivale a suponer que el ojo funciona como una cámara o que el cuerpo trabaja como una máquina. Ante tales comparaciones, se debe considerar con sabiduría qué fue primero, y luego concluir que el razonamiento está al revés. Mencionar su actividad "farmacológica" hace parecer que los aceites esenciales imitan a las drogas, cuando es al contrario: las drogas "funcionan" porque remedan o usurpan la actividad o el papel de las sustancias naturales, como los aceites esenciales. Pero las drogas tienen efectos falsos y antinaturales. Los efectos de los aceites esenciales son de naturaleza bioactiva, fisicoactiva y psicoterapéutica pero, definitivamente, no son "farmacológicos". Por lo tanto es erróneo comparar descriptivamente la aportación maravillosamente compleja de un aceite esencial con los efectos avasalladores y unidimensionales de las drogas. Ciertamente, después de una consideración completa de todos los efectos farmacológicos atribuidos a las drogas, se debería estar muy complacido y agradecido de que los aceites esenciales no tengan actividad "farmacológica".

La actividad normalizadora (inteligencia homeostática) de los aceites esenciales no se somete al limitado punto de vista farmacológico que ve cada medicina con una sola acción y produciendo un único efecto. A diferencia de las drogas, los aceites esenciales respetan y se comunican de manera acertada con los tejidos vivos. Aunque parezca contradictorio, un aceite esencial estimulará un órgano hipoactivo, o estabilizará uno hiperactivo, con lo que restaurará la homeostasis. La angélica, por ejemplo, relaja el útero, o bien, lo contrae, dependiendo de las condiciones o necesidades del caso. Las drogas, en cambio, desorganizan la homeostasis, ocasionando daños o efectos secundarios además del mal que provoca el enfoque hacia una sola acción. Otros aceites esenciales que tienen efectos normalizadores (que equilibran y estabilizan) en varios procesos físico-psicológicos, sistemas y condiciones (vgr.: hormonal, emocional, presión sanguínea, piel) incluyen geranio, azahar, nardo negro, ajo e hisopo. Por su naturaleza, propiedades y efectos, los aceites esenciales son demasiado complejos, multidimensionales, versátiles y eficaces para ser farmacológicamente encasillados por la ciencia médica.

Inocuidad de los aceites esenciales

Debido a que tienen su propia agenda monopolista para el cuidado de la salud humana, a los competidores o adversarios de la fitoaromaterapia les agradaría que los aceites esenciales fueran severamente restringidos, si no totalmente prohibidos. Para lograr este propósito crean y promueven ansiosamente dudas y temores irracionales acerca de los aceites esenciales, justificando su conducta en interés de la seguridad pública. Incluso entre los practicantes de la fitoaromaterapia existen unos cuantos pretenciosos que mediante reclamos exagerados sobre la naturaleza "peligrosa" y "farmacológica" de los efectos de los aceites esenciales tratan de impresionar diciendo que se basan en conocimientos fundamentados, cuando en realidad sólo sirven a sus ambiciones personales más que a la aromaterapia o al público. Entretanto, los terapeutas responsables, que se interesan, razonablemente por unos cuantos aceites esenciales que se usan muy poco, continúan avanzando con éxito en la fitoaromaterapia. La facción alarmista ya ha "etiquetado" varios aceites esenciales sumamente activos, pero seguros, como "chivos expiatorios". Recordemos la reciente controversia sobre la albahaca y cómo el análisis incompleto de los elementos constitutivos de la salvia provocó preocupaciones injustificadas acerca de su toxicidad. También el tomillo ha sido víctima de investigaciones dudosas sobre su toxicidad. Según falsos rumores de toxicidad, en ocasiones se tacha al enebro de dañino y de abortivo debido a una confusión originada, al parecer, en 1928, cuando en virtud de la similitud de los nombres en latín, el enebro (*Juniperus communis*) se confundió con el cedro rojo (*Juniperus sabina*). No son la misma planta, ni el mismo aceite, ni químicamente similares. Otros aceites también se han analizado equivocadamente, o se han ignorado las pruebas empíricas respecto a su inocuidad. Algunos aceites esenciales se excluyen acertadamente de la aromaterapia (si no es que de la fitoterapia) por no ser adecuados para la inhalación o para aplicarse en la piel; pero incluso ésos tienen valor medicinal o fitoterapéutico y son seguros si se emplean correcta y moderadamente.

AROMATERAPIA OBSTÉTRICA

Después de leer repetidas advertencias, podría pensarse que durante el embarazo no se debe usar ningún aceite esencial. Este supuesto es equivocado ya que existen muchos aceites esenciales inocuos que si se aplican correctamente, en especial por inhalación o masaje, son sumamente benéficos para propósitos obstétricos. Durante innumerables generaciones se han utilizado ampliamente las hierbas y aceites esenciales durante el embarazo, el parto y cuidado postnatal con los siguientes fines: aliviar el dolor, estimular las contracciones uterinas (trabajo de parto), mejorar la salud de la madre y la criatura reforzando su inmunidad o protegiéndolos contra elementos tóxicos e infecciones, asegurar el desarrollo saludable del feto, detener el sangrado excesivo, promover la lactancia y mitigar problemas psicológicos. Irónicamente, en tanto que la ignorancia pública y profesional acerca de las hierbas y los aceites esenciales provoca múltiples precauciones suspicaces en su uso, a menudo muchas embarazadas participan y se dejan dominar por toda clase de actividades, prácticas o sustancias potencialmente dañinas —tabaco, alcohol, drogas prescritas o no prescritas, exposición a áreas contaminadas o tóxicas, empleo excesivo del baño de vapor y mala nutrición— sin vigilancia del médico.

Por fortuna, los magníficos beneficios de la aromaterapia para la mujer se encuentran muy bien explicados en los escritos de diversos autores —Maggie Tisserand, Valerie Ann Worwood y Patricia Davis, entre otros— los cuales aportan una valiosa información sobre cuidados aromaterapéuticos obstétricos y pediátricos, aceites esenciales y fórmulas para aliviar el malestar matutino, la depresión psicológica o ansiedad, desmayos, calambres, problemas circulatorios y edema, así como casi todas las complicaciones del embarazo o el parto. Se puede disponer de toda esta información. Asimismo, el resurgimiento del parto natural, las técnicas del parto doméstico y la intervención de parteras ha contribuido al resurgimiento del uso de hierbas y aceites esenciales en obstetricia; particularmente en Europa, donde la aromaterapia obstétrica y pediátrica es muy apreciada.

Toxicología prenatal

El estudio de la toxicidad prenatal a causa de sustancias extrañas, especialmente drogas, sigue siendo inexacto debido por un lado a la complejidad del aparato reproductor y la biología del ser humano en comparación con la de otros animales o mamíferos que se emplean en los estudios, y por otro porque los experimentos con seres humanos son muy peligrosos y casi imposibles de controlar, razón por la que se usan animales. Por lo tanto, es difícil predecir, si se toma en cuenta la experimentación en animales, qué sustancia llegará hasta el feto en desarrollo dentro de la matriz vía sanguínea o cuáles puedan ser sus efectos.

Para clasificar los aceites esenciales en cuanto a su efecto abortivo se parte de la base de que normalmente se combina la toxicidad con la actividad emenagógica, y no se da sólo esta última. (El aceite del cedro rojo, por ejemplo, produce estimulación uterina lo que indica su potencial emenagógigo, por lo tanto abortivo, pero es su toxicidad lo que resulta preocupante.) No obstante, los aceites clasificados como abortivos han demostrado ser muy poco confiables ya que aunque funcionen esporádicamente, parece evidente que solamente son efectivos cuando se ingieren en dosis tóxicas. La toxicidad de las sustancias a ingerir depende en mucho de la dosis.

El poleo, por sus propiedades antisépticas, carminativas, sudoríficas, emenagógicas, analgésicas, febrífugas y expectorantes, así como por su capacidad de tratar numerosos padecimientos, ha sido una hierba medicinal efectiva durante por lo menos dos mil años. Hoy día el poleo tiene reputación principalmente como notable abortivo. Sin embargo, no existen pruebas empíricas documentadas de que se pueda causar un aborto con poleo sin que se ingiera una dosis letal o muy cercana a serlo, lo que, tratándose de aceites esenciales, equivaldría aproximadamente a una onza. Esto significa que si una mujer usa el poleo para lograr un aborto estaría, intencionalmente o no, cometiendo sucidio, ya que el aborto ocurriría como consecuencia de un envenenamiento, tal como pasaría con cualquier otra sustancia tóxica. Realmente, si una mujer estuviese dispuesta a arriesgarse al suicidio por envenenamiento en un intento de abortar, podría hacerlo más fácilmente ingiriendo cualquiera de las numerosas sustancias disponibles en los mostradores de los supermercados o farmacias, en vez de tragar aceite de poleo. No obstante, a pesar de su gran valor terapéutico, el potencial tóxico del poleo —y no como abortivo—, lo clasifica como un aceite peligroso.

Aceites esenciales peligrosos

Los aceites esenciales enumerados a continuación se pueden evitar fácilmente puesto que tienen poca o ninguna aplicación o uso terapéutico. Su toxicidad oral (más que la simple irritación o sensibilización de la piel), o a veces más específicamente su potencial como convulsivos o abortivos, impide generalmente su uso ocasional, especialmente durante el embarazo u otro proceso o procedimiento obstétrico. Por lo demás, deben administrarse sólo bajo la vigilancia de un experto.

Boldo: tóxico
Cálamo aromático: tóxico (convulsivo)
Rábano picante: tóxico
Hisopo: tóxico (convulsivo)
Artemisa: tóxico (abortivo)
Mostaza: tóxico
Poleo: tóxico (tóxico obstétrico)
Ruda: (abortivo, convulsivo, tóxico obstétrico)
Cedro rojo: (abortivo, tóxico obstétrico)
Epazote: tóxico (tóxico obstétrico)
Tuya: (abortivo, convulsivo)
Gaulteria: tóxico (convulsivo)
Santónico: tóxico (convulsivo)
Ajenjo: tóxico (convulsivo)

Ocasionalmente se consideran sospechosos de toxicidad menor otros aceites, pero las pruebas de laboratorio no son suficientes y la experiencia señala que existen pocas razones de preocupación. Aunque generalmente son inocuos, ciertos aceites hormonales, específicamente aceites estrógenos o los que afectan la lactancia (vgr.: lúpulo, orozuz, ciprés, angélica, hinojo, semilla de anís, salvia, té de limón y cilantro) y aceites similares no tóxicos pero emenagógicos deberían evitarse durante el embarazo.

USO LOCAL DE LOS ACEITES ESENCIALES

Como recuerda el Dr. Valnet en *La práctica de la aromaterapia*: "La capacidad absorbente de la piel siempre ha sido explotada en el tratamiento de condiciones generales (vgr.: con fricciones de tintura de yodo, con linimento a base de ajo, aceite de olivo o alcanfor)". Al ser sustancias naturales lípido-solubles, los aceites esenciales son altamente permeables en la piel, pero son muchos otros factores los que pueden determinar la velocidad y la eficacia de su absorción.

Factores transdérmicos

La permeabilidad de la piel varía según el área del cuerpo de que se trate y depende en gran parte de la relativa eficiencia y calidad de la circulación sanguínea capilar. Las partes más permeables son las manos, los pies, el cuero cabelludo, la frente y las axilas. Generalmente, las partes del cuerpo que ofrecen acceso más fácil a la piel son las que tienen más folículos capilares y glándulas sudoríparas, o las que tienen alta circulación sanguínea. Cabe recordar que el masaje, al incrementar la circulación, aumenta también la absorción del aceite esencial. La viscosidad del aceite conductor, o sea, el que sirve de base para el aceite esencial, es otro factor determinante en la absorción. Un buen aceite conductor se diluye y reduce la volatilidad de los aceites esenciales ajustando con ello su velocidad de absorción. Asimismo, la saturación que produce el aceite conductor mantiene esa absorción. Además puede ayudar el que el aceite esté caliente, al igual que influye la calidez de las manos calientes o de la temperatura ambiental. Pero puesto que el calor acelera la evaporación y la probabilidad de perjudicar el aceite esencial y el conductor, es preferible no aplicar calor artificial a los aceites.

Cuando se emplean aceites cuya temperatura es la misma que la del medio ambiente, el calor natural de las manos y la fricción vaporiza adecuadamente los aceites esenciales, por lo que la inhalación se convierte en otro de los beneficios del masaje aromático. Igualmente los poros abiertos y secos después del baño aumentarán la absorción, en tanto que el sudor la disminuye por su efecto disolvente.

Los tejidos epidérmicos enfermos generalmente permiten mayor absorción que la piel sana. La permeabilidad anormal de la piel (rápida o lenta) también puede inducirse mediante drogas administradas por vía oral o en otra forma. Finalmente, arropar la piel cubriéndola después de un tratamiento local, aumentará la absorción al reducir la evaporación de las sustancias volátiles como son los aceites esenciales.

La piel, el órgano más grande del cuerpo, es un órgano metabólico altamente selectivo y discriminatorio. No es ni un cedazo ni un muro de piedra. Posee sus propias enzimas que transforman las sustancias aplicadas sobre ella, ya sea eliminando su toxicidad o alterándolas químicamente para tener acceso o para eliminarlas. Las sustancias sanas por naturaleza, como los aceites esenciales, son de por sí accesibles al cuerpo a través de la piel. Mientras que algunos aceites esenciales ocasionan irritación o sensibilización dérmica, es prácticamente imposible ocasionar una toxicidad transdérmica semejante a la toxicidad oral. Cuando se selecciona un aceite esencial para su aplicación local, no sólo se debe considerar el potencial terapéutico y las posibles contraindicaciones, sino también la dosificación (cantidad, dilución y frecuencia de empleo) así como otros factores, como el sexo: las mujeres tienen la piel más delgada que los hombres por lo que su piel es más permeable y por eso son más susceptibles al tránsito transdérmico de tóxicos químicos y otras sustancias extrañas. Es más, el sudor masculino es más ácido que el de la mujer y, por lo tanto, más bactericida y con mayor capacidad para destruir o neutralizar sustancias nocivas. También, por razones naturales, la mujer tiene un doble porcentaje de grasa en el cuerpo, con un promedio del 20 al 25 por ciento, en comparación con el 10 o 15 por ciento que tiene el hombre. Esto tiene implicaciones importantes en relación a la efectividad del masaje de aromaterapia y del aceite esencial aplicado en la piel, así como a la resistencia al tóxico en los hombres y las mujeres según las circunstancias.

En su libro *Principles of Holistic Therapy with Herbal Essences*, el Dr. Dietrich Gümbel presenta su propia adaptación de la ley de correspondencias o principios de similitud. Basando su terapia de la piel en una comparación fisiológica entre las plantas y el hombre, y correlacionando específicamente el metabolismo de flores, retoños y raíces con las tres capas de la piel humana (epidermis, dermis e hipodermis), el Dr. Gümbel hace notar también una correlación continua entre las partes superiores, medias e inferiores de la planta, las capas de la piel humana y las tres divisiones del cuerpo humano: cabeza, tronco y extremidades. La sencilla teoría del Dr. Gümble y su sistema de aplicar los aceites esenciales provenientes de una parte específica de la planta (flores, fruta, hojas, corteza, raíces) para beneficiar la capa correspondiente de la piel o el área seccional respectiva del cuerpo, ofrece un método un tanto inusual para seleccionar los aceites esenciales (no obstante, existen en fitoterapia otras variaciones de esta idea). Nosotros no recomendamos necesariamente tal método, pero sí creemos que vale la pena mencionarlo por la perspectiva que proporciona.

Para practicar una aromaterapia segura, precisa y eficiente, se debe hacer la selección correcta de aceites esenciales conociendo primero todo lo que se pueda saber sobre los aceites, incluyendo, por supuesto, las propiedades y la naturaleza de cada aceite, así como su identidad botánica, origen, método y duración de su extracción, y cómo se prepara, maneja y conserva. Los aceites esenciales de buena calidad son muy importantes para la práctica correcta de la fitoaromaterapia, como lo son la dosificación apropiada y el método de aplicación de los aceites correctamente seleccionados. Asimismo, no debe olvidarse el propósito terapéutico, que implica a la persona y la enfermedad a tratar. En fitoaromaterapia, como en otras prácticas naturopáticas, el tratamiento adecuado (selección de aceite, dosificación, método de aplicación) se determina finalmente conociendo a la persona y conociendo la etiología, implicaciones y la intensidad de la enfermedad por su naturaleza y síntomas generales o localizados.

FITOAROMATERAPIA CLÍNICA

Desde que Koch observó por vez primera, en 1881, la acción del terebinto (trementina) contra el bacilo ántrax, y que Chamberland, Cadeac y Meunier, así como Bertrand en 1887, iniciaron algunos estudios de otros aceites esenciales, cientos de pruebas de laboratorio reafirmaron las propiedades antisépticas y microbicidas (antimicrobianas) de los aceites esenciales. Todo aceite esencial tiene tales propiedades, pero algunos son más efectivos que otros contra una bacteria específica. Igualmente, algunos aceites esenciales tienen un espectro más amplio de eficacia antimicrobiana. Uno de estos aceites es el árbol de té, que resulta mortal no sólo para los estreptococos, gonococos y neumococos, sino para el hongo *Cándida albicans* y el parásito unicelular *Tricomonas vaginalis*. Más aún, el árbol de té, como otros aceites esenciales, es antiviral.

El amplio espectro de efectos microbicidas de varios aceites esenciales —según han demostrado los resultados de pruebas—, incluye: canela contra el bacilo del tifus, botón de clavo contra *Mycobacterium tuberculosis*, madera de sándalo y té de limón contra *Staphylococcus aureus* y aceite de limón contra estafilococos, meningococos, estreptococos y gérmenes de neumococos, bacilos del tifus y *Corynebacterium diphtheriae*. La manzanilla alemana ha demostrado ser efectiva contra el estafilococo aureus, *Proteus vulgaris* e infecciones de estreptococos hemolíticos. Otro antiséptico excelente, el aceite de tomillo, es efectivo contra la *Escherichia coli*, el bacilo del tifo, estreptococos, difteria, estafilococos y gérmenes de tuberculosis. La sorprendente versatilidad de muchos aceites esenciales ha llevado a los médicos franceses a desarrollar y apoyarse en un nuevo método de laboratorio para atacar microbios con aceites esenciales.

El aromatograma

El aromatograma es una prueba de laboratorio que permite a los fitoterapeutas analizar *in vitro* la actividad antibacterial de los aceites esenciales y seleccionar con más precisión aquellos más aptos para suprimir o destruir los gérmenes que se desean atacar. Este método se realiza en forma muy parecida a la de la prueba convencional de cultivos (antibiograma) que emplean los médicos alópatas para observar los efectos de los antibióticos. Para quienes no estén familiarizados con los antibiogramas, el Dr. Valnet, en *La práctica de la aromaterapia*, describe el procedimiento de la manera siguiente:

> Consiste en reunir en un medio de cultivo selecto en un laboratorio a los agentes infecciosos que están atacando y a un buen número de diferentes sustancias (tanto químicas como naturales) con objeto de averiguar el grado de efectividad de los distintos productos sobre los gérmenes del caso.

De acuerdo con la historia y el Dr. Valnet, la supresión de gérmenes *in vitro* con aceites esenciales no se descubrió de un día para otro, y el desarrollo gradual de la aromaterapia tiene muchos colaboradores. El más notable tal vez sea el Dr. Maurice Girault, ginecólogo y obstetra francés, que fue el primero en demostrar la aplicación y preferencia de la fitoterapia clínica como método independiente del antibiograma, al publicar los resultados de los seis años que dedicó a investigar los aceites esenciales y las tinturas vegetales.

El Dr. Girault reunió secreciones vaginales en un algodón a fin de identificar los microbios patógenos y colocarlos en cultivos; después empleó diferentes aceites esenciales para determinar cuál resultaba más efectivo contra el microorganismo identificado.

Una exposición más detallada sobre el aromatograma la presenta el Dr. Valnet:

> El proceso implica la prueba de varios aceites aromáticos sobre gérmenes aislados por el método de cultivo en laboratorio; éstos se toman de un líquido o de un pedazo de materia orgánica de la persona enferma. Para hacerlo se vierte un poco de agar en un platillo de Petri y se colocan encima algunos discos impregnados con aceites.
>
> Entonces, se vuelve a cultivar el germen en su medio habitual durante 24 horas, lo suficiente para que el cultivo se desarrolle y llene el platillo de Petri, que es precisamente lo que ocurre, excepto en las áreas ocupadas por los aceites que tienen acción inhibitoria sobre el germen. La escala corre de 0 a 3 según el diámetro del área

afectada por los inhibidores [la *zona de inhibición*]* y el resultado se expresa, como en el caso del antibiograma, de acuerdo con el grado de sensibilidad del germen hacia el aceite.

El método de aromatograma que empleó inicialmente el Dr. Girault, se aplica desde entonces a todo tipo de infecciones de las cuales se pueden reunir cultivos. Las valiosas propiedades microbicidas y antisépticas de los aceites esenciales, demostradas a lo largo de casi un siglo, ahora pueden dirigirse de manera específica a un determinado microbio, con lo que aumenta la efectividad de los aceites esenciales.

En cada caso el material infeccioso se toma con un algodón del sitio infectado del paciente y se cultiva en el laboratorio. Se permite que las bacterias se multipliquen y se pueden probar más de una docena de aceites esenciales antes de hacer la selección de los que resulten más efectivos.

Al paciente se le puede tratar mediante diversos métodos: ingestión (oral), inhalación (transpulmonar), local (transdermal/percutánea), u otros dos métodos pertenecientes a la aromaterapia clínica que son la inyección y el supositorio. Cuando se trata de más de una bacteria y no se sabe con precisión cuál es la responsable principal de la infección, la selección de 2 a 6 aceites esenciales aumentará la efectividad del tratamiento terapéutico.

Limitaciones del aromatograma

Quizás no sea necesario decir que el aromatograma ha dado mayor dimensión al tratamiento con fitoterapia clínica de enfermedades infecciosas y alérgicas. Pero, como advierte el Dr. Jean-Claude Lapraz, es, después de todo, sólo otra prueba de laboratorio que proporciona al clínico información complementaria, no constituye ni representa por sí misma un diagnóstico y menos aún un diagnóstico del paciente. En pocas palabras, el propósito del aromatograma es descubrir *in vitro* qué aceites esenciales deben tomarse en cuenta para tratar al paciente; es un procedimiento de selección que en realidad se inicia con la elección —fruto de la información y del conocimiento— de los aceites esenciales que habrán de someterse a prueba. Dicha elección mejora en forma considerable si se toman en cuenta diversos criterios, producto del aromatograma y de otras

* La *zona de inhibición* describe el círculo alrededor de cada uno de los aceites esenciales colocados en el cultivo dentro del platillo de Petri. El diámetro del círculo (medido en milímetros) que muestra el área bactericida del aceite, determina la eficacia del mismo. A mayor diámetro, mayor es el efecto bactericida. Si no hay círculo no hay efecto.

fuentes, y todas las demás características de un aceite esencial, no sólo sus propiedades antimicrobiales. Siempre se presta atención al sitio, etiología y prognosis de la enfermedad y, sobre todo, se estudia el verdadero estado del paciente.

El aromatograma reúne los microbios oportunistas y el aceite esencial seleccionado a fin de proporcionar un índice de la capacidad bactericida del aceite esencial contra el germen en cuestión. Sin embargo, existe un tercer factor de enorme importancia en la ecuación de salud y tratamiento del que el aromatograma no proporciona información: el anfitrión o paciente, o clínicamente hablando, el *terreno*. Según la definición del Dr. Lapraz "el terreno es el carácter potencial de los elementos genéticos que han modelado el organismo en un determinado estado de estructura neuro-endocrina, así como una estructura funcional peculiar que es resultado de estos elementos genéticos". Otros doctores como Valnet y Penoel explican este concepto de distinta forma, pero, en realidad el término *terreno* describe la disposición psico-fisiológica intrínseca y única, así como el carácter y el estado de cada paciente en el momento que es atendido y, por lo tanto, el estado de sus células, tejidos, órganos y sistemas.

Lógicamente, el anfitrión o paciente debe analizarse de manera distinta a la del aromatograma. El paciente debe ser examinado holísticamente con elementos y métodos que evalúen su estado sistemático general de salud (estado homeostático) así como las manifestaciones sintomáticas que se han localizado del mal. El tratamiento proyectado con los aceites esenciales designados se aplica localmente, regionalmente y/o en todo el cuerpo, empleando cualquiera de los cinco métodos de fitoaromaterapia que se considere apropiado.

Debe recordarse que debido a sus complejas cualidades y a otras propiedades, los efectos observables de un aceite esencial sobre un germen *in vitro* no son exactamente los mismos que aquellos que se observan en un paciente, por lo que la naturaleza del aceite esencial debe evaluarse con el propósito de obtener una selección correcta e independiente de la que proporciona el aromatograma.

El comportamiento de un aceite esencial se puede predecir *in vitro*, pero posteriormente debe ser observado *in vivo*, no sólo por la complejidad del aceite, sino por la variación del terreno. Lo que es más, como indica el Dr. Valnet en su libro, "un microbio muy conocido y bien clasificado no es necesariamente igual a su similar incubado por un anfitrión diferente. Por ejemplo, el colibacilo presente en un paciente puede responder al aceite esencial de pino y en otro paciente a la lavanda o al tomillo". Estas peculiaridades del comportamiento señalan la importancia del terreno y lo indispensable de los tratamientos individualizados. No existe substituto para el conocimiento personal del paciente... o de los aceites esenciales.

FACTORES Y VALORES ESPECIALES: pH, RH₂, RESISTENCIA

El valor del pH (hidrógeno potencial) del algodón infectado también se calcula en el aromatograma, de tal modo que su grado de acidez o alcalinidad revela información sobre el microbio y el medio ambiente de la infección. Medido con una escala de entre 0 y 14, el valor del pH representa la relativa acidez o alcalinidad de una solución o sustancia. Cuanto más bajo sea el número de pH, mayor será la acidez de la solución. El agua pura destilada (HOH) es virtualmente neutra (pH 7.0); el agua de lluvia limpia es naturalmente ácida, variando en un rango entre pH 5.0 y pH 5.5.

Todo el proceso químico del cuerpo depende del mantenimiento homeostático del delicado equilibrio del pH entre los iones de hidrógeno (H) e hidróxido (OH) existentes en la sangre. El hidrógeno (H) genera ácido, en tanto que el oxígeno (O) forma álcali o sales; el hidrógeno combinado con el oxígeno en un grupo hidróxido (OH) crea una reacción alcalina. Demasiados iones de hidrógeno crean acidosis y muy pocos crean alcalosis. El agua (HOH) es neutra, pero la cifra óptima de pH para la sangre humana es una reserva alcalina de 7.4. En realidad, la sangre humana sana apenas fluctúa entre pH 7.38 y pH 7.42, delicadamente controlada por el sistema homeostático que regula la acidez a través de la respiración (y otros órganos y sistemas, como los riñones). Demasiada acidez aumenta la respiración para descargar dióxido de carbono (CO_2) y aumentar el oxígeno; demasiada alcalinidad disminuye la respiración para retener CO_2 y aumentar los iones de hidrógeno en la sangre. Vale la pena destacar que el hidrógeno espesa las soluciones y que el oxígeno las adelgaza. Esto obviamente es importante para la facilidad y eficiencia de la circulación cardiovascular y para otros sistemas y procesos como la digestión. Puesto que el hidrógeno causa que las sustancias se aglutinen y se amalgamen, mientras que el oxígeno las adelgaza y separa, los alimentos hidrogenados, especialmente grasas hidrogenadas, son los más gruesos y duros para el sistema. Por su naturaleza particular, los alimentos crean ácidos o reacciones alcalinas en el cuerpo. Por ejemplo, carne, pescado, cacahuates y arándanos producen ácidos, mientras que la mayoría de las frutas y vegetales son generadores alcalinos. Algunos alimentos son neutros. La combinación adecuada de los alimentos es una ciencia nutricional que de alguna manera se relaciona con el tema que interesa.

Por lo general, los mejores alimentos son aquellos que tienen más o mayor porcentaje de oxígeno: en orden descendente, complejos de carbohidratos (más de 50 %), proteínas (20 a 50 %) y grasas (10 a 15 %). Es común la "acidosis grasosa" debido a que las grasas no sólo tienen poca cantidad de oxígeno, sino que son "ladronas" de oxígeno. Cabe señalar que las drogas también "roban" el oxígeno.

La escala del pH es logarítmica, como la escala de temblores Richter: la diferencia de un número de la escala al siguiente (de 2 a 3, por ejemplo) representa diez veces la diferencia en la concentración de iones del hidrógeno. Una diferencia de dos números (2 a 4) representa la diferencia centuplicada. Las cualidades desinfectantes del jugo de limón y el vinagre son parcialmente atribuibles a sus valores similares de ácido pH, que se aproxima al del ácido estomacal. El ácido estomacal pH correcto varía de 1 a 3 (1.8 a 2.3). Una solución pH 1.0 (vgr.: el ácido clorhídrico) destruye la mayoría de las bacterias y desorganiza seriamente la estructura molecular de numerosas sustancias nocivas.

El factor rH_2 define la carga electrónica de un cierto valor pH (por lo que puede haber un número infinito de valores rH_2) y el poder óxido reductor (antioxidante), que es el equilibrio variable entre oxidación y reducción en el cuerpo; es decir, el equilibrio de oxígeno e hidrógeno. La escala rH_2 es de 0 a 42, por lo que son bastante estrechos los límites entre un valor y otro.

Resistencia es la capacidad de una solución o sustancia para oponerse a la transmisión de electricidad. La escala de la resistencia es muy amplia: por ejemplo, los aceites esenciales tienen valores que se miden en miles, mientras que la resistencia de la sangre humana se expresa en cientos.

Los aceites esenciales tienen, sin duda, pH ácido, lo que constituye otra característica de su actividad bactericida. La acidez se opone a la multiplicación o proliferación microbial y la alcalinidad la fomenta. Los aceites esenciales tienen, también, una resistencia muy alta, lo que desalienta la expansión o difusión de las toxinas. El factor rH_2 de un aceite esencial varía de acuerdo con el aceite del que se trate, el cual puede activar la oxidación o reducirla adecuadamente. Por eso, un aceite esencial puede ser un oxidante antimicrobiano y poderoso (vgr.: hierbabuena) o un antioxidante antiviral y anticarcinógeno (vgr.: clavo).

Ciertos estudios experimentales de los aceites esenciales, empezando con aquellos que poseen una reputación culinaria (vgr.: clavo, ajo, tomillo, nuez moscada, pimienta), revelan sus efectos contra el envejecimiento atribuidos a sus capacidades antioxidantes que protegen los tejidos de los estragos causados por oxidantes radicales libres. Un oxidante radical libre es un átomo "renegado" o "culpable", o un racimo de átomos (molécula), con un electrón non o impar que daña las celdas saludables a través de peroxidación lípida (combustión inadecuada, asimilación de grasas), o de otra producción de radicales libres provocada por exposición a radiaciones, agentes contaminantes, sustancias químicas (vgr.: drogas), o por estrés emocional o físico. La oxidación libre radical se asocia con citoxicidad, enfermedades y envejecimiento en los seres humanos. Es ilustrativo saber que los radicales libres no se producen precisamente por exceso de oxígeno, sino que en realidad son el resultado de una oxigenación inadecuada o incompleta causada por intrusiones de tóxicos, deficiencia nutricional, o funcionamiento metabólico defectuoso; o sea, se producen por demasiadas toxinas e insuficiente oxígeno para realizar las tareas metabólicas y fisiológicas. La respuesta del cuerpo a los oxidantes radicales libres consiste en producir enzimas antioxidantes o en buscar sustancias y alimentos naturales con las propiedades antioxidantes de las enzimas y coenzimas.

Las mezclas de aceites esenciales parecen combinar su acidez innata para bajar colectivamente su pH y aumentar la resistencia, lo que constituye otra demostración de su magnífica actividad sinergética. Así, el Dr. Valnet otorga mucho crédito al significado de la alta resistencia de los aceites esenciales, y el profesor Paolo Rovesti hace notar que la carga molecular electromagnética de los aceites esenciales tiene "una aguda influencia en los campos magnéticos celulares". La implicación de su pH, rH_2 y resistencia ofrece otra clara visión interna de los efectos terapéuticos de los aceites esenciales. Como afirma Rovesti, la presencia del cáncer va acompañado de una reducida resistencia eléctrica en las celdas. El cáncer también se relaciona con un excesivo daño libre radical (de oxidación) causado por exceso de intoxicación y deficiencia de oxigenación celular o asfixia. Entonces, al parecer, las propiedades anticancerígenas del aceite de clavo, por ejemplo, tienen mucho que ver con la muy alta resistencia del clavo (4,000), bajo valor rH_2 (16.5) y ácido pH (6.7).

AJO (ALLIUM SATIVUM)

Con seguridad uno de los remedios más famosos y más investigados de todos los tiempos es el ajo, que durante siglos se ha empleado ampliamente como un agente bactericida, fungicida y antiviral contra casi todas las enfermedades contagiosas e infecciosas de la historia, incluyendo tuberculosis, difteria y la peste. La lista de microorganismos sensibles al ajo es demasiado larga para anotarse. El ajo es una hierba verdaderamente extraordinaria y completamente segura que, además, resulta un excelente vermífugo contra las lombrices intestinales y los parásitos. El poder del aceite de ajo (oleum alii), clínicamente demostrado, para impedir ciertas modificaciones tempranas de las células que se asocian con el cáncer del colon, así como para impedir el crecimiento en esa zona y en cualquier parte del cuerpo de tumores malignos y benignos, ha sido reconocido ampliamente durante el transcurso de los últimos años.

Al poseer ambas capacidades, la antioxidante y la pro oxidante (oxigenación), el ajo revela las características aparentemente contradictorias de la inteligencia homeostática típica de los aceites esenciales. Asimismo, como inmuno-estimulante o regulador, el ajo ayuda a autoinmunizar contra enfermedades como la eritematosis generalizada del sistema. Los poderes normalizadores del ajo se aprecian claramente gracias a sus efectos sobre la presión sanguínea (hipotensión o hipertensión) y otras actividades cardiovasculares. El ajo está indicado para la arteriosclerosis y la lipiodemia (elevados niveles de colesterol y triglicéridos); además impide el acumulamiento anormal de plaquetas sanguíneas (coagulación). Por otra parte, las propiedades adelgazantes que el ajo ejerce se pueden atribuir a su efecto disolvente sobre el ácido úrico.

EFECTOS TERAPÉUTICOS DE LOS ACEITES ESENCIALES

El Dr. Valnet sostiene que los microorganismos no muestran resistencia (no tienen inmunidad) ante los aceites esenciales. Esto puede no ser totalmente cierto; pero no hay duda de que cualquier inmunidad que puedan tener es mínima. Los aceites esenciales son confiables para inhibir los microorganismos, destruyéndolos de inmediato o lentamente según se prolongue la inhibición. Los resultados que se obtienen con los aceites esenciales no se asocian con toxicidad o con químicos y antibióticos, no contribuyen a la tolerancia o adaptación del microbio y no provocan infecciones secundarias —como ocurre con los antibióticos.

La superioridad de los aceites esenciales se demuestra también por su versatilidad, tanto en su aplicación como en sus efectos simultáneos de múltiple nivel, su inocuidad y su entendimiento homeostático natural. Ya sea que se apliquen de manera directa o indirecta, los aceites esenciales tienen dos formas de acción: primero, inhiben al microbio, con lo que mejoran el terreno, y luego, al poyar microorganismos benéficos, acrecientan la inmunidad natural y aumentan el campo magnético del cuerpo. En contraste, los antibióticos solamente ofrecen un modo de actuar en contacto directo y es usual que produzcan efectos colaterales perjudiciales: daño al terreno, destrucción no sólo de microbios invasores sino de bacterias benéficas e inofensivas, suspensión de las reacciones inmunológicas naturales del cuerpo y reducción del campo electromagnético que haya a su alrededor.

Asimismo, los aceites esenciales poseen propiedades antivirales, lo que constituye otra ventaja sobre los antibióticos, pues éstos no cuentan con ellas. Más nocivos que las bacterias, los virus realmente invaden y se adueñan arbitrariamente de las células del organismo, por lo que son más difíciles de combatir. Los efectos antivirales de ciertos aceites esenciales —como árbol de té, ajo, clavo, geranio, canela, tomillo, pimienta negra, lavanda y eucalipto— observados experimentalmente por un tiempo considerable, han obtenido una rápida verificación. Las pruebas científicas demuestran que la lavanda y el geranio son particularmente efectivos contra los tipos de virus del herpes. Estudios científicos rusos muestran la efectividad *in vitro* de tres tipos más de eucaliptos (E. viminalis, E. macarthuri y E. dalrypleana) que combaten dos variedades de virus de influenza. Entre tanto, en Suiza, las preparaciones antivirales se desarrollan mediante el empleo de aceites esenciales (por ejemplo, de pimienta negra) y terpinol. También se sabe que en Alemania y China se están haciendo investigaciones con resultados positivos acerca del efecto antiviral del aceite de pimienta negra.

Los aceites esenciales (y sus hidrosoles aromáticos) tratan con efectividad y seguridad la infección y la enfermedad, combatiendo microbios patógenos, restaurando el terreno y estimulando la inmunidad corporal.

Los efectos parasiticidas de los aceites esenciales sobre los gusanos, piojos, gorgojos, ladillas y organismos monocelulares, también están muy bien documentados. Además, los aceites esenciales estimulan la acción antitóxica no sólo contra mordidas y picaduras de insectos, sino también contra venenos químicos como drogas y alcohol.

Los aceites esenciales son estimulantes y reguladores autoinmunes que fortalecen la *fagocitocis*, es decir, "la ingestión de una célula" , o sea, el proceso por el que varias clases de células corporales ingieren, y en consecuencia, destruyen o desactivan, partículas extrañas como bacterias o contaminantes.

El extraordinario y complejo sistema inmunológico del cuerpo humano produce multitud de defensores que desempeñan gran cantidad de maniobras defensivas de protección. El índice de fagocidad incluye varios tipos de células sanguíneas blancas (leucocitos) conocidas con diferentes nombres (neutrófilos, células T, etc.), así como micrófagos, macrófagos, células retículoendoteliales, linfocitos y otras células que se encuentran abundantemente en el hígado, el bazo y el vaso linfático. Están, además, los anticuerpos autoinmunes: moléculas de proteína, que están siempre alerta y que el cuerpo sintetiza para poder enfrentarse con prácticamente todo antígeno potencial (invasor extraño) concebible, incluyendo bacterias y virus, hongos, alergias al polen y al polvo, veneno de insectos, drogas y químicos sintéticos, alimentos y tejidos extraños para implantes, transfusiones e inyecciones, etcétera. Estos anticuerpos son una defensa primaria contra el cáncer y las alergias, y proporcionan tanto inmunidad temporal como permanente, como ocurre en el caso de las paperas y la viruela.

Un aspecto sobresaliente de las defensas del cuerpo es que involucran la energía electromagnética y el concepto, por lo demás metafísico, de *éter*, "energía viva". El éter se ha nombrado de distintos modos en diferente momento y lugar, generalmente sin prestar atención especial a sus diversos grados: prana y kundalini (India), chi (China), tumo (Tibet), bioplama (Rusia), líquido vital (alquimia medieval), quintaesencia o mumia (Paracelso), energía elóptica (Galen Hieronymus), magnetismo animal (Anton Mesmer), fuerza luminosa odic (Barón von Reichenbach), fuerza vital (Dr. Samuel Hahnemann), energía orgone (Wilhelm Reich), energía biocósmica, fuerza X, rayos mitogénicos, energía psicotrónica, etcétera. El éter es visible como el aura —el campo de fuerza etérico y electromagnético que se ve en la fotografía de Kirlian— que rodea e interpenetra el cuerpo físico compacto vitalizándolo, vigorizándolo, excitándolo, escudándolo y protegiéndolo. Este "doble éter", llamado así porque toma el contorno de la forma física más material, es el eslabón intermediario entre los cuerpos astral y físico. Cualquier clase de disturbio negativo provocado por medios físicos, atmosféricos, del entorno, fisiológicos o psicológicos que afecte este doble éter o funda etérica puede llevar a una mala salud y a la enfermedad. En cambio, las influencias benéficas engendran y alientan una salud física y psicológica óptima.

Los aceites esenciales contribuyen a mejorar el cuerpo etérico o vital y, en consecuencia, conducen a la salud física y psicológica, especialmente si se aplican de forma local o por inhalación a través del nervio olfativo.

Los métodos curativos que utilizan el tacto como principal herramienta, como el masaje, amplifican el aura, sobre todo si se efectúan con aceites esenciales. La actividad electromagnética de los aceites esenciales puede demostrarse por el "efecto Kirlian" que se muestra en la fotografía Kirlian. Las plantas captan la energía fotoelectromagnética del sol —la fuerza más poderosa de energía etérica del sistema solar, fuente de vida y guía para la curación— y convierten la energía viva de éste, por medio de su acción celular y enzimática, en energía bioquímica, al mismo tiempo que condensan cierta fuerza espiritual en "esencias espirituales". El aceite esencial incuba esta energía y esta esencia bioquímicas.

La energía etérica o viva se transporta por todas las células, tejidos y órganos del cuerpo físico a través de la circulación sanguínea, para luego ser transmitida mediante los nervios —especialmente por medio del sistema nervioso central. Los cuerpos etéricos y astrales tienen centros u "órganos" (chacras) que corresponden a las glándulas endocrinas desde los que se organiza y emana la energía. Cerca de la glándula timo, glándula maestra del sistema de inmunidad, existe un punto donde se ubican los chacras, con lo que se establece un enlace entre el funcionamiento físico y suprafísico de los cuerpos. Los efectos etéricos y por tanto metafísicos de los aceites esenciales tienen implicaciones espirituales, razón por la que los aromas tienen un empleo abundante en los rituales y servicios religiosos, litúrgicos y de meditación.

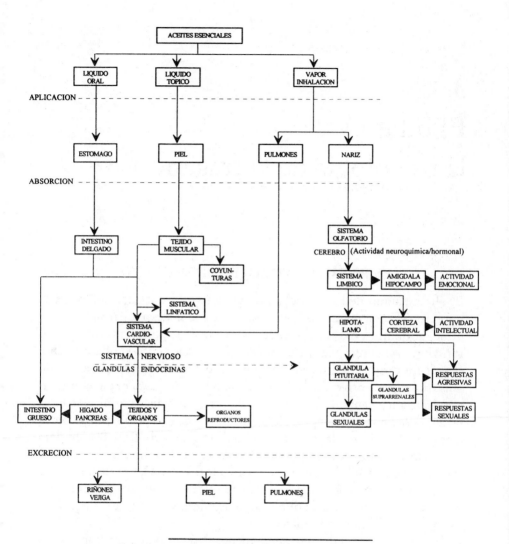

*Rutas fisiológicas y psicológicas
de los aceites esenciales*

3
El olfato y
la psicología de la fragancia

EL PATRÓN EVOLUTIVO DEL OLFATO

El olfato es uno de los sentidos más primitivos y antiguos que posee el hombre. Supuestamente, se forma una vez que se desarrollaron la comunicación química más rudimentaria y la capacidad discriminativa de las formas de vida unicelular más sencillas. Hasta hace poco el olfato ha sido el más misterioso de los sentidos, tal vez debido a que en el desarrollo sensorial y perceptivo del hombre, el olfato ya no juega el papel importante que antes tenía, y que aún tiene en otros animales, ya que en épocas recientes se ha visto reemplazado (en términos de evolución) por sentidos más avanzados como la vista y el oído. El sentido del olfato se considera menos importante debido, principalmente, a que la columna vertebral da al hombre la posibilidad de mantenerse en forma erecta, por lo que es más fácil ver y oír a mayor distancia que la que alcanza el olfato. Sin embargo, por sus propios méritos, el olfato sigue siendo muy relevante y significativo para la experiencia humana.

El sentido es considerablemente menos destacado que el órgano físico con el que se identifica, la nariz. Es más, incluso para la nariz, el olfato es algo secundario, una función subordinada a la función primordial que, canalizada simultáneamente, es la de calentar y filtrar el aire para proporcionar el oxígeno a los pulmones, lo cual consigue gracias a su singular estructura, provista de capilares y membranas mucosas (epitelio). Aunque en el epitelio, dentro de la parte alta de la cavidad nasal, existen entre 5 y 10 millones de células olfativas que detectan fragancias, estas células sólo son un pequeño contingente de toda la membrana mucosa, que en su mayor parte es epitelio respiratorio y no olfativo. (La mucosa nasal es una línea de defensa contra las bacterias invasoras, las cuales están sujetas a contraataques de sustancias químicas que se encuentran en la mucosa.) Para comprenderlo sólo se necesita comparar las celdas olfativas humanas con las de otros animales para los que el olfato es un sentido esencial y trascendental para su supervivencia. Se estima que el conejo tiene 100 millones de células olfativas con una renovación que crea constantemente neuronas que nacen de las células básicas en unos cuantos días. En los humanos y en otros animales, las células detectoras de fragancias tienen una habilidad extraordinaria para renovarse, probablemente como respuesta a su exposición al entorno, por ejemplo, en casos de daño o agotamiento.

En realidad las neuronas del epitelio olfativo humano (membrana mucosa) son las únicas neuronas del cerebro capaces de regenerarse a través de las células básicas. La rapidez con la que se lleva a cabo la regeneración revela la importancia del olfato para cada animal. En la nariz humana aparecen neuronas completamente nuevas en un lapso de entre 30 y 40 días, velocidad de reemplazo sumamente lenta para el conejo cuya sobrevivencia, a diferencia del ser humano, depende del olfato.

El perro salchicha tiene aproximadamente 125 millones de células olfativas y el perro pastor casi el doble, es decir 220 millones de células olfativas, que hacen que el perro pastor tenga un sentido del olfato aproximadamente un millón de veces más agudo que el humano (es importante saber que el poder receptivo y la capacidad de este tipo de células tienen un incremento exponencial). El sentido del olfato del sabueso es tres millones de veces más sensible o agudo que el del humano. En consecuencia, un sabueso listo, con buen olfato, puede seguir una pista olorosa de varios días, o acaso más, dependiendo de las condiciones de la presa seguida y el entorno.

En *Las vidas de una célula*, su autor, Lewis Thomas, uno de los médicos e investigadores estadounidenses más talentoso y distinguido, presenta 29 ensayos con observaciones notables, algunas de las cuales pondrán de manifiesto, más adelante, el poder y la importancia del olfato en la naturaleza. Thomas señala que las hormigas saben distinguir entre sí mismas y otras hormigas, y que dejan huellas que pueden distinguir y seguir únicamente las hormigas de su propia colonia. Ciertas hormigas depredadoras, sin embargo, han modificado y adaptado esa habilidad para distinguir las huellas de otras especies con el propósito de esclavizarlas. Después de seguir la pista de las confiadas víctimas hasta su hormiguero, las hormigas depredadoras e invasoras descargan un olor que causa pánico y confusión entre sus víctimas, cuya captura se produce de inmediato.

Aunque decididamente inferior al de otros animales (quizás excepto otros primates y la mayoría de las aves, que tienen un sentido relativamente pobre del olfato) el sentido del olfato del hombre es, a pesar de todo, sorprendentemente fuerte, pues es capaz de detectar cientos —potencialmente miles— de olores en cantidades muy pequeñas, como por ejemplo, una sola molécula de pimiento rojo en un trillón de moléculas de aire. Una persona promedio puede oler unas cuantas moléculas sulfurosas de mercurio butílico y la mayoría es capaz de detectar cantidades mínimas de almizcle. El olor a almizcle de los esteroides es fácil de detectar, especialmente por la mujer. El exaltolido es un esteroide sintético de fácil percepción para la mujer, pero que rara vez percibe el hombre. Quizás debido a su excreción de ácido fórmico, se puede oler con facilidad a las hormigas; por eso *pismire** es un sinónimo descriptivo de hormiga.

Los millones de células olfativas humanas son sensibles a unas 10 000 sustancias químicas diferentes, por lo que una nariz humana entrenada puede aprender fácilmente a distinguir varios cientos de olores. Un ejemplo de ello es la habilidad de las "narices" profesionales de la perfumería moderna, que hacen selecciones de entre miles de ingredientes fragantes. En fechas recientes, el Departamento de Agua y Fuerza de Los Ángeles contrató un equipo de seis "oledores de agua", a fin de mejorar la calidad del agua potable de la ciudad. "El equipo ha confirmado lo sostenido por la industria científica en el sentido de que, en algunos casos, el sentido humano del olfato es mucho más sensible que cualquier aparato especial", reporta Bruce Keubler, director de calidad de agua del Departamento. Según Keubler, el equipo, especialmente entrenado en la Universidad de Los Ángeles, California (UCLA) para detectar los olores y sabores que denotan contaminación incipiente del agua por diversos agentes químicos, desperdicios y organismos muertos o vivos, actúa como "un sistema de alarma primario". En realidad, el entrenamiento de las células olfativas (como ocurre con los perros sabuesos) es común en la naturaleza. Exposiciones repetidas a pequeñas dosis del mismo olor producen mayor agudeza, lo que sugiere que pueden sumarse receptores de olores a las células existentes, o que emergen nuevas células con ese receptor particular

---

* *Pissemire*, de *pisse* = orina, y *mire* = hormiga. Viene del Middle English, o inglés medio, hablado entre los años 1100 y 1500 y surgido a causa del olor a ácido fórmico que emiten las hormigas. (Nota del traductor)

durante el proceso de entrenamiento. El entrenamiento olfativo es parte del proceso de rehabilitación para gente que sufre de anosmia, o sea, imposibilidad de oler. En su libro, el Dr. Thomas reporta que a los "foxinos"*, que reconocen a los miembros de su propia especie por el olor, los han entrenado para reconocer el fenol y distinguirlo del *p*-clorofenol en mínimas concentraciones de cinco partes por mil millones. Las anguilas han sido, asimismo, entrenadas para oler sólo unas cuantas moléculas de alcohol fenílico. Por naturaleza, las anguilas, como el salmón, de alguna manera recuerdan el olor de las aguas donde fueron incubadas, lo que después les permite volver para desovar. Electrodos conectados al bulbo olfativo del salmón se disparan cuando el epitelio olfativo es expuesto a las aguas donde el salmón fue desovado, en tanto que otras aguas no producen reacción alguna.

El sistema olfativo y la percepción del olor

La nariz humana contiene múltiples sistemas o estructuras independientes que reaccionan químicamente en forma particular a las moléculas de olor (odorantes). Dos de éstas, el *nervio terminal* y el *nervio septal*, son las menos importantes. Aunque se sabe poco de su estructura y función, su reacción potencial a los odorantes es incierta, si no dudosa. Un tercer nervio, el *trigémino*, reacciona a los odorantes por su sentido químico natural —una reacción genérica fundamental a bases, ácidos y otros compuestos— debido a las ramificaciones terminales nerviosas que se extienden hasta el interior de la nariz. Conocido también como el nervio quinto o trifásico, es el nervio craneano más largo y funciona dualmente como nervio sensorial "en jefe" de la cabeza y la cara, y como nervio motor para los músculos de la masticación. Las ramificaciones del nervio trigémino que se extienden al interior de la boca y de los ojos proporcionan, respectivamente, alguna sensibilidad al sabor y de reacción a los irritantes del ambiente. Sin embargo, el trigémino es mucho menos importante si se compara con el sistema olfativo principal, aunque cabe señalar que retiene su reacción fundamental ante el olor incluso después de la pérdida del olfato debida a daños provocados al sistema olfativo primario, por lo que proporciona una reacción semielectromecánica que, aunque no es realmente olor, es valiosa en la diferenciación de impulsos sensoriales.

---

* Foxinos: pequeños peces de agua dulce que se usan como cebo. (Nota del traductor)

Anatomía y fisiología del sistema olfativo primario

Como se mencionó, además del epitelio respiratorio, la nariz contiene el *epitelio olfativo*, un área de la membrana mucosa especial localizada en la parte superior de la cavidad nasal profunda. Los *nervios olfativos*, neuronas conectadas al bulbo olfativo ubicado arriba del epitelio, empujan dentro del epitelio y proyectan racimos de *capilares olfativos*, terminales de "pelo" microscópico en la punta de cada pequeño nervio diseñadas para conocer los olores que llegan. (Recuérdese que el sistema olfativo humano tiene, según se estima, 10 millones de neuronas, con al menos 20 millones de racimos de capilares olfativos rodeadas de células de apoyo.) Los olores que entran a la nariz penetran y se disuelven en la mucosa, donde encuentran las neuronas olfativas coronadas de capilares, localizados en el epitelio. Las neuronas reaccionan ante las partículas microscópicas de olor activando transmisiones eléctricas a través de los nervios hacia el bulbo olfativo. La señal nerviosa entra al bulbo y luego viaja por el conducto olfativo hasta el cerebro.

A pesar del rápido progreso actual de la investigación sobre el olfato sigue sin saberse con precisión cómo es que las células olfativas son agredidas por el olor, o cómo una molécula de olor impresa en el epitelio olfativo es reconocida y convertida en un impulso nervioso. Químicamente, las moléculas de olor son muy pequeñas. Tal parece que la geometría molecular (es decir, el tamaño y la forma o la configuración determinada) le presta a cada olor su propia fragancia en función únicamente de la conformación geométrica de sus átomos.

Puede ser que las *frecuencias ósmicas* —vibración especial de átomos o grupos de átomos dentro de la molécula odorante (o la propia "canción" vibracional de toda la molécula odorante)— sean otro componente de la reacción olfativa, si no es que la verdadera fuente del olor. Las frecuencias ósmicas pueden ayudar a explicar el fenómeno del olor subliminal o de la reacción penetrante etérea y psicológica de las esencias.

La hipótesis más comúnmente aceptada es que las neuronas olfativas contienen en sus capilares olfativos receptores específicos para diversos olores. O sea, receptores específicos dentro de cada célula, adecuados para reaccionar ante moléculas odorantes también específicas. Algo así como una "equiparación de formas" similar a la manera en la que el cuerpo diseña anticuerpos para eliminar antígenos individuales. Esto puede involucrar receptores de "olor primario", dentro de diferentes células olfativas, capaces de interpretar combinaciones. Hasta ahora, tales receptores no están identificados y a diferencia de los colores o los sabores primarios, los olores primarios aún no tienen nombre, aunque los partidarios de la teoría de equiparación de formas sugieren que hay siete clases de moléculas que producen siete olores básicos: de almizcle, florido, de hierbabuena, de éter, alcanforado, acre y pútrido. Partiendo de lo que se sabe se supone que un olor dado estimula un subgrupo de receptores primarios, causando un patrón específico de reacción de las neuronas que se registra dentro del bulbo olfativo, permitiendo la identificación del olor detectado. El carácter específico del olor hacia el receptor que compara las formas se ha demostrado en experimentos de laboratorio con carbono, un componente de los aceites esenciales de la acetona que tiene dos formas idénticas, pero simétricas (estereoisómeros): d-carbono y l-carbono; la primera huele a alcaravea, la segunda a menta verde. El proceso nervioso es capaz de distinguir las dos, según lo demuestran aquellas personas que son anósmicas a una sola de las esencias del carbono. Cada carbono, por lo tanto, se equipara y activa a un receptor diferente.

El "efecto dominó"*

Si existe una clave física para descifrar el misterio del olfato, acaso pueda encontrarse entre las proteínas o las enzimas que influyen en la biología o la bioquímica molecular del olfato. En años recientes se han descubierto varias proteínas en las capilaridades olfativas en las que existen ciertos receptores específicos que reaccionan a olores también específicos. En 1990 los científicos de la Universidad John Hopkins de Baltimore anunciaron el descubrimiento de un nuevo eslabón de la reacción bioquímica en cadena que tiene lugar en el proceso olfativo: se trata de una enzima involucrada en la amplificación de la información aportada por el odorante. El biólogo Dr. Randall Reed describe dicha investigación en el número de la revista *Science* de aquel año. Es evidente que las enzimas de proteína son elementos clave en el esquema de retransmisión del sistema olfativo. Se parte de la teoría muy factible de que la forma en que las células sensoriales del olfato discriminan entre diversos olores se determina por las moléculas sobre su superficie. En consecuencia, se desprende que ciertas

---

* El *efecto dominó* deriva de una teoría que sostiene que a cada causa corresponde necesariamente un efecto, como cuando se empuja la primera de una fila de fichas de dominó colocadas verticalmente y al caer derrriba a la siguiente, y así sucesivamente hasta caer toda la fila. (Nota del traductor)

moléculas reaccionan con ciertas sustancias químicas, de ahí el funcionamiento de "efecto dominó", que por lo tanto incluye la participación de proteínas y enzimas identificadas recientemente:

1. Al entrar al sistema, uno de los 10 000 componentes químicos (odorante) detectable, por el olfato humano encuentra su receptor molecular correspondiente y se dirige a ese receptor específico debido a lo que los científicos llaman OBP (odorant-binding protein), o sea, proteína ligada a un odorante. Concentrada en la glándula esteno, localizada en la pared lateral de la cavidad nasal, la OBP se suelta y se introduce en la mucosidad nasal a través del ducto de la glándula, proyectándose hasta la punta de la nariz y extendiéndose de ahí al resto de la misma donde puede atraer con mayor facilidad los odorantes inhalados, ligándolos y transportándolos dentro de la mucosidad.

2. Después de establecer contacto con el odorante, el receptor activa otra clase de proteína que en forma secuencial activa la enzima amplificando la señal recibida. La célula sensorial reacciona por el encuentro igualador con el odorante soltando miles de moléculas de la enzima recién identificada.

3. A su vez, estas moléculas de enzimas activan "mensajeros" químicos del nervio, lo que causa que las neuronas vinculadas a las células sensoriales transmitan señales al cerebro vía el bulbo y el tracto olfativos.

4. El cerebro interpreta los signos transmitidos por el nervio y originados por la célula sensorial específica como prueba de que se ha encontrado un odorante determinado.

Esta explicación aparentemente detallada es una versión necesariamente simplificada y abreviada del mucho más complicado proceso bioquímico que se produce en realidad. Los olores complejos pueden, por supuesto, activar varias células sensoriales y enviar al cerebro numerosas señales en combinación, que éste último habrá de procesar e identificar. El Dr. Reed asegura que todos menos uno de los bioquímicos involucrados en el proceso olfativo ya han sido descubiertos: sólo falta descubrir la molécula receptora más importante que es, supuestamente, la que encuentra primero la molécula odorante en la superficie de la célula sensorial olfativa. Puesto que la nariz es sensible a miles de sustancias químicas diferentes, es de esperarse que debe existir un número similar de moléculas bioquímicas receptoras distintas. El Dr. Reed espera que tales diferencias sean muy leves y predice optimistamente que después de que se descubra la primera de ellas, el resto se encontrará muy pronto. Sin embargo, las explicaciones concluyentes sobre la facultad de oler siguen siendo escasas y algunos descubrimientos nuevos hacen surgir preguntas que requieren respuestas más complejas.

Feromonas — Los persuasores ocultos

El hecho de que un perro sabueso pueda seguir la pista de un hombre a campo traviesa incluso cuando la huella de olor tenga varios días y se confunda con otros odorantes contradictorios, da una idea no sólo de los dones olfativos del perro sino del poder de algo que se conoce como feromonas. La palabra *feromona*, que viene del griego, *pherein*, "llevar o transportar" y *hormon*, "excitar", describe eficazmente las moléculas bioquímicas que "llevan excitación". A base de rociar y frotar, los animales secretan, o bien, excretan feromonas para transmitir un gran número de señales poderosas que definen su estatus, rango e identificación sexual y social y que marcan su territorio y las veredas que usan. Debido a que afectan el sexo, la agresividad y otros comportamientos físicos, las feromonas pueden usarse para confundir, hacer retroceder o asustar enemigos, así como para atraer o seducir a amigos nuevos o ya conocidos. El olor humano natural sirvió en otro tiempo para propósitos similares y aún lo hace, hasta cierto punto, a través de las feromonas excretadas en el sudor. Los mamíferos, incluyendo a los humanos y a otros primates, esparcen feromonas provenientes de glándulas apocrinas especiales. Estas señales olfativas comunican información sobre la salud, el estado sexual y los cambios emocionales de las personas. Las feromonas que secretan las glándulas apocrinas de los pies humanos pueden subsistir hasta dos o tres semanas. Por cada paso que da, una persona descalza deja aproximadamente cuatro mil millonésimas de gramo de sustancia odorífera sudorosa, lo que para un perro sabueso es como el mapa de una carretera; además, esa pequeña cantidad es suficiente para penetrar los zapatos y ser detectable por un buen sabueso.

En el Monell Chemical Senses Center de Filadelfia, el laboratorio de investigación donde se realizó el experimento con el carbono arriba mencionado, el Dr. George Preti descubrió el ingrediente molecular que le da al sudor de las axilas su olor característico. Debido a un péptido, la molécula es liberada por las glándulas sudoríparas.

Siendo en principio demasiado grande para detectarse a través de la nariz, la molécula soluble al agua primero debe prepararse separada del péptido mediante una bacteria de la piel que sea detectable por el olfato. Puede ser o no una molécula feromonal.

Hace décadas comenzó el análisis continuo de las feromonas en otros primates. En 1971 se reportó que, en reacción ante el estradiol, en la secreción vaginal de las monas aparece una cadena cerrada de compuestos alifáticos (ácidos) que atraen al macho. Aún se está investigando si en realidad éstas y otras feromonas tienen un comportamiento sociosexual significativo entre los primates, cuyo sentido del olfato no es agudo.

Feromonas humanas y el órgano vómeronasal

Existen numerosas razones para suponer la presencia activa de feromonas humanas. Se sabe que el hombre prehistórico y las personas que pertenecen en nuestros días a tribus primitivas se apoyan en gran medida en su sentido olfativo para sobrevivir. La evidencia anatómica humana —glándulas apocrinas, secciones de pelo y áreas húmedas especialmente ubicadas y dobleces de la piel diseñados para controlar el crecimiento y la actividad de las bacterias— también sugiere la existencia de feromonas. Pero quizás la prueba anatómica más convincente es el reciente redescubrimiento de órganos vómeronasales en los seres humanos.

El *órgano vómeronasal* (VNO), una estructura nasal sensorial separada distinta del sistema olfativo primario, se localiza en la parte baja de la nariz de los animales que la poseen. En la mayoría de los vertebrados terrestres reacciona ante las feromonas. Se activa al abrirse la boca y detecta moléculas grandes no volátiles (como las feromonas) que son menos capaces o incapaces de desplazarse por el aire o de tener interacción con el epitelio olfativo. Aunque es sólo incipiente en los humanos, es con este órgano como detectan los animales mensajes sexuales íntimos. Si se toma en cuenta que la naturaleza no retiene lo inútil, se debe deducir que el órgano vómeronasal, ubicado en la punta de la nariz humana, opera en forma similar. De hecho, investigaciones recientes de las Universidades de Colorado y Utah muestran que al menos el 90 por ciento de los seres humanos poseen aún el órgano vómeronasal con el que responden bioquímica y eléctricamente ante la presencia de feromonas químicas.

78

El órgano vómeronasal, con su forma cónica descrita por primera vez hace cerca de 300 años por un cirujano militar holandés, aparece en cada fosa nasal como un pequeño hoyito localizado en el fondo de la pared que divide la nariz. Algunas veces visible a simple vista, cada hoyito VNO puede variar de tamaño, desde casi un décimo de pulgada hasta un microscópico centésimo de pulgada. La apertura del órgano lleva a un ducto de una décima de pulgada de largo alineado con raras células receptoras de neutrones. Estas células de alguna manera comunican información sensorial a las estructuras cerebrales del hipotálamo y del sistema límbico —probablemente por medio de las muchas neuronas contiguas que rodean al órgano vómeronasal.

Las feromonas más conocidas son simples moléculas activas en concentraciones extremadamente bajas. Ocho o diez átomos de carbono en cadena son suficientes para transmitir químicamente instrucciones de comportamiento precisas y apremiantes. Se clasifican en dos categorías generales: *feromonas señaladoras*, que incitan a reacciones de comportamiento rápidas e inmediatas por parte del receptor, y *feromonas detonadoras*, que provocan actividad fisiológica compleja; por ejemplo, estas últimas pueden provocar actividad glandular hormonal. Las feromonas señaladoras de los animales están muy involucradas en la reproducción sexual. Las feromonas detonadoras regulan, entre otras cosas, la pubertad y la ovulación. La ovulación o el inicio de la pubertad femenina en los animales puede acelerarse si se expone a feromonas masculinas, o retrasarse con la presencia de feromonas femeninas. A la inversa, el promedio de la maduración sexual o la iniciación de la pubertad en los animales machos puede acelerarse con el estímulo de feromonas femeninas o retrasarse por la presencia de estímulo masculino. Si falta el estímulo masculino, el ciclo del celo sexual femenino se suprime y frecuentemente se sincroniza entre las hembras que viven en grupo. Entre los humanos se produce el mismo comportamiento. La mujer sincroniza su periodo de menstruación cuando vive entre otras mujeres. Por ejemplo, la sincronización de los periodos menstruales observada en los internados se debe al intercambio feromonal de información instructiva trasmitida a través del sudor humano, particularmente por la secreción axilar, que envía señales de sincronización menstrual.

En los humanos, los olores feromonales masculinos influyen en el ciclo mensual de menstruación femenina. La regularidad de la menstruación se fomenta mediante la compañía masculina y la pubertad femenina se acelera si la mujer vive cerca de hombres. Quizás a causa de la mayor acidez de la transpiración masculina, las feromonas masculinas tienen más almizcle que las feromonas femeninas. Cuando se exponen al almizcle, las mujeres ovulan más fácilmente y muestran más excitación sexual. El sentido olfativo de la mujer se incrementa significativamente durante la ovulación, alcanzando por lo general en su punto más elevado la mitad del ciclo. (El olfato avivado responde, al parecer, a niveles elevados de estrógenos.)

En los ingredientes de los perfumes, especialmente en aquellos que contienen el civeto o el almizcle, los perfumeros intentan imitar feromonas cargadas de sexo, es decir, reproducir aquellos olores humanos que inducen a la actividad sexual, como ocurre con el almizcle que es un aroma particularmente fuerte en los hombres. Por ejemplo, la atracción por la esencia de sándalo puede deberse a su similitud química con la androsterona, una feromona masculina. Secretadas en la saliva del marrano macho, las feromonas sexuales androsterona y androsterol tienen un fuerte efecto apremiante de apareo entre las marranas. Ambas feromonas se secretan también en las glándulas apocrinas humanas que se localizan en el área genital y en las axilas. Por ser una molécula muy común, la androsterona se encuentra en la saliva humana, así como en el sudor de la axila; aparece también en los productos de puerco y en algunas verduras. Sin embargo, se estima que entre un 40 o 50 por ciento de la población de Estados Unidos no la puede captar.

Debido a gran variedad de factores mediadores y mitigadores de carácter fisiológico, psicológico y social, los efectos de las feromonas en el comportamiento humano no son tan apremiantes y espectaculares como lo son en el comportamiento de los animales. Pero, de todos modos, se dan reacciones olfativas sutiles y subliminales ante las feromonas y otros odorantes bioquímicos que alteran el comportamiento, y hasta cierto punto, el juicio humano, ya que lo afectan tanto emocional como fisiológicamente y, en consecuencia, también en forma instintiva. Estos efectos son de gran importancia e interés no sólo para las industrias del sabor y la fragancia, sino también para quienes buscan formas y oportunidades de modificar el comportamiento humano personal y social.

Olfacción e inmunología

Los experimentos del Monell Chemical Senses Center revelan cómo se relaciona el olor de un roedor con su inmunidad y demuestran la ley física de que los polos opuestos se atraen. Como otros animales, la rata busca una pareja con tipo inmunológico diferente; de hecho el que sea más diferente, supuestamente para crear un rango más amplio de inmunidad para la supervivencia de la especie. La rata identifica a la pareja de diferente tipo inmunológico a través del olor. Ya se sabe que la comunicación olfativa es crucial para las relaciones simbióticas entre distintas especies, como el cangrejo y la anémona de mar, la anémona y el pez damisela. La simbiosis —asociación mutuamente dependiente y benéfica entre dos organismos— precede y anticipa un sentido inmunológico más complejo como técnica de supervivencia. Cuando se observa cómo busca el roedor su pareja, se está siendo testigo de la convergencia e interrelación de la olfacción y la inmunología, ambas con la intermediación de la bioquímica. Puede ser que las reacciones inmunológicas —como el desarrollo de anticuerpos— se desenvuelvan con o de un sentido simbiótico basado en el olor. La percepción simbiótica sigue el principio dicotómico de atracción/repulsión, y utiliza olores y olfacción para atraer sujetos simbióticos y repeler parásitos depredadores y adversarios. Como ocurre en la simbiosis, el olor y la inmunidad están ligados, son mecanismos que se asocian con la diferenciación o discriminación entre uno mismo y el otro. La mitad de los genes que se desarrollan en el sistema de inmunidad de un niño vienen del padre, y la otra mitad de la madre. Durante la etapa embrionaria y el desarrollo postnatal, el niño aprende su primera lección biológica de autotolerancia al hacer un ajuste inmunológico entre las dos mitades.

Existe un gran número, aún no determinado, de genes receptivos olfatorios. Asimismo, el olor personal que cada quien despide se programa genéticamente. No obstante que los agrupamientos raciales o étnicos le dan al individuo un olor y rasgos de olfacción comunes, el olor personal del cuerpo es tan singular y único como lo son las huellas dactilares. Incluso gemelos idénticos, que presumiblemente tienen las mismas características genéticas, pueden distinguirse por el olor que despiden. La diferencia se debe a la química corporal, síntesis bacterial de ácidos grasos, dieta y otros hábitos personales. Además, el olor individual puede variar según se modifiquen los estados psicofisiológicos; pese a esto, seguirá siendo exclusivamente de la persona.

El inmunólogo Niels K. Jerne, ganador del Premio Nobel, interpreta la búsqueda de pareja que realiza el hombre básicamente como la búsqueda de un sistema compatible de inmunidad; más específicamente, se busca a alguien del sexo opuesto que tenga un sistema humano antígeno de léucocitos que resulte compatible, o sea, adecuado, pero no necesariamente similar (HLA). Según las observaciones clínicas, la comunicación sexual olor/olfativa puede ser determinante; así, al parecer, parejas que son incompatibles en el olor tienden a fracasar en sus relaciones. Los ajustes necesarios olfativo e inmunológico entre la futura pareja son fundamentales y no secundarios como se creía. Durante la intimidad sexual se intercambian miles, si no es que millones de sustancias celulares como la piel, las materias capilares, la saliva, el sudor, los fluidos sexuales y los gérmenes. Esto implica un gran reto inmunológico para el sistema de ambas personas. Al tocar y especialmente al besar, los seres humanos intercambian íntima e inmediatamente no sólo mensajes feromonales vía el órgano vómeronasal, sino también información bacterial y celular, lo que constituye una prueba para la compatibilidad inmunológica.

El hombre moderno cree que ha enterrado su propio olor natural genéticamente diseñado, a la par que su pasado primitivo, mediante el empleo de olores artificiales. La mujer moderna emplea un sinnúmero de fragancias, perfumes y desodorantes para establecer una identidad y un estatus individual y social, así como para cautivar al hombre aumentando su atracción a través de esencias volátiles. Las refinadas esencias actuales excitan y estimulan emociones complejas, más que deseos primarios e instintos básicos, ya que para eso son elaboradas. Las esencias adquiridas son más efectivas que nuestro olor natural más primitivamente directo. Pero, a fin de cuentas, las feromonas y otras secreciones odoríferas del cuerpo son las esencias que importan en la compatibilidad subliminal olfativa e inmunológica y ninguna esencia adquirida puede substituirlas o imitarlas permanentemente.

OSMOLOGÍA — ESTUDIO DEL OLOR

La ósmica, ciencia de los olores, así como la osmología (del griego *osme*: "oler") contribuyen, entre otras cosas, con valiosas observaciones y terminología útil para la comprensión de lo que son el olor y el sabor. A continuación se presenta un breve glosario de los términos básicos para clasificar y describir puntos relacionados con el olor y el sabor:

Anosmia — falta de capacidad para oler
Cacosmia — sensación de percibir olores desagradables
Disosmia — olfato deforme y distorsionado
Hiperosmia — capacidad de oler aumentada

Hiposmia — capacidad de oler reducida
Osmático — sentido agudo del olfato
Osmesis — oler
Osfresis — sentido del olfato
Parosmia— percepción distorsionada de olores imaginarios
Ageustia — pérdida del sabor
Disgeustia — captación anormal del sabor
Gustación — sentido del sabor
Hipogeustia — reducción del sabor

Existen numerosas causas que pueden ocasionar anormalidades temporales o permanentes dentro de estas categorías, particularmente de la anosmia (pérdida del olfato). Las causas más comunes son sinusitis, alergias, pólipos nasales, daños del tejido, traumas de la cabeza (lesiones), efectos colaterales de cirugía o tóxicos, o las drogas y terapias médicas, desórdenes nerviosos o endocrinos, así como deficiencias de vitamina A o del elemento mineral zinc y el equilibrio concurrente de zinc y cobre.

La anosmia, o pérdida del olfato, no es sólo una disminución estética de los placeres de la vida que se logran mediante el gusto y el aroma; es también una situación peligrosa en potencia. Por ejemplo, la detección sensorial de señales de peligro (humo de incendio, fuga de gas, comida o agua dañada) se reduce o se pierde. Según el escrito de E. Douek titulado *Perfumería: La psicología y biología de la fragancia*, la anosmia se asocia con la depresión psicológica paralelamente a la insipidez del gusto y el olfato. Aunque entre los ancianos la depresión puede surgir por muchas otras causas social y psicológicamente concurrentes, los viejos sufren más de anosmia al declinar el sentido del olfato —como otros sentidos— con el paso de los años. (Aparentemente, el sentido del olfato alcanza su mayor eficacia entre los 20 y los 40 años.) Sin embargo, las investigaciones indican que la anosmia de los ancianos ocurre de manera selectiva, es decir, primero se presenta con los malos olores, en tanto que la sensibilidad a los olores agradables permanece relativamente normal incluso en personas mayores de 80 o 90 años. Si se eliminan las causas psicológicas conocidas o detectables, surgen estas preguntas: ¿en las personas mayores totalmente sanas la aparición de la anosmia es un desenvolvimiento normal y natural? (Lo mismo podría preguntarse sobre otros sentidos en declive.) ¿Se trata de la consecuencia lógica de toda una vida de abuso y exposición, a pesar de los notables poderes de regeneración de las células olfativas? ¿Esas personas mayores que son anósmicamente selectivas han desarrollado antiodorantes diseñados para bloquear el reconocimiento de los malos olores o defenderse contra ellos? ¿Otros ancianos anósmicos desarrollan antiodorantes que a la larga bloquean la percepción de olores en general? La Dra. Susan Schiffman, profesora de psicología médica en el Departamento Psiquiátrico de la Universidad de Duke, confirma la aparente atrofia y selectividad del olfato en los ancianos, y pone como ejemplo que el estado promedio del sentido del olfato en personas de 70 años es aproximadamente ocho veces más alto que el de jóvenes de 20 años y que existe más adaptación a los olores entre los ancianos. Aun así, la reducción de su percepción olfativa varía ampliamente ante diversos estímulos olorosos.

Existe una diferencia entre anosmia selectiva —"ceguera" olfativa hacia algunos o muchos odorizantes— y anosmia total, pérdida completa del olfato. Independientemente de la que se presenta de forma gradual en los ancianos, muchos casos de anosmia permanente, si no es que la mayor parte e ellos, selectivos o totales, son probablemente de origen genético debido quizás a la falta de proteínas o enzimas como las que se están identificando actualmente. Esto puede ser más obvio en casos congénitos de anosmia total.

La disosmia (deformación del olfato) significa percepción de un olor desagradable, cacosmia o parosmia. Douek observa que la parosmia revela comportamiento psicológico: timidez, en aquellos que creen que ellos mismos son los que generan los olores desagradables, y paranoia, en aquellos que creen que el olor emana de otros. Se sabe que una de las características de los paranoicos esquizofrénicos es un sentido distorsionado del olfato (así como del gusto y otros sentidos) además de que exudan un olor peculiar que no les es familiar. Dichas características anormales de olfato y olor nacen de un desorden o desequilibrio bioquímico. (Específicamente, el extraño olor de los esquizofrénicos se atribuye a la secreción de ácido metilexanoico trans-3 que manifiestan a través del sudor.) Tal vez el olor de los esquizofrénicos distorsiona olores que realmente existen, detecta olores nuevos, raros y ordinariamente indetectables, o detecta olores imaginarios e inexistentes, o bien las tres cosas. Asimismo surge la pregunta de si esta inusual distorsión olfativa (¿o de reconocimiento?) ocurre en la nariz o en el cerebro de la persona.

Douek hace notar que dicha paranoia parósmica se acompaña de suspicacia hacia los demás y puede llevar a un comportamiento de conspiración e incluso de venganza. Cita al monarca francés Luis XI, famoso por su tiranía, como ejemplo de este comportamiento paranoico parósmico. Sigmund Freud fue de los primeros en observar la relación de los disturbios olfativos y las represiones con las enfermedades mentales. También infirió la conexión entre olfato (nariz) y sexualidad (los órganos sexuales) y fue de los primeros en diagnosticar correctamente la esquizofrenia como una enfermedad bioquímica susceptible de cura química.

La osmología actual, a través de investigaciones olfativas, podría ser prometedora para el diagnóstico y la mejora o cura de muchas enfermedades psicológicas por medio de la corrección de las anormalidades olfativas y el uso de olores. Así como la anormalidad olfativa está ligada a la depresión y la ansiedad, un olfato dañado puede preceder o coincidir con el declive mental cognoscitivo. En este área, el tratamiento diagnosticado podría incluir potencialmente no sólo las enfermedades psicológicas clásicas, como la esquizofrenia o la depresión, sino también problemas neuropsiquiátricos, como el mal de Alzheimer, en el que los olores pueden estimular recuerdos, sustancias químicas del cerebro y su transmisión, así como caminos neuronales, provocando el aumento de la capacidad de estar alerta y de la orientación. Durante siglos las enfermedades psicológicas han sido tratadas con éxito mediante el uso de aceites aromáticos. Del otro lado de la ecuación olfativa, el olor es una herramienta para el diagnóstico neuro-pático que se remonta a los antiguos griegos y egipcios y al tipo de medicina oriental, que hasta la fecha se practica, en la que se utiliza el olor para detectar enfermedades —esquizofrenia, diabetes, infecciones, desequilibrio o deficiencias nutricionales— que se revelan por el olor del aliento, cuerpo, orina o materias fecales.

Cuestión de gusto

Un ejemplo que aclara lo que es la disosmia lo constituye un extraño desorden metabólico conocido como síndrome de olor a pescado (trimetilaminuria), causado por la ausencia de la enzima oxidasa-n. Al carecer de esa enzima, la persona que sufre de este desorden no puede convertir en trimetilamina la colina que se encuentra en los huevos, frijoles, hígado y otros alimentos. Como consecuencia de ello dichos alimentos pueden saber a pescado podrido y dar olor a pescado a su saliva, sudor y orina. El síndrome de olor a pescado, que podría llamarse también "síndrome del gusto a pescado" —un caso de disgeusia, o sabor anormal— resalta la cercana relación entre sistemas fisiológicos distintos: las anormalidades del gusto comparten muchas de las mismas causas que producen desórdenes del olfato —como lesiones, estados enfermizos y deficiencias nutricionales o bioquímicas.

Se asegura que el 80 por ciento —hay quienes dicen que el 90 por ciento— del gusto es, en realidad, olor. Debido a la proximidad y a la actividad frecuentemente compartida de los dos sistemas, no es posible distinguir entre sus funciones, por lo que se mezclan mentalmente las diferencias entre gusto, olor, sabor y aroma, que es precisamente lo que ocurre cuando se come. La interacción entre el gusto y el olor comienza con un enlace entre al aroma y el apetito. Así como el aroma de la comida abre el apetito, el hambre acrecienta la sensibilidad hacia los olores a comida. A la inversa, la saciedad (después de comer) disminuye la sensibilidad olfativa. (La obesidad reduce la agudeza del olfato debido a una reacción crónica estática de saciedad; el cuerpo ya está sobrealimentado.) La activación selectiva de las enzimas digestivas se detona parcialmente debido al olor a comida, pero el gusto tiene el papel principal en las decisiones digestivas y hace su propia contribución a la salud personal y a la seguridad del organismo.

La gustación, el sentido del sabor, ha recibido mucha menos atención de la comunidad científica que la olfacción. Con excepción de la reacción de dolor del sentir físico (tocamiento o tacto), el gusto es el único sistema sensorial separado que se encuentra totalmente desarrollado al nacer. Como el tacto, el gusto es un aparato de sobrevivencia fundamental, incluso más importante que el olfato. Si el desarrollo del olfato es vital no sólo para la supervivencia del organismo individual, sino sobre todo para la perpetuación de las especies, el gusto es estrictamente un mecanismo de preservación individual. Como el olfato, el gusto opera, si bien en una forma más primitiva, con la misma dicotomía, sea un principio de atracción o de repulsión, que también gobierna las reacciones del sentir físico del tocamiento para estimular el dolor y el placer.

El gusto tiene cuatro cualidades o criterios de discriminación —dulce, salado, agrio y amargo— que se localizan estratégicamente de la punta a la parte final de la lengua respectivamente. El olor permite partir de esos cuatro criterios básicos para elaborar reacciones sencillas destinadas a disfrutar mejor los sabores y aromas de los alimentos y para hacer las complejas selecciones y evaluaciones involucradas en la omnívora dieta de un organismo complejo. Para criaturas más simples o que llevan una dieta restringida y poco variada, sean carnívoros o herbívoros, la selección o la evaluación son menos útiles o importantes. Al nacer, al ser humano le gusta lo dulce y rechaza lo amargo. Esta es una reacción instintiva basada en la atracción hacia substancias que son seguras y saludables (dulce) y en la repulsión hacia aquellas que son dañinas e incluso venenosas (amargo). La voz popular refleja este tipo de asociación o reacción elemental cuando describe acontecimientos, circunstancias o incluso personas, como amargas o dulces. Tanto el olfato como el gusto producen reacciones fundamentales buenas o malas que se revelan en el lenguaje, por ejemplo, cuando se dice que alguien o algo "huele mal", equivale a decir que es malo. Un niño dulce es bueno, como es dulce el olor del éxito. En la palabra *gustación* se puede señalar que su raíz significa "tener sabor grato o gustar", de donde deriva *gusto*, que significa lo mismo. *Disgusto* quiere decir literalmente "causar náusea" y expresa sentimientos de fuerte aversión, asco o repugnancia. Algo o alguien que resulta ofensivo, detestable o digno de aborrecimiento, se describe como "apestoso", lo que significa que el mal olor es desagradable.

El olfato, el gusto y el tacto son las reacciones básicas, pero el gusto y el tacto son los árbitros más destacados a la hora de decidir qué es lo que tiene mayor interés para la supervivencia del organismo. Aunque el gusto no tiene los poderes regenerativos del olfato (las papilas gustativas de la lengua no pueden reemplazarse a sí mismas), la importancia del gusto se revela por su capacidad de regeneración: incluso cuando los diversos nervios que funcionan en la garganta, el paladar y la lengua son dañados o anestesiados, el gusto sigue existiendo.

Maternidad e infancia

La olfacción femenina fluctúa de manera drástica con los cambios hormonales. En tanto que el sentido de percepción olfativa aumenta en la mujer durante la ovulación, su olfato es relativamente débil después de la concepción y durante el primer trimestre de embarazo, antes de volver a ser osmática. Este es un mecanismo de secuencia instintiva. Primero, restringe el ejercicio del sexo, previene la ovulación y asegura el embarazo o los esfuerzos reproductivos una vez que la concepción se realiza, mediante la suspensión de la menstruación y evitando la interferencia feromonal con el embarazo. Posteriormente, amplifica la sensibilidad olfativa para la protección del ya desarrollado feto, cuyas exigencias se incrementan después de la etapa embrionaria inicial del embarazo.

Las distorsiones del olfato (disosmia) de la mujer embarazada son típicamente osmáticas o hiperósmicas. Muchos olores, incluso esencias familiares o favoritas pueden tornarse repulsivas o demasiado fuertes. No es sorprendente que con frecuencia se produzca simultáneamente aversión a los olores y sabores de determinados alimentos, incluyendo por lo general el pescado, la carne, el tabaco y el café. La aversión a los alimentos es natural, pues es un mecanismo primario de protección al bebé que se manifiesta con náuseas súbitas y malestar matutino. Esta clase de aversiones son muy frecuentes y persistentes hasta el parto; sin embargo, algunas de ellas pueden permanecer posteriormente si se refuerzan con asociaciones emocionales.

La comunicación olfativa entre los humanos tiene su origen en nuestra naturaleza animal pasada y presente. Entre los animales, se establecen de inmediato lazos duraderos entre la madre y sus vástagos. Los animales jóvenes y sus madres intercambian señales de olor que estimulan alternativamente y perpetúan los instintos maternales y los cuidados, además de permitir la identificación y localización mutua y la ubicación del hogar. Como con otros animales, en los humanos existe una poderosa liga olfativa entre la madre y el hijo, la cual se inicia en el embarazo. Esta unión se fortalece mucho más gracias al amamantamiento y perdura en la infancia y más adelante.

A partir del nacimiento, un bebé puede distinguir el olor de su madre entre las demás. Esta identificación ósmica es mutua. Una madre puede cerrar los ojos e identificar a su hijo sólo a través del olor. A la inversa ocurre lo mismo. En un estudio de grupo realizado por miembros de la Universidad Hebrea y el Centro Médico Shaare Zedek de Jerusalén, bajo rígidas condiciones de control experimental, el 70 por ciento de las madres estudiadas pudo identificar a sus recién nacidos con sólo tocar el reverso de sus manos. (Esta investigación se dio a conocer en el número de enero de 1992 del periódico *Developmental Psychology*, por uno de los coautores, Marsh Kaitz, profesora de psicología de la universidad.) Los ojos y la nariz de cada participante se cubrieron con una pesada banda de algodón para bloquear la vista y el olfato, de modo que solamente la mano derecha de cada infante quedaba al alcance del toque materno. La mayoría de las madres participantes dijeron que habían identificado a su hijo por la textura y temperatura de las manos del pequeño. Significativamente, todas las participantes habían amamantado a sus hijos, demostrando una vez más el gran efecto de unión que tienen el amamantamiento y la leche materna.

La leche materna es un alimento dulce perfectamente formulado que tiene muchas ventajas, además de las conocidas, sobre las fórmulas de leche embotellada. Entre otras, el amamantamiento produce una mejor inmunidad, desarrollo oral y sensorial y salud psicológica en el bebé.

Familia, amigos, extraños

Los bebés tienen preferencias olfativas muy definidas, lo que desmantela el antiguo concepto erróneo de que las preferencias olfativas son totalmente aprendidas, adquiridas por imitación o entrenamiento cultural y social. Como es de suponer, sus preferencias van hacia los olores familiares, empezando por los de su madre. Los seres humanos pueden distin-guir los olores personales entre ellos mismos, como los de su familia, amigos o extraños. Las preferencias por determinados perfumes, fragancias, aromas de alimentos y otros olores naturales o del entorno, reflejan claras diferencias en la percepción y la transmisión olfativa entre grupos étnicos y raciales. En tanto que el olor de cada individuo es único, existe una comunión significativa del olor y de su percepción dentro de estos grupos debido a una anatomía olfativa genéticamente determinada, como receptores olfativos y tipos de piel (y consecuentemente síntesis y bioquí-mica bacterial). Los humanos pueden oler y ser olidos por otros miembros de su grupo genético. La identificación subconsciente de un olor pertene-ciente a un grupo étnico o racial transmite la información inmunológica y genética del grupo, fomentando la identificación del grupo y maximi-zando su preservación. Los factores culturales, sociales y ambientales, pueden reforzar o mitigar la información hasta cierto grado.

El 8 de abril de 1991, en su "Respuesta de la comunidad científica al poder y potencial olfativo" para *Summit 2000*: "Preparándose para la primera civilización mundial", la Dra. Susan Schiffman, de la Universidad de Duke, informó que la mejoría de la comunicación y la reducción de la distancia física entre personas de diferentes nacionalidades es resultado de su mutua familiaridad con los olores producidos por sus respectivas culturas. Llegó a esta conclusión después de exponer experimentalmente a un grupo de personas (de orígenes y antecedentes multinacionales y multirraciales) a ropas, fragancias, alimentos, velas e incienso, todo ello procedente de diferentes países y expuesto en una mesa central para su examen olfativo. En realidad, el procedimiento no difiere del tipo de comercio internacional y actividad mercantil que tiene lugar en todo el mundo. Aunque existen otras explicaciones plausibles para el comportamiento del grupo, la Dra. Schiffman sugiere que la exposición deliberada a olores multiculturales (genéticos o no) promueve la tolerancia hacia las diferencias culturales, la paz mundial y el que la sociedad exponga a los jóvenes a culturas que les son extrañas, a fin de incrementar su aceptación a otros cuyas esencias difieren de las de ellos. Algunas personas consideran las propuestas de la Dra. Schiffman como progresistas, altruistas e incluso visionarias. Otras ven en ellas una nueva amenaza de ingeniería social ideada con el propósito de eliminar los lazos naturales de la familia y los nexos culturales, y con ello borrar las identidad nacional: una ósfresis mundial para un nuevo mundo de olores. Hay quienes rechazan la idea de enseñar al mundo a oler en armonía perfecta por considerarla una utopía simplista, haciendo notar que tales esfuerzos se conducen mejor a través de Dios, la naturaleza y la evolución social espontánea. Puntos de vista de preocupación similar emergen en discusiones y debates acerca de "perfumar el entorno" subliminalmente y sobre otros objetivos científicos relacionados con la olfacción, de los que se hablará en un capítulo posterior. Al revisar y examinar las ideas, opiniones y experimentos de investigadores como la Dra. Schiffman, es fácil darse cuenta de la seriedad del interés de la comunidad científica en la olfacción y cómo ese interés está en desacuerdo con la aromaterapia.

LA OLFACCIÓN Y EL CEREBRO

El camino de un odorizante conduce a la nariz, a los sistemas olfativo primario y subsidiario, y después directamente al cerebro. Realmente, los nervios olfativos se extienden directamente hasta el cerebro penetrando en él, o a la inversa, podría decirse que el cerebro se extiende hacia afuera penetrando en la nariz. Las neuronas olfativas encuentran células en el bulbo olfativo que ayudan a transformar químicamente las señales odorantes, enviando su relevo de la señal directamente al sistema límbico en mucho menos tiempo del que se emplea en explicar este proceso. El olfato es el único sentido que posee acceso y camino directos al cerebro; el gusto, el tacto, la vista y el oído llegan al sistema límbico por caminos indirectos.

El sistema límbico

Conocido también como el "cerebro antiguo" debido a su función y desarrollo evolutivo más primario, el sistema límbico fue denominado originalmente el *rinencéfalo*, o sea, "el cerebro olfativo". A fines del siglo XIX se le rebautizó como *le grand lobe limbique* por el anatomista francés Broca, quien observó que el delfín, a pesar de tener un sistema límbico pronunciado y bien desarrollado, posee un sentido olfativo sorprendentemente pequeño; de ahí que el nombre tenga una connotación que se asocia con una función limitada. Posteriormente, Broca identificó las dos espirales de tejido (circunvoluciones) incluidas en el sistema límbico y que están mejor desarrolladas en los animales osmáticos como el perro o la zorra.

G.O.Watts, en su libro *Dynamic Neuroscience: Its Application to Brain Disorders* describe el sistema límbico como un complejo anillo de estructuras cerebrales y caminos interconectados, organizados en 53 regiones y 35 tractos asociados. El sistema límbico, en unión con el hipocampo, forma una central de control que coordina la información que envían los estímulos sensoriales (imágenes, sonidos, olores). El sistema límbico tiende a calificar los estímulos sensoriales —especialmente aquellos recibidos por el olfato, el gusto y el tacto— según el principio dicotómico de atracción/repulsión (aceptación o rechazo) que prevalece en el nivel emocional del ser (gusto o disgusto) y en el nivel físico, donde es igualmente interpretado como selección básica entre placer o dolor, seguridad o peligro, perseguir o eludir. En el sistema límbico humano (y en el hipotálamo, con el que está íntimamente relacionado) se observa la intersección de sentimientos y deseos emocionales con necesidades físicas e instintos. Juntos, el sistema límbico y el hipotálamo inician y gobiernan las tendencias emocionales primitivas —sexo, sed, hambre, etc.— evocando mecanismos viscerales y de comportamiento, así como reacciones internas como ira, miedo, pena, repulsión, afección física y atracción sexual. La conexión feromonal-sexual-olfativa tiene lugar en la región límbica-hipotalámica del cerebro. Por lo tanto, ahora resulta claro cómo y por qué el olfato se relaciona con la emoción: el olfato llega directamente al sistema límbico y al hipotálamo, donde descansan los instintos y las emociones biológicas y donde se controlan las regulaciones neuro/hormonales del cuerpo, además del acceso a otras partes del cerebro que involucran la memoria, la atención y la integración psicosomática.

Hay una conexión paralela entre la olfacción y el desarrollo del cerebro. Un hueso nasal mal desarrollado es señal de retraso mental. En Estados Unidos, cada año nacen unos tres mil bebés anencéfalos, es decir, con un raro y mortal defecto congénito a causa del cual se mantienen vivos artificialmente sólo durante un tiempo. Les falta casi todo, si no es que todo el cerebro: el encéfalo y la corteza, el cerebelo y la piel, y el hueso que los cubre. Un bebé con enencefalia nace sin cerebro y sin nariz. Tal vez por eso ahora se pueda comprender mejor por qué el antiguo arte de la fisionomía, que interpreta las cualidades de la mente a través de los rasgos faciales, el perfil y las expresiones, siempre ha exaltado los méritos de la nariz romana clásica (firme, recta y con fuerte puente) así como ha hecho notar la significativa diversidad en tamaño y forma de la nariz, en relación con el correspondiente desarrollo del cerebro entre los seres humanos.

El desarrollo homolateral (del mismo lado) de la olfacción cerebral es notable desde la etapa embrionaria; el desarrollo defectuoso de un hemisferio cerebral, derecho o izquierdo, corresponderá al subdesarrollo de la cavidad nasal del mismo lado. La correlación entre olfato, desarrollo nasal e inteligencia humana está perfectamente establecido y se muestra por el vínculo entre desórdenes del olfato, incapacidad para aprender o enfer-medades mentales. Más aún: así como la falta o privación prolongada o permanente de los sentidos llevará a la depresión y a la atrofia de otros órganos sensoriales y las áreas correspondientes del cerebro, la falta o privación del olfato —anosmia total— o la reducción absoluta de aire odorante, contribuirá, a la larga, a la degeneración del cerebro por enervación o por falta de circulación sanguínea.

El encéfalo

La superficie del encéfalo humano, la gran masa del cerebro llamada *corteza cerebral*, es una masa de neuronas y dendritas con un grosor de dos milímetros, densamente compactas y altamente interconectadas. No obstante que el encéfalo y la corteza contienen ambos materia gris y materia blanca, su predominante color gris se atribuye al del color del tejido de neuronas sueltas: en consecuencia, la "materia gris" se ha convertido en sinónimo de inteligencia. Aparte de la marsopa, ningún otro organismo animal tiene una corteza cerebral tan grande, tan abundante en intrincadas circunvoluciones (espirales de tejidos, dobleces y fisuras), ni tan altamente desarrollada como la del hombre. Como su nombre indica, la corteza cerebral del encéfalo es la parte más alta del cerebro, y dirige las funciones motoras voluntarias y los movimientos de la cabeza a los pies, así como los brazos y las funciones sensoriales y los movimientos de la vista, el oído e incluso el habla. El encéfalo y la corteza cerebral están ordenadamente divididos en hemisferios. Los hemisferios derecho e izquierdo están conectados por el *corpus callosum*, una gran masa o puente de nervios (comisura) que les permite comunicarse entre sí.

Los hemisferios cerebrales

Apenas en el siglo XIX, cuando aún no se practicaba la comisurotomía, o sea, la separación quirúrgica de los hemisferios, que se efectuó por primera vez a fines de los años cuarenta, se suponía que separar los hemisferios provocaría la creación de dos personalidades separadas. Pero fuera de evitar que los ataques epilépticos se extiendan de un lado al otro (lo que es benéfico para algunos epilépticos), la comisurotomía, por lo demás, evita que los hemisferios se comuniquen y transmitan información.

Posteriormente, se han sostenido muchos alegatos fantasiosos y exagerados sobre "diferencias creativas" y hasta de "antagonismo conceptual" que supuestamente existen entre los hemisferios. Aunque ambos hemisferios son de forma y aspecto similares, lo cierto es que no son idénticos. De hecho, sus diferencias se manifiestan en varias formas importantes; aunque, excepto a través de cirugía radical, no existe una verdadera división. Los hemisferios derecho e izquierdo están bien integrados y son altamente cooperativos gracias al corpus callosum y a otras comisuras o estructuras en otras partes del cerebro, a través de las cuales se dan muchas "conversaciones cruzadas". Lamentablemente, esfuerzos recientes para distinguir las funciones respectivas y los atributos distintivos de los hemisferios se han corrompido debido a ideas sociales antagónicas, tendencias de la psicología popular y nociones románticas de una Nueva Era que glorifica el cerebro derecho*, en tanto que minimiza el cerebro izquierdo, casi como si cada uno fuese una personalidad separada. Según esos estereotipos populares, el cerebro izquierdo es aburrido, tedioso, pedestre, rígidamente restringido y predecible. Por el contrario, se dice que el cerebro derecho es profundo y una elevada fuente de creatividad intuitiva y esclarecimiento que (si no estuviese encadenado por el temerosamente inhibido y opresivamente celoso cerebro izquierdo) podría transformar a cada ser humano en un genio feliz, inspirado y expresivo... lo que realmente es una tontería. El cerebro derecho no es ni intuitivo ni particularmente creativo, aunque sí es sensiblemante imaginativo. A menudo la imaginación y el sentir emocional se disfrazan de intuición, pero el cerebro derecho es emocional e irracional, no puede pensar. Lenguaje, cultura, lectura, escritura, habla y la mayoría de las habilidades físicas —esas cosas que distinguen la capacidad de conciencia humana— residen casi exclusivamente en el hemisferio izquierdo. "El lado derecho es un hemisferio muy estúpido", dice Michael Gazzaniga, director del Centro de Neurociencia y profesor de neurología y psicología de la Universidad de California-Davis. "Es un sistema cognoscitivo menor. Yo ni siquiera sé

---

* Al parecer el autor llama cerebro derecho y cerebro izquierdo a los respectivos hemisferios. (Nota del traductor)

que se le pueda asignar una actitud. Es posible que tenga algunas reacciones condicionadas".

Mientras que el cerebro izquierdo, el centro de la conciencia cognoscitiva y del pensamiento racional, controla la expresión del habla, el cerebro derecho es mudo. Cuando los hemisferios se aíslan quirúrgicamente separando primero el puente nervioso del cuerpo calloso, funcionan independientemente uno del otro. Solo, el irracional hemisferio derecho tiene poca o ninguna aptitud para la expresión verbal porque no puede percibir, adquirir conocimientos, o entender qué es lo que se presenta a través de los sentidos. El examen simplificado y condensado de un estudio de laboratorio más complejo verifica este hecho. Cuando a una paciente de comisurotomía se le mostró la proyección de una cuchara solamente vía cerebro derecho (usando su campo de visión izquierdo), y se le preguntó qué había visto, ella respondió que nada. Cuando se le enseñó una fotografía del *Playboy* mostrando una mujer desnuda, la misma paciente rió y se sonrojó, pero no obstante, afirmó no haber visto nada. Al interrogársele por qué reía, sólo pudo responder: "Oh, doctor, ¡tiene usted un proyector muy especial!" Más tarde, al mostrarle la misma foto al cerebro izquierdo a través de su campo de visión derecho, la paciente se dio cuenta inmediatamente de por qué se había reído y sonrojado. Previamente, su cerebro derecho, reaccionando de manera emocional, había registrado sus sentimientos, pero el desconectado centro de lenguaje del cerebro izquierdo, donde se indentifican las sensaciones que llegan, interpretó y tradujo a palabras, que no había "visto" la foto del *Playboy*.

Desde 1960 se han realizado unas doscientas comisurotomías, en su mayoría para tratar casos severos de epilepsia. La mayor parte del tiempo los pacientes funcionan bien con los dos ojos abiertos. Algunas veces, después de cirugía cerebral en la que se quita todo un hemisferio (por ejemplo, para tratar cáncer cerebral) un ser humano funciona sorprendentemente bien porque el hemisferio remanente compensa al extirpado. Es posible que cuando se hace necesario, el hemisferio derecho pueda asumir algunas de las habilidades mentales y físicas del hemisferio izquierdo. En un caso médico reportado en 1966, a un hombre de 47 años le quitaron totalmente el hemisferio izquierdo. A un año de la operación, había aprendido a comer, caminar, ayudar a lavar los platos, hacer operaciones sencillas de aritmética y expresarse verbalmente. Se debe recordar que el hemisferio izquierdo es más grande y más pesado, cuenta con más neuronas y tiene más circunvoluciones. El cerebro derecho, diseñado en forma menos compleja y menos desarrollado, no es lo suficientemente "rico en neuronas" para manejar las delicadas e intrincadas funciones del habla y los movimientos de las manos; tiene poca capacidad para organizar el pensamiento, el análisis, especulaciones razonadas o las demás actividades normales que realiza el cerebro izquierdo.

Eje cerebroespinal o sistema nervioso central (SNC)

Los nervios aferentes y eferentes del cuerpo humano —que son, respectivamente, todos los nervios que llevan impulsos hacia el SNC (cerebro y espina) y aquellos nervios que llevan impulsos del SNC a los músculos y a las glándulas— están organizados en forma cruzada, o sea, que los nervios aferentes y eferentes del lado izquierdo del cuerpo, cruzan hacia el lado derecho del cerebro, en tanto que los nervios del lado derecho cruzan hacia el cerebro izquierdo. De los dos hemisferios, el izquierdo casi siempre es el dominante. Y aunque uno podría suponer que esa situación priva solamente entre las personas diestras, es casi invariablemente cierto que también ocurre así entre los zurdos, lo que puede ser la explicación de por qué existen tan pocos. En realidad, apenas un tres por ciento de la gente (el estimado es de 3 a 7 por ciento) son totalmente zurdos, en tanto que el 70 por ciento son totalmente diestros. El resto, desempeña diferentes tareas con distintas manos; algunos realizan las mismas tareas con cualquier mano, pero por lo común la mano derecha es la preponderante. Hasta cierto punto, todos somos ambidiestros y el uso de "la mano preferida" no está definido con precisión. (Tampoco hay "pierna preferida"). Pero los auténticos ambidiestros —igual facilidad y habilidad para todo en ambas manos— son muy raros.

Los nervios de la cabeza van a ambos hemisferios del encéfalo. Por eso es que, por ejemplo, la estimulación del área auditiva en cualquier hemisferio crea la sensación de que el sonido viene de ambas áreas simultáneamente. En muchos animales más simples, cada ojo está conectado de forma independiente a un sólo hemisferio del cerebro. En los humanos, los nervios de la visión están subdivididos —como se puede demostrar si se hace el siguiente ejercicio:

Viendo en línea recta hacia adelante con un ojo cerrado, sostenga un lápiz verticalmente frente al ojo abierto, dividiendo el campo de visión en dos mitades iguales. Todo lo que vea a la izquierda del lápiz se recibe en el hemisferio derecho de la corteza cerebral, todo lo que vea del lado derecho del lápiz se recibe en el hemisferio izquierdo. Ambos ojos funcionan de igual manera.

95

En resumen, los nervios para la mitad izquierda del campo de visión de ambos ojos se conectan con el hemisferio derecho, y los nervios de ambos ojos para la mitad derecha del campo de visión se conectan al hemisferio izquierdo. Por eso el campo de visión de cualquiera de los ojos o de los dos se representa igual y simultáneamente en ambos lados del cerebro. No existe una línea fina de demarcación en cada ojo donde la conexión empieza o termina abruptamente. Por lo general, los nervios se mezclan en la mitad del ojo, pero es posible que un hemisferio reciba de ambos ojos o de uno de ellos una parte desproporcionada de recepción. Esto puede explicar algunas percepciones interpretativas y variación de reacciones entre gente normal que ve el mismo objeto o suceso, en función de la mitad del cerebro que recibe mayor o menor parte de la visión. Recuérdese al ya mencionado paciente de comisurotomía y qué maravilloso e importante es que los dos hemisferios compartan, comuni-quen e integren su experiencia.

Nervios olfativos

Los nervios olfativos no se conectan de manera cruzada a lados opuestos del cerebro. Fuera de alguna "vuelta" auxiliar de los nervios nasales a lados opuestos del cerebro y otros conductos de comunicación recíproca, los nervios de las fosas nasales y el sentido del olfato son básicamente homolaterales. Esto es indicativo de los más antiguos orígenes evolutivos del olfato. Las funciones homolaterales del cerebro y los mecanismos de reacción son más típicos en los organismos primitivos de las especies menores. Las conexiones homolaterales son la razón de que las lagartijas se muevan o corran como lo hacen, con las patas y las partes delantera y trasera de cada lado del cuerpo moviéndose al unísono, alternando el movimiento hacia adelante. Lo siguiente es con objeto de ilustrar lo anterior:

Póngase de pie y camine adelantando su pierna izquierda y su brazo izquierdo simultáneamente, después su pierna derecha y su brazo derecho, y así sucesivamente. Le resultará torpe y difícil hacerlo porque está funcionando al contrario de su sistema cerebro espinal heterolateral. Intente correr así y no podrá hacerlo. Ahora, camine y luego corra normalmente para captar la diferencia y también para restaurar su patrón normal de ondas cerebrales hemisféricas heterolaterales. Si intenta caminar como lagartija durante un rato, se sentirá extrañamente fatigado, desequilibrado o con los nervios irritados. Eso no se debe a que el movimiento homolateral le resulte distinto y desconocido, sino a que se ha alterado su CNS y su campo etérico electromagnético. No obstante que pueda realizar ciertos movimientos homolaterales e incluso incorporar rasgos homolaterales a su cuerpo, usted es sobre todo un organismo diseñado de manera heterolateral.

El ciclo de las fosas nasales

Los canales nasales precalentados filtran aire a los pulmones de acuerdo con un "ciclo de las fosas nasales" que tiene múltiples propósitos y que dirige el flujo de aire alternativamente a través de cada fosa nasal.

El ciclo de las fosas nasales se establece funcionalmente a los siete meses de edad. Su actividad rítmica promueve un patrón de equilibrio al alternar estímulos inhalados hacia los hemisferios del cerebro y asegurar una distribución adecuada de la energía etérica absorbida con cada respiración, y en relación con el olfato, reduce la fatiga receptora de éste. Al igual que ocurre con los hemisferios cerebrales y con los brazos y las piernas, el olfato tiene una fosa nasal dominante. Mucha gente tiende a tener un ojo dominante e incluso un oído dominante. Para muchos, el oído izquierdo es mejor que el derecho si se trata de reconocer melodías. Sin embargo, para los músicos expertos resulta al revés. Esto sugiere que la gente es más receptiva y más sensible al estímulo odorante que recibe en el hemisferio cerebral que se encuentra del mismo lado que la fosa nasal dominante, lo que se debe a que la nariz tiene conexión homolateral. Es evidente que los vasos sanguíneos nasales cambian cíclicamente de tamaño cada pocas horas, lo que permite que cada conducto nasal se torne más ancho que el otro de manera alternativa. No obstante que este ciclo de las fosas nasales representa una actividad automática (normalmente no se es consciente ni se está advertido de qué fosa nasal está inhalando más aire en un momento dado), es posible que una persona pueda provocar el ciclo de manera subconsciente (por ejemplo, en forma psicosomática) tal como se realizan tantos otros procesos fisiológicos, o bien, de manera deliberada, a través de técnicas aprendidas de meditación y respiración o, incluso, cerrando mecánica o manualmente una fosa nasal para lograr que el estímulo odorante inhalado vaya a un hemisferio cerebral específico y obtener así un efecto determinado. Por supuesto que la percepción olfativa se comunica al otro hemisferio, pero el efecto inicial repetido o prolongado se registra primero y presumiblemente de una manera más intensa en el hemisferio que se pretende. (La razón de que alguien haga esto, depende de sus objetivos.) En teoría, puesto que la mayor parte de la gente es diestra y se supone por ello que la fosa nasal derecha es la predominante, la mayor sensibilidad y reacción a los olores reside en el cerebro derecho, el centro inarticulado de sentimientos emocionales e imaginación estética. Debido a que los hemisferios son distintos, los impulsos que llegan de las esencias a través de la fosa nasal derecha se procesan en forma diferente de aquellos que llegan a través de la izquierda.

La secuencia de la reacción fisiológica —de la nariz, a través del sistema olfativo, el sistema límbico y el hipotálamo hasta el hemisferio derecho— tiene un paralelo psicológico. Por ser un sentido instintivo, el olfato estimula directamente reacciones instintivas, urgencias y tendencias emocionales básicas, mientras evoca deseos, recuerdos emocionales y conceptos imaginativos pasionales y estéticos. A través de todo el proceso secuencial se mantiene el principio dicotómico fundamental de atracción/repulsión —subrayando las selecciones básicas de y/o relativas a seguridad/peligro, gusto/disgusto, persecución/elusión y aceptación/rechazo. Embellecido y personalizado por las implicaciones más complejas de la evaluación estética y los sentimientos emocionales, todo el proceso, considerado en forma aislada, resulta en esencia subconsciente, irracional y subjetivo. El proceso activa funciones de conocimiento (sensación física y sentimientos emocionales) y, asimismo, responde a necesidades de motivación práctico/físicas y estético/emocionales.

La mente humana

Aunque el proceso psico-fisiológico puede representarse aislado, en los seres humanos no funciona de esta forma. Como se ha observado, los olores no son estrictamente estímulos físicos; el olfato no puede valorarse sólo por sus efectos fisiológicos sin tomar en cuenta las repercusiones emocionales de la percepción olfativa. Además, la experiencia psico-fisiológica combinada no puede describirse correctamente sólo mediante la subjetiva, subconsciente e irracional psique (cerebro derecho), que es una participante involucrada emocionalmente en el proceso. Cualquier posible explicación cualitativa de los rasgos psico-fisiológicos del proceso debe provenir de la mente racional, objetiva y consciente. La mente cognoscitiva es la que hace funcionar la lógica en psicología y es el árbitro de más alta calificación en el proceso psico-fisiológico (psicosomático). No obstante que la operación básica de funciones de necesidades instintivas y emocionales de conocimiento y de motivación reside en las estructuras del cerebro más sencillas y primitivas, en los seres humanos adquieren nuevo significado y nuevas reacciones de comportamiento debido a rasgos estructurales más nuevos o más complejos en las áreas del cerebro. El hemisferio izquierdo es uno de los rasgos estructurales, el mayor almacén cerebral de ese componente de la conciencia humana que se llama *mente*.

Al ser la que provee a la razón de la capacidad de juzgar y del conocimiento funcional del pensamiento, la mente es un atributo exclusivo del ser humano. De hecho, *mente* es sinónimo de *hombre*. La palabra hombre viene de la raíz indoeuropea del prefijo sánscrito *man* (que significa hombre en inglés), que significaba "pensar", así como del latín *mens*, "mente" y del griego *menos*, "mente-espíritu". La mente representa la máxima evolución de la conciencia humana que abarca la percepción, las funciones de conocimiento, los sentidos y el ser, algo más grande que la simple suma de sus partes. La mente engendra las necesidades mentales intelecto motivacionales de conocimientos y comprensión. En teoría, la mente observa desapasionadamente y califica o modifica el comportamiento instintivo y emocional del cuerpo y de la psique, incluyendo aquel comportamiento que se estimula o experimenta por el olfato. A través de sus poderes de conocimiento, la mente es mediadora de los efectos de los olores, la percepción del olor y la reacción ante él.

La mente y la psique

Saber en qué proporción y con qué frecuencia puede la mente conciliar las reacciones físicas y emocionales del olfato es algo muy problemático. En principio, si se juzga tan sólo la capacidad de identificar, describir o valorar aromas, fragancias y esencias, la actuación de la mente parece ser mínima. Aunque los seres humanos son capaces de detectar y distinguir olores, son bastante incoherentes cuando se trata de describirlos. Como ya se vio, no existe prácticamente ningún lenguaje objetivo para la experiencia de la esencia. Debido a que la evaluación de una esencia —e incluso la reacción de todo el sistema olfativo— es interna y subjetiva, el vocabulario humano para los olores es limitado. El reconocimiento del olor reside predominantemente en el hemisferio derecho y por lo tanto, es muy independiente del análisis, la memoria verbal y el habla del cerebro izquierdo. En este caso el cerebro izquierdo es ajeno al proceso. La experiencia humana de la esencia corresponde a la psique representada por la parte derecha del cerebro, donde residen las pasiones, el romanticismo, los sentimientos estéticos y los deseos.

La psique, poderoso componente del total de la conciencia humana, es el reino de la emoción y la imaginación. Juntos, psique y mente, a través de los hemisferios cerebrales, dominan la conciencia humana, haciendo posible las funciones centrales del conocimiento humano —sentimientos y pensamientos— y compartiendo el encéfalo. Cada uno evalúa objetos y acontecimientos: uno emocional y subjetivamente, el otro, de manera mental y objetiva.

Mediación mental

Se dice con frecuencia que el olfato es involuntario, lo que significa que al contrario de cerrar la boca o los ojos, no se puede cerrar la nariz, a menos que se haga en forma manual o mecánica, pero aún así, no por mucho tiempo o no sin consecuencias adversas. Desde luego que se puede tomar la decisión de oler algo, siendo ésta una forma en que la mente puede intervenir en el proceso. Sin embargo, la olfacción es en gran medida automática. La nariz es una puerta abierta a través de la que los olores penetran o son aspirados, queramos hacerlo conscientemente o no, e incluso sin que sean percibidos. A pesar de que no se pueden negar sus efectos psico-fisiológicos, la mente es capaz, en muchos casos, de anticipar los olores e identificar sus fuentes por asociación de ideas, lo que proporciona expectativas al receptor.

Quizás lo más importante sea que la mente puede anticipar, modificar, limitar o impulsar las reacciones de apertura instintiva y de comportamiento emocional ante un odorante, al igual que lo hace con otros comportamientos psicosomáticos. El desligamiento del cerebro izquierdo del procesamiento olor-olfato puede impedir la expresión verbal sobre la percepción, experiencia emocional de esencias, aromas y fragancias, pero no puede impedir la experiencia misma. Más aún, la situación del cerebro izquierdo es necesaria para mantener la objetividad mental, el juicio y la razón. Si faltaran estas cualidades de la mente, el ser humano se convertiría en un ser más confinado si se habla en términos de experiencia, y más vulnerable, ya que sería más fácil de persuadir.

COGNICIÓN Y OLFATO

En términos de percepción olfativa, la cognición se define de manera sencilla como el conocimiento o discernimiento de un olor, por lo general añadiéndole sentimientos emocionales, recuerdos y ciertas expectativas.

Un ejemplo de esto es una investigación que se realizó en el Monell Chemical Senses Center Laboratory, en donde se muestra que el aceite de limón mejora notablemente la percepción humana de la salud y el bienestar. Una conclusión puede ser que las reacciones registradas resultan apenas de la asociación cognoscitiva de la esencia de limón con productos de manufactura humana que destacan los conceptos de "frescura" y "limpieza", o bien con cítricos naturales y productos de limón, como la limonada, que se asocian a las refrescantes y sanas necesidades de las actividades veraniegas a la intemperie. Pero tales conclusiones eluden el punto importante. Primero, a pesar de que las expectativas cognoscitivas mediadoras están involucradas con la percepción de olores, eso por sí sólo no rechaza o previene los efectos psicológicos genuinos, sean correspondientes o independientes, de los olores. Puede ser que las expectativas cognoscitivas se justifiquen por asociación, aprendida por experiencia personal, o sean incluso genéticamente codificadas en la memoria colectiva de la especie humana. En el caso del aceite de limón, la percepción es realidad. Sabemos que los limones y el aceite de limón son saludables y que el aceite de limón es un reanimador y refrescante psicológico. A no ser que se tenga alguna incompatibilidad genética peculiar, o una aversión emocional adquirida hacia el limón (asociando la esencia de limón con algún acontecimiento desagradable traumático), es de esperarse que el limón mejore la salud y el bienestar sencillamente porque así lo hace.

Los experimentos de Gerd Kobal en la Universidad de Erlangen, muestran que la reacción hedónica (agradable) a la vainillina, el elemento oloroso de la vainilla, nada tiene que ver con el conocimiento. Otros experimentos similares confirman que los olores, aromas, fragancias y esencias tienen ciertos efectos determinados, se acepte o no.

Susan Knasko, psicóloga ambiental del Monell, dice que la idea de que los "buenos olores" son saludables y los "malos olores" no lo son persiste en algún nivel del subconsciente, lo que es cierto, al menos de una manera genética basada en el conocimiento instintivo y la experiencia humana. Pero también persiste en el subconsciente emocional, donde las reacciones gusto/disgusto a un olor toman nuevas dimensiones hedonísticas y éste se hace más personalizado. Sin embargo, mientras que los instintos son permanentes y difíciles, si no es que imposibles, de contrarrestar, los sentimientos emocionales pueden ser bastante transitorios y la naturaleza emocional humana altamente susceptible a cierta clase de persuasiones. En un experimento, Knasko colocó sujetos experimentales en una habitación inodora y les pidió que hicieran una lista de cualquiera de los síntomas de mala salud que pudieran tener. Después de decirles que había un olor "desagradable" en la habitación, aunque tal cosa era falsa, anotaron más síntomas aún. Un mal olor imaginario los había hecho sentirse menos saludables. El experimento de Knasko dice mucho acerca de la influencia de la sugestión y de las opiniones externas que se ejercen sobre la naturaleza irracional de la emoción. Además de sugestiones, los incontables orígenes y combinaciones de verdaderos factores cognoscitivos (recuerdos, comportamientos y reacciones, aprendidos o adquiridos) que están inextricablemente vinculados a olores, hacen más complicado el análisis científico de los efectos reales de un odorante. No obstante, en tanto que los efectos mediadores de los factores cognoscitivos pueden estorbar u obscurecer la investigación olfativa, no la disminuyen ni la evitan.

La influencia subliminal de los olores

La naturaleza involuntaria del olfato permite el acceso, así como la generación de reacciones, tanto ante olores no percibidos como ante los olores detectables. Los olores que penetran sin ser captados por el olfato, de todas maneras son capaces de producir reacciones fisiológicas. No se necesita estar enterado conscientemente de la existencia de un olor para que éste efectúe cambios psico-fisiológicos e influya en el comportamiento de la persona. Como lo demostró Tyler Lorig, del Departamento de Psicología de la Universidad Washington & Lee, de Virginia, no todos los efectos de los olores involucran el conocimiento. En su experimento, un sujeto recibió almizcle sintético no detectable y, por lo tanto, ajeno al conocimiento, lo que le produjo una reducción considerable en la actividad de la onda cerebral alfa y le provocó un mal desempeño en una tarea que requería de gran concentración mental. La selección de los odorantes es significativa. El almizcle es una sustancia parecida a las feromonas que es estimulante sexual y equivocadamente considerada como adecuada para realizar tareas de concentración mental. Como era de esperarse, se demostró que el almizcle causó distracción, pero dicho efecto fue mayor debido a que la sustancia se introdujo en forma subliminal en lugar de cognoscitiva. La mente puede mediar en el proceso olfativo si le es posible reconocer el olor por percepción olfativa, o si de alguna otra forma tiene conocimiento de la presencia del olor. Inicialmente, la nariz puede rechazar el olor del ajo, pero la mente y la razón pueden persuadir de que se intente probarlo siquiera una vez o las veces suficientes para que se acepte, o incluso, para que se llegue a disfrutar. La mente puede disuadir de ingerir un líquido que huele bien pero que no es bueno. En cada caso, la mente tiene un conocimiento (que el ajo es muy saludable, que el líquido de buen olor es veneno) que no poseen ni los sentidos ni los sentimientos. La mente obtiene ese saber cognoscitivo por otros medios, distintos del simple conocimiento fundado en el aviso del olfato. El monóxido de carbono —un gas inodoro, incoloro y mortal— no alerta al olfato, pero la razón dice que se debe evitar porque conoce su origen y su presencia.

Olores y modificación del sueño

En ninguna otra situación es más evidente la naturaleza involuntaria del olfato que en el estado de sueño. Peter Badia, profesor de la Universidad Bowling Green State, establece que aun cuando se está dormido la nariz sigue despierta, aunque un poco adormecida. Las personas son sensibles a los olores tanto como lo son a otros estímulos sensoriales originados durante el sueño (por ejemplo, al sonido y a la luz). O sea, la reacción que provocan los olores no es muy fuerte, a no ser que el estímulo sea lo suficientemente potente como para despertarlas. Como las reacciones de otros sentidos, las reacciones de la olfacción se minimizan mucho durante el sueño por las misma razones: para que sea posible descansar y porque en el sueño la conciencia retrocede al inconsciente, el cual sigue adelante con "piloto automático". Aparte del trabajo del profesor Badia, se han realizado muy pocas investigaciones sobre el sueño y el olfato. A la inversa, existe gran volumen de investigaciones respecto a los efectos psicológicos y fisiológicos de los olores en estados de vigilia que emplean equipo especial para medir las ondas cerebrales, el ritmo cardiaco y otras funciones del organismo. Badia quería saber si ciertas fragancias que provocan relajamiento o estado de alerta al sujeto despierto funcionarían de igual manera durante el sueño. Los alumnos estudiados en el laboratorio de sueño de la universidad, con técnicas objetivas y subjetivas, que requerían emplear equipo de laboratorio (monitores para el ritmo cardiaco, actividad de las ondas cerebrales, respiración y tensión muscular, así como posteriormente cuestionarios acerca de la calidad del sueño) se expusieron al azar tanto al aire normal de una habitación, como al de otra con cierta fragancia específica. Todos los análisis evaluados mostraron que los durmientes reaccionaron ante el olor con más fuerza que ante el aire normal. Pero en casi todos los casos, independientemente de su relajamiento o de su estado de alerta, la fragancia interrumpió el sueño. Al interrumpir el sueño, la hierbabuena, que es una sustancia excitante, actuó como era de suponerse que lo hiciera. Debido a sus esperados efectos relajantes, se creía que el jazmín habría de acrecentar el sueño, pero en vez de ello lo interrumpió. Se pensaba que la cumarina, componente del extracto de una planta común encontrada en algunos aceites esenciales y usada como fijador de cosméticos, artículos de aseo y tabaco, era solamente relajante, pero pudo comprobarse que también era interruptora. Nuevamente, como se vio en el experimento de Tyler Lorig, quien empleó almizcle sintético, la selección de fragancias es muy importante.

En primer lugar, se desconoce si algunas de las fragancias que se utilizaron eran totalmente aceites esenciales o sintéticos, o quizás extractos incompletos. Badía seleccionó sus esencias basándose en descubrimientos previos de laboratorio y empleó también aquellas fragancias seleccionadas por su patrocinador, la Fragance Foundation (FF), una industria internacional de fragancia que a través de su Fondo de Investigación de Fragancia (FRF) subsidia la investigación sobre los efectos del perfume en el comportamiento humano. La hierbabuena de Badia era en realidad peperina, no el aceite esencial. En segundo lugar, la suposición de que el jazmín produce efectos relajantes es errónea. El jazmín (el aceite esencial por lo menos) es estabilizador y con más frecuencia tiene efectos excitantes, según lo demuestran estudios japoneses. El profesor Shizuo Torii y sus colegas de la Escuela de Medicina de la Universidad Toho, en Tokio, demostraron que el jazmín incrementa el estado de alerta al estimular la actividad de la onda cerebral beta y el VCN (variable contingente negativa) —ambas ondas cerebrales de la atención—, según la medición hecha por el EEG (electroencefalograma) o amplitud VCN. El doctor Paolo Rovesti ha usado aceite esencial de jazmín para la depresión, un uso de aromaterapia congruente con las características antidepresivas y eufóricas del jazmín. Si en realidad se usó verdadera esencia de jazmín en el experimento de Badia, ésta actuó tal como debía.

Por otra parte, la cumarina, un componente de lactona química obtenido de un extracto de la planta, no es un aceite esencial. Ni lo es la heliotropina, un aldeído aromático que se emplea en perfumería, para crear una fragancia de almendra y vainilla. (No se tiene seguridad de que la heliotropina —también conocida como piperonal— se encuentre realmente en la vaina de vainilla ni de que la verdadera esencia de la flor de heliotropo sea atribuible al piperonal, que se usa para estimular los olores de lilas, claveles y otros olores florales.) Badia observó que la heliotropina era la única fragancia probada que no interrumpía el sueño, que incluso mostraba una tendencia estadísticamente insignificante a incrementarlo.

Entre tanto, en el Memorial Sloan-Kettering Cancer Center de Nueva York, la investigación encabezada por William H. Redd, un psicólogo del Centro, encontró que en un estudio de 85 pacientes, expuestos a la heliotropina durante su procedimiento de diagnóstico IRM (imagen de resonancia magnética), experimentaron el 73 por ciento menos de ansiedad que los pacientes del grupo de control que recibieron el aire humedecido usual a través del mismo sistema de acceso. (El estudio se presentó en marzo de 1991 en la reunión de la Sociedad de Medicina del Comportamiento, en Washington D.C.) El profesor Redd señala que la búsqueda de la IRM requiere que el paciente permanezca quieto durante 90 minutos dentro de un cilindro pequeño. La gente generalmente experimenta gran ansiedad, incluso reacciones de claustrofobia o ataques de pánico. Lo típico es que el 10 por ciento de los pacientes dejen la prueba antes de completarla, a pesar del costo que se pierde por esta causa, que es aproximadamente de unos 1 500 dólares.

La noticia de que la heliotropina induce de manera radical al relajamiento cuando al estar despierto se cae en un estado de ansiedad, y de que su efecto es prácticamente neutro sobre personas ya relajadas por estar dormidas, señala la diferencia total entre los dos estados de conciencia. El sueño elimina las expectativas cognoscitivas sobre olores y también reduce notablemente las reacciones emocionales del comportamiento. A pesar de la aplicación de cuestionarios posteriores a la prueba, la gente rara vez recuerda con precisión su estado de ánimo durante el sueño, sus reacciones de comportamiento, y sus sueños. Mucha actividad emocional que se puede observar en estado de vigilia pasa en silencio durante el sueño y en especial si se está soñando. El análisis de los sueños es difícil, inexacto y sujeto a interpretación. El profesor Badia concluye que los resultados de las pruebas sugieren firmemente que los olores interrumpen el sueño, pero la prueba que afirma que los olores pueden aumentar el sueño es muy débil. Sin embargo, ¿qué proporción de la agitación grabada de los "dormilones" sujetos a prueba fue debida a, o compuesta, por sueño coincidente pero olvidado y actividad en los sueños? ¿Los efectos de un olor pueden determinarse mediante el comportamiento y los acontecimientos y sentimientos que se producen durante el sueño? Puesto que dormir es la quintaesencia del estado de relajamiento, ¿qué tanto más puede ser relajado éste por los odorantes? Probablemente no mucho.

El olfato es un sentido reflexivo; la olfacción no decide ni puede decidir unilateralmente el ignorar en forma selectiva un olor registrable. Al igual que el oído, el olfato es una alarma constante de protección durante el sueño. Al igual que el oído, el olfato reacciona menos discriminatoriamente ante los estímulos durante el sueño de lo que lo hace cuando se está en vigilia. Como es natural, la interrupción del sueño por medio de olores y sonidos es de esperarse especialmente si éstos son intrusos, en cuyo caso, los resultados de la investigación de Badia hacen surgir posibilidades en el uso de los olores para reanimar a pacientes comatosos. La lógica de tratar un estado de inconsciencia (coma) con el sentido subconsciente del olfato, en vez de con eletrochoques, puede ofrecer importantes ventajas.

La aromaterapia no se interesa en fragancias sintéticas, extractos incompletos o componentes aislados. Las demostrables características somníferas (soporíficas) y sedativas de los auténticos aceites esenciales tienen un efecto natural y homeostático sobre el sueño: lo inducen y lo amplifican. No obstante, la calidad del sueño puede ser de estimación variable. Por ejemplo, a menudo a los insomnes se les escucha decir que nunca duermen, o que no pudieron dormirse anoche, o que durmieron muy poco y/o muy mal. Pero estudios de observación del sueño demuestran con igual frecuencia que esos mismos "insomnes" en realidad sí duermen y lo hacen durante más tiempo, más seguido y mejor de lo que dicen o creen. El insomnio (privación del sueño) genuino, crónico y severo, es un mal real pero muy raro y por lo común asociado con enfermedades mentales. La mayoría de los tipos de insomnio son moderados, transitorios, exagerados o bastante imaginarios. (Algunos insomnes sueñan que no están dormidos.) Es fácil que cualquier persona se sugestione para despertar a determinada hora sin reloj despertador, o despertar durante la noche por el menor lloriqueo de un recién nacido o un niño enfermo. En el estudio de Badia ¿qué efecto tuvieron en las respuestas de los participantes sus instrucciones preliminares en el sentido de que despertaran o trataran de hacerlo si detectaban un olor? De hecho, se reportó interrupción del sueño si los participantes realmente despertaron o sólo se agitaron (hicieron ambas cosas). ¿Su sugestión para que despertaran condicionaría posteriormente su despertar, adelantando su expectación y sus reacciones ante los olores introducidos al azar? Al parecer, aún hay mucho que aprender tanto acerca de la olfacción durante el sueño, como del sueño mismo. Sin embargo, observaciones y estudios sobre ciertos efectos que tienen los olores, ya se apliquen en forma subliminal o durante el sueño, responden a la pregunta fenomenológica: ¿nos afecta una fraganacia aunque no podamos olerla? Puede estar seguro de que la respuesta es sí.

La influencia de los olores en la mente

Así como existe interés respecto a cómo mediatiza el conocimiento los efectos de los olores, debería existir preocupación acerca de cómo los olores afectan al conocimiento. Puesto que los olores actúan más directamente sobre las áreas y estructuras instintivas y emocionales (sistema límbico, hipotálamo, cerebro derecho) que sobre la mente (cerebro izquierdo), no debía sorprender que los sentimientos inducidos por el olor (o bien los sentimientos en general) influyan en el contenido y en el proceso de los pensamientos, en la concentración mental y quizás, incluso, en el juicio racional. Psicológicamente, los estados de ánimo son complejos y transitorios, siendo los más complicados los estados emocionales ligados por sentimientos dicotómicos (bueno/malo), la evaluación cognoscitiva y sentimientos asociados (de circunstancias, condiciones y acontecimientos), y estados y procesos biológicos y psicológicos, en ese orden. En la mayoría de las personas, los estados de ánimo afectan intensamente o determinan en gran parte todo el comportamiento, desde los hábitos alimenticios hasta la conducta social.

Howard Ehrlichman, del Departamento de Psicología de la Universidad de la Ciudad de Nueva York, reportó un experimento que demostró cómo los olores agradables y los desagradables afectan al desempeño en una tarea básicamente creativa: predeciblemente, al percibir un olor agradable, los estudiantes se desempeñaron mejor. En otra investigación experimental apoyada económicamente por la Fragance Research Fund (FRE), el equipo de Ehrlichman y J.N. Halpern intentó minimizar la asociación cognoscitiva mediante el empleo de olores "agradables" y "desagradables" para inducir emociones o estados de ánimo positivos o negativos. Como ocurre con otros estados de ánimo espontáneos o inducidos deliberadamente (un patrón invariable con valoraciones emocionales opuestas —agradable/desagradable, contento/descontento, etc.), los olores originaron recuerdos personales sobre reflexiones similares hedonísticas. Los sujetos que inhalaron un olor agradable recordaron sucesos más alegres que aquellos sujetos que percibieron olores desagradables.

En otro experimento patrocinado por la FRF, las observaciones de laboratorio de Ehrlichman y Linda Bastone indicaron que los olores desagradables causan una impresión más profunda en los estados de ánimo que los olores agradables. Sin embargo, esto de ningún modo puede considerarse concluyente debido a que los resultados se encuentran sujetos en gran medida al estado de ánimo de la persona antes de administrarle un olor. Si ya se está en un estado de ánimo positivo, un olor agradable no incrementará lo positivo en forma tan drástica como lo hará un olor desagradable para disminuirlo. A la inversa, si ya se está en un estado emocional negativo, es más probable que un olor agradable eleve intensamente el estado de ánimo a que un olor desagradable lo empeore. Aunque un olor dado puede mejorar perceptiblemente un estado de ánimo negativo o minimizar uno positivo, existen límites en el grado de intensidad que puede tener tal efecto, lo que dependerá en gran medida de la persona, su situación o circunstancias y la naturaleza y fuerza del olor. Lógicamente, los límites de un odorante para aumentar o exacerbar un estado de ánimo previo, positivo o negativo, se hacen aún más pequeños. Por lo tanto, la efectividad comparada de los olores agradables y desagradables resulta muy discutible en los enfoques de actitudes contrarias de terapia de aversión versus refuerzo positivo en que los méritos relativos de recompensa y castigo (gusto o disgusto) son, en ese contexto, realzados por el uso de olores para condicionar o modificar el comportamiento humano.

Química del cerebro

Algunos de los efectos alteradores que tienen los olores sobre el estado de ánimo pueden ser ocasionados por la alteración de los calmantes endógenos del cerebro, los cuales pueden suprimir (olores desagradables) o acelerar (olores agradables) dichos efectos. Estos calmantes endógenos (llamados así porque se originan y producen desde dentro) tienen efectos similares a los narcóticos. Por otro lado se sabe que los efectos antidepresivos y sedantes de los aceites esenciales se atribuyen en parte a su consiguiente liberación de endorfinas y encefalinas, analgésicos y tranquilizadores neuroquímicos. Sin embargo, a pesar de que los efectos de un simple odorizante químico —que tiene menos propiedades y menos complejas que las que poseen los aceites esenciales— pueden llegar a ser buenos, no son comparables los beneficios que pueden aportar los aceites escenciales. Es muy probable que la liberación frecuente de sustancias químicas cerebrales ante una experiencia desagradable en la búsqueda de IRM sólo se mitigue mediante un olor agradable como la heliotropina. Los factores cognoscitivos asociativos también deben ser considerados, ya que recuerdos afectivos de un olor agradable producirán liberaciones endógenas. Por ejemplo, un olor agradable que lleva asociado un significado placentero para una persona, incrementará los niveles de sustancias calmantes endógenas en el cerebro más que los creados por otra esencia igualmente agradable pero sin recuerdos significativos, lo que vuelve intrincada la situación debido a las variables desconocidas asociadas que involucran las esencias y la memoria personal. La naturaleza y las propiedades del odorante no sólo deben tomarse en cuenta (no todos los olores se crean igual), sino que debe considerarse que su administración puede resultar contraproducente.

A pesar de muchas suposiciones acerca de los olores, definir un olor como "agradable" sigue siendo una evaluación personal y subjetiva. Obviamente, la administración de un olor que se espera agradable y que, no obstante, tiene una connotación personal desagradable, sólo empeorará el problema debido a la resistencia de la persona hacia el olor.

El valor intrínseco de la sustancia aromática u odorizante que se usa y el significado o connotación que puede tener para determinada persona, son dos consideraciones importantes para un tratamiento efectivo e individualizado en cualquier terapia propuesta o experimento que involucre esencias, fragancias o aromas. Debido a la flexibilidad de algunas asociaciones emocionales, es posible enseñar o condicionar a una persona para que disfrute de un olor que antes le disgustaba o le era indiferente. En términos clínicos pueden existir razones para hacerlo: para sobreponerse a un bloqueo psicológico o aversión, o para crear una nueva experiencia cognoscitiva sin asociaciones con el pasado, a base de reasociación con una nueva experiencia positiva. Por lo demás, las técnicas del comportamiento que intentan enseñar a un paciente a asociar un olor familiar comúnmente aceptado (por ejemplo, el chocolate, como lo usa la Dra. Susan Schiffman, o el albaricoque) con un estado de relajamiento, generalmente son más exitosas debido a que el paciente presenta menos resistencia; pero sin embargo, están limitadas por la naturaleza y calidad de la sustancia aromática usada. Tales técnicas involucran la esencia como un elemento psicológico, más que como un agente terapéutico. Por lo tanto, las virtudes, existentes o no, de la sustancia aromática son incidentales y usualmente irrelevantes para el psicoterapeuta mientras el paciente encuentre eso agradable y no lo rechace. Es la técnica de la relajación lo que cuenta el olor es solamente un accesorio.

En la Universidad de Siracusa, el profesor auxiliar de psicología Michael Carey ha expuesto a pacientes de cáncer a olores con asociación positiva a fin de mitigar la asociación negativa de la quimioterapia. Debido a que la quimioterapia es tan dolorosa y desagradable, algunos pacientes empiezan a sentir náusea —incluso comienzan a vomitar— antes de iniciar la sesión. La técnica de Carey consiste en confortar a los pacientes mediante el uso de esencia de rosas. Aunque merece elogios por el motivo por el que se aplica, ésta y otras técnicas clínicas similares, que consisten en el empleo de esencias para modificar el comportamiento, no son auténtica aromaterapia. Por lo que se refiere a la selección de esencias, suponiendo incluso que los pacientes de cáncer recibieron realmente esencia de rosas —cosa poco probable por muchas razones— este tipo de esencia no habría estado entre lo que un aromaterapeuta habría escogido preferencialmente para esa situación. Resulta innecesario decir que no existen aceites esenciales de albaricoque o de chocolate. Lo que ocurre, especialmente en lo que se refiere a las técnicas de relajación, es simplemente un condicionamiento estilo Pavlov*. En el ejemplo de la quimioterapia, como ocurrió en el experimento IRM usando heliotropina, el elemento básico de distracción es funcional en la reacción. Irónicamente, la intención del profesor Carey era que la esencia de rosas pudiese ser usada más tarde para recordarle al paciente sus sensaciones de calma; pero debido a que el mismo condicionante es responsable de la reacción de relajamiento ante el albaricoque o el chocolate, puede ser cuestión sólo de tiempo que los pacientes de cáncer empiecen a asociar la esencia de rosas con la desagradable quimioterapia.

Los aceites esenciales naturales y completos son superiores a otras sustancias olorosas o aromáticas. Pero, independientemente de si son auténticos los aceites esenciales que se usan en las técnicas del comportamiento, la verdadera aromaterapia no confía en la efectividad del condicionamiento psicológico, aunque la asociación positiva ciertamente puede ser convertida, y generalmente lo es, en una parte de la experiencia de la aromaterapia. (Por ejemplo, masaje aromaterapéutico.) La aromaterapia se apoya en las verdaderas propiedades y características de los aceites esenciales, los cuales actúan de una manera activa, independientemente de su utilización como agentes, no como placebos. Asimismo, los aceites esenciales no son simples olores agradables o distractores. A diferencia de los ingredientes químicos sintéticos y aislados, los aceites esenciales no utilizan artificialmente la olfacción para crear efectos superficiales o temporales, ni son un mero estímulo olfativo. Los aceites esenciales transmiten información saludable al cuerpo y al cerebro y ya que producen beneficios terapéuticos genuinos y naturales, los efectos, que no crean adicción a los aceites esenciales, no declinan por su aplicación repetida. Tampoco agotan las reacciones del cerebro o del cuerpo, sino que, de hecho, las fortalecen.

* Pavlov (Ivan Petrovich), psicólogo ruso, 1849-1936. (Nota del traductor)

Olores y desempeño

Patrocinados por la Fragance Foundation, dos profesores de psicología de la Universidad de Cincinnati, William N. Dember y Joel Warm, probaron los efectos de ciertos olores en el desempeño de los seres humanos. Su estudio "Los efectos del olor en el desempeño y el estrés", presentado en 1991 en la reunión anual de la Asociación Americana para el Adelanto de la Ciencia, llegó a la conclusión de que las fragancias son capaces de mantener el estado de alerta y de mejorar el desempeño en tareas rutinarias. Algunos sujetos, mientras estaban ocupados en una prueba de 40 minutos que les exigía presionar un botón cada vez que cierta línea apareciera en la pantalla de un video, recibían ocasionalmente en forma alterna un poquito de fragancia de menta o de civeto (lirio del valle) a través de una máscara de oxígeno. Otros sujetos solamente recibían aire común y corriente. Según Dember, el desempeño de aquellos participantes que respiraron los dos olores fue hasta un 25 por ciento mejor que el de los del grupo que recibió nada más aire. (Una réplica del estudio, realizado en el Departamento de Psicología de la Universidad Católica, por Raja Parasuraman, otro gran receptor de FRF, produjo los mismos resultados a través del uso de la menta.) Al llegar a la conclusión de que las fragancias pueden afectar el estado de ánimo, el profesor Dember apoya la idea de que las fragancias activan ciertos "mensajeros cerebrales" o neurotransmisores químicos específicos.

En el caso anterior, las fragancias positivas afectaron el estado de ánimo de los participantes modificando su comportamiento hacia un mejor desempeño, cuando menos en una tarea de rutina. No se puede dar fe de la autenticidad de las fragancias usadas en los experimentos. Considerando quién los patrocinó, es probable que de nuevo se hayan empleado fragancias sintéticas. No existe aceite esencial destilado del lirio del valle (civeto). Aunque se sabe que se ha desarrollado un condensado satisfactorio empleando butano como solvente, el aceite natural de la flor no es un artículo comercial debido a las limitaciones naturales de la producción y la prevalencia de fragancia de lirio del valle elevada a la categoría de perfume que se obtiene al mezclar ingredientes sintéticos y componentes químicos naturalmente aislados. El conocimiento ciertamente jugó un papel tanto en los estudios de Dember y Warm como en los de Parasuraman. A diferencia del experimento de Lorig, que introdujo una fragancia que distraía (almizcle sintético) a niveles subliminales que socavaban la concentración mental, estas dos pruebas presentaron abiertamente una fragancia estimulante de la mente (menta o peperine), que justamente se tradujo en un desempeño mayor.

Olores y juicio

Ya se explicó de qué manera la mente puede intervenir en el proceso olfativo, siempre y cuando conozca el olor o sepa de su presencia. La mente también puede mediar una experiencia olfativa modificando el estado de ánimo o el comportamiento, aunque no tenga conocimiento del olor, de la misma manera en que modifica cualquier comportamiento (por autocontrol o por disciplina mental), pero sólo si la mente está consciente del comportamiento o el estado de ánimo y busca cambiarlo a base de un esfuerzo consciente. Vale la pena repetir que, funcionalmente, la participación del cerebro izquierdo, aunque más remota en el proceso olfatorio, es muy importante tanto para mantener el equilibrio mental y la objetividad, incluyendo el juicio y la razón, como para prevenir que la mente sea indebidamente influida por los olores, ya que, por ejemplo, puede ser fácilmente persuadida o muy vulnerable a los cambios de estado de ánimo o del estatus emocional, por medio de ciertos olores (o incluso por cualquier otro estímulo emocional agradable). En teoría, la mente desarrollada (el cerebro izquierdo) evita que el hombre "pierda la cabeza" en situaciones emocionales, o que actúe de manera irracional. En tales condiciones, en la medida en que la mente cognoscitiva esté involucrada en un proceso olfativo, o que algunos olores entren como intrusos en procesos mentales más serios, en esa misma medida intervendrá la mente en el efecto de los olores y, por lo tanto, la influencia de éstos declinará proporcionalmente —a no ser que los olores resulten sancionados conscientemente y permitidos por la mente. Podría decirse que el cerebro izquierdo opera de manera consciente para conseguir el "control mental" ante los olores y no permitir ser dominado por sus efectos emocionales, siempre y cuando en algún momento la mente esté prevenida conscientemente del olor por percepción olfativa, tenga conocimiento razonado de la presencia subliminal del mismo, o bien, esté atenta a cualquier cambio en el estado de ánimo o de comportamiento causado por el olor. En ese momento, la mente debe decidir a su arbitrio si permite el proceso, si se resiste a él, o bien, si interviene para modificarlo.

Las investigaciones sobre los efectos de los olores en el conocimiento confirma el importante papel de la mente en el proceso. Aunque los olores pueden considerarse en su función equivalentes al estado de ánimo emocional que provocan los procesos cognoscitivos menos conscientemente controlados (por ejemplo, aquellos involucrados con la creatividad, los recuerdos, la memoria, o tareas más sencillas), los olores no influyen por sí mismos en los juicios cognoscitivos que se controlan de forma consciente como los que involucran altos niveles de conocimiento, en donde se aplica el razonamiento consciente y la evaluación racional.

En los estudios antes mencionados de Ehrlichman y Bastone, en los que se evaluaron los efectos de olores agradables y desagradables sobre el estado de ánimo y el desempeño, la creatividad del grupo que percibió los aromas agradables fue significativamente más alta que la del grupo que recibió los desagradables (quedando en medio el grupo que recibió aire puro sin olor). Pero ninguna de tales diferencias significativas se observó entre los tres grupos durante la prueba realizada en un entorno que presentaba a los participantes la percepción de riesgos, involucrando, además, durante la misma, la ayuda a los demás. Aunque en tal estudio se demostraba que los olores tienen efectos que van paralelos a los estados de ánimo —o sea, que producen estados sentimentales que funcionan en forma similar a los estados de ánimo—, quedó claro que cuanto más consciente y racional es el proceso mental involucrado en la evaluación de riesgos, menos afectan las fragancias al raciocinio.

Otra fase del experimento de Ehrlichman y Bastone encontró que al exponer diapositivas de rostros húmanos a un grupo de personas, el juicio de éstas fue significativamente más positivo cuando los participantes respiraron olores agradables en vez de desagradables. Por tanto, una vez más, se ve cómo los elementos del estado de ánimo pueden transformar un razonamiento objetivo. Sin embargo, debe hacerse notar que a pesar de tratarse de un caso típico, estos juicios no son especial o profundamente concluyentes o decisivos. Más aún, las diferencias se manifestaron solamente entre los participantes que resultaron ser muy "dependientes del campo", es decir, personas cuyo juicio está influido por factores del medio ambiente.

Tales resultados pueden llevar a la conclusión de que el olor es capaz de afectar directamente la formulación de un juicio racional serio, la concentración u otros procesos mentales, sea positiva o negativamente. Ya se ha comentado la forma en que una mente fuerte y sana debería funcionar en teoría, pero en la realidad, los poderes de la mente no siempre prevalecen. La gente permanece irracional y emocional. Los estados de ánimo y, presumiblemente, por lo tanto, cualquier cosa que pueda contribuir a esos estados de ánimo, puede ser también capaz de influir en los juicios racionales. Con frecuencia la mente de las personas —razón, intelecto, pensamiento— tiende a tornarse relajada, indisciplinada, rebelde, desatenta y carente de discriminación y concentración intelectual, fácilmente distraíble y sumergida en sentimientos emocionales, o bien, dominada por el hábito, por un comportamiento reflexivo instintivo, o por factores del entorno. Al igual que ocurre con los olores, no todas las mentes o cerebros son creados iguales.

Asimismo se debe tomar en consideración que la mente mediatiza con más frecuencia los efectos de los olores comunicándose con el cerebro izquierdo indirectamente —por ejemplo, a través del *corpus callosum*— desde el cerebro derecho, que es el que más ávidamente recibe los olores. ¿Pero los olores transmitidos homolateralmente al cerebro izquierdo a través de la fosa nasal izquierda y los transmitidos por el nervio olfativo mediato, son diferentes? ¿Son más fuertes sus efectos debido a una asociación o simpatía homolateral más directa, o bien, son incluso más débiles a causa del mayor encuentro "frontal" con la mitad del cerebro menos susceptible? Las respuestas a estas preguntas dependen de alguna manera del estatus de la mente de cada persona y de la naturaleza y fuerza del olor recibido.

La olfacción sigue siendo, predominantemente, un fenómeno del cerebro derecho. En términos generales, en razón a su complejidad neural altamente desarrollada, el cerebro izquierdo acepta solamente los olores más complejos. En la prueba de investigación descrita, como en otras, se usaron fragancias sintéticas o compuestos aromáticos, sencillos y aislados. (Ehrlichman y Bastone usaron extracto de almendra y muguete como olores agradables, y los olores sulfurosos y rancios como el del tiofeno y del ácido butírico, como desagradables.) Tal vez éstos sean adecuados para la tarea de simple estímulo, al liberar reacciones bioquímicas básicas en las áreas y estructuras más viejas y primitivas del cerebro (por ejemplo, en los sistemas límbico y olfativo y el hipotálamo), evocar recuerdos simples y realizar cambios en el estado de ánimo o reacciones hedónicas emocionales y de la memoria, por conducto del cerebro derecho, pero sin causar, de alguna forma, mucha impresión en el hemisferio izquierdo del cerebro.

De todas formas, el uso de sustancias aromáticas superiores evocará a su vez reacciones superiores en todos los órganos apropiados y en ciertas áreas del cerebro. En particular, en el cerebro izquierdo, sólo se procesan las sustancias aromáticas superiores. Los aceites esenciales son precisamente esas sustancias, pues son lo suficientemente complejas y hábiles como para comunicarse directamente con el cerebro izquierdo. Desde luego que esto estará estrechamente ligado al carácter del aceite. No basta su complejidad; debe existir también una afinidad natural específica para la mente y el proceso pensante del cerebro izquierdo. A diferencia de los simples perfumes, fragancias y aromas, los aceites esenciales tienen el mejor y más alto potencial comunicativo y evocativo sobre ambos hemisferios cerebrales. Si el cerebro izquierdo puede ser afectado específicamente por un olor, ese olor tendrá que ser muy importante para la mente.

Estados de ánimo: emoción y desarrollo de la olfacción

El desarrollo del sentido del olfato y el uso de la fragancia sigue los pasos de la evolución física, emocional, mental y social del hombre. Un organismo más avanzado y complejo hace usos más avanzados y complejos de los sentidos que posee y por lo tanto, evoluciona y desarrolla sentidos con características y estructuras físicas y psicológicas que satisfagan las necesidades más avanzadas y complejas de su desarrollo progresivo. En los seres humanos, la vista, el oído y el habla han reemplazado al olfato y a la fragancia como medios de comunicación social y a distancia, como medios de prevención y percepción y como vías para adquirir y transmitir conocimientos. Esto no se debe solamente a que el sentido humano del olfato se haya ido atrofiando y sea menos capaz hoy en día de lo que solía ser en los tiempos prehistóricos —o incluso antes de que los humanos caminaran erectos— sino que también se debe a que la vista, el oído y la comunicación verbal son más eficientes, importantes y valiosos para el entorno complejo y para la conciencia en expansión del hombre moderno. Aunque sin duda es posible entrenar el sentido del olfato para mejorarlo (por ejemplo, para restaurarlo después de haber tenido desórdenes olfativos, o para aumentar la capacidad de discriminación estética), nunca recobrará su superioridad y significación o, cuando menos, no volverá a ser como fue o como aún es en otros animales. Esto es consecuencia del crecimiento y el avance de la conciencia, ya que la conciencia humana es la más avanzada, variada y compleja de todas las especies animales. Un estado consciente en crecimiento y envolvente requiere y crea un aparato sensorial expandido y mejorado, así como apreciaciones y funciones psicológicas de conocimiento.

Hoy en día el aroma y el olfato (así como el gusto), considerados como medios de expresión estética y socialización más que como herramientas para sobrevivir, son mayormente un lujo que una necesidad. Sacado del mundo normal de la realidad natural y la sobrevivencia física para ser llevado al reino imaginario de las fantasías románticas y eróticas, el olfato tiene una utilidad principalmente estética y menos instintiva a la hora de mejorar la calidad de vida, que para aumentar las oportunidades de sobrevivir. El poder rudimentario del olfato se compensa con saturación, una verdadera saciedad de olores, fragancias y aromas. La industria alimenticia y la de las fragancias explotan y capitalizan este maravilloso cambio en el sentido olfativo proveyendo a sus clientes con una plétora de esencias, fragancias y aromas diseñados para "cosquillear" y divertir el sentido olfativo, encender emociones, ajustar estados de ánimo y expresar sentimientos.

El primer gran psicólogo de Estados Unidos, William James, dio al organismo humano el crédito de tener mayor número de instintos que cualquier otro de los animales inferiores —suposición razonable puesto que el instinto es una función biológica y fisiológica y el ser humano es la unidad biofisiológica más compleja de la Tierra. Lo que distingue al *homo sapiens* del resto del reino animal no es lo mucho que ha transformado su naturaleza humana, sino que le ha añadido a ésta mente y sentimientos emocionales más altos, los que, a su vez, pueden disfrazar los instintos y alterar las emociones biológicas, aunque sin borrarlas. Los instintos son los hábitos más viejos, las cosas que quedan muy bien aprendidas, producto del pasado olvidado (involucrando todas las actividades fundamentales para sobrevivir y existir) y que se pueden hacer en forma automática, sin pensar. Le siguen en orden las emociones biológicas naturales, los sentimientos más primitivos que se originan en el cuerpo y que, mezclados con el instinto, se unen a procesos físicos, funciones de conocimiento (sensaciones) y a las necesidades motivacionales físico/prácticas del cuerpo. Por encima de las emociones biológicas, solamente están las emociones humanas, las cuales no existen en otros animales: un espectro más amplio de sentimientos secundarios, aprendidos o adquiridos, que van de lo celestial a lo horrible, ligados también a las reacciones del cuerpo (en el que tienen un efecto psicosomático), pero originados en el proceso psicológico, que es más complejo.

Algunas veces las emociones humanas se entremezclan con emociones biológicas, convirtiendo el disgusto natural en crueldad o aborrecimiento, el simple miedo en complejos o fobias, o bien, transformando necesidades emocionales biológicas de seguridad, protección, proximidad física y comodidad en deseos emocionales humanos de compañía, atención y afecto. Las emociones biológicas funcionan principalmente a través de las áreas cerebrales primitivas del sistema límbico y del hipotálamo donde, tanto las emociones humanas más bajas como las más altas, se centran en el hemisferio cerebral derecho. Frecuentemente se describen las emociones humanas más bajas —no sólo las emociones biológicas— como "comportamiento animal", pero eso es una concepción errónea y una injusticia hacia otros animales. Las emociones biológicas animales pueden ser comunes y crudas, pero son también inocentes y naturales. Las emociones conscientes más bajas —odio, celos, envidia y las demás— son tan exclusivamente humanas como nuestros más nobles sentimientos de simpatía, compasión y ternura.

Las emociones humanas proporcionan una textura sorprendente a la experiencia, el pensamiento y la concienciación. El ser humano posee pasiones, deseos y sensibilidad psicológica que los animales no padecerán ni disfrutarán jamás. Como cualidad privativa de la conciencia humana, la psique proporciona al hombre el conocimiento funcional de los sentimientos, así como las necesidades emocionales/estéticas y el poder de la imaginación. La naturaleza emocional (los sentimientos y los deseos) opera según el principio dicotómico de atracción/repulsión. Algunas veces fuertemente pasionales y siempre subjetivos, los deseos personales y las evaluaciones emocionales (gusto/disgusto) no siempre representan lo que es más conveniente. A menudo se descubre que algo que parece "bueno" o "correcto", no necesariamente significa que lo sea realmente. Uno puede ser llevado a sentir justificada confianza sobre muchas cosas erróneas. Existe una cualidad engañosa en la emoción que acompaña al don de la imaginación. Alternadamente los sentimientos se inducen y manipulan, o se inclinan obstinadamente. Las características de devoción y de irracionalidad de la emoción llevan a un creer ciego. Inducidos por las apariencias y las circunstancias, así como dóciles a la sugestión, los seres humanos suelen pensar que los sentimientos son realidades, atribuyéndoles un origen o estímulo equivocado que se pueden deber al entorno o a factores sociales, o tal vez tengan un origen personal o fisiológico. La emoción es afectada por varios estímulos exteriores y por impresiones subjetivas. Aunque es preferible no confiar en ellos, los sentimientos transitorios y de breve término se deben llevar de forma suave y modificable a fin de que permitan la formación de opiniones temporales acerca de la realidad interior y exterior, y no llegar a conclusiones precipitadas basándose sólo en las emociones. Las de carácter persistentemente negativo o los resentimientos inclinan a tener prejuicios, supersticiones irracionales, temores, fobias, obsesiones, compulsiones, hábitos y multitud de males psicosomáticos ligados a las áreas correspondientes del cerebro y adoptados por la musculatura, actitud y reacciones del cuerpo. En contraste, las emociones sanas y los sentimientos positivos son una fuente de placer y disfrute que enriquece la vida. Pero el hecho frecuente o excesivo de dar rienda suelta a la emoción, sea positiva o negativa, tiene un efecto perturbador en el equilibrio homeostático y psicológico.

El criterio para evaluar la emoción es aceptación/rechazo, y al respecto se puede ser reflexivamente pasivo o reaccionario. La mente es necesaria para restaurar el equilibrio de este activo "columpio" de emociones. A la naturaleza emocional, por ser inherentemente meditativa, le falta la capacidad de prever que tiene la mente, no tiene la habilidad de proyectar más allá de las circunstancias pasadas o presentes. La emoción es del momento; al contrario de la mente, no hace planes ni considera las consecuencias más allá de su interés inmediato. Con el pensamiento y la razón el ser humano es capaz de analizar, correlacionar y organizar la información experimental. La acción de comprender se puede dar por analogía, por especulación y por medio de la teoría, con la finalidad de abrir y ampliar la conciencia, el aprendizaje, los conocimientos y la comunicación. El hombre aprende a formular juicios impersonales y desinteresados, basado en criterios objetivos diferentes a los deseos e intereses emocionales adquiridos. Es más, como aconseja, gobierna, informa y observa los sentimientos y el comportamiento, la mente representa y cultiva la conciencia.

Una mente fuerte y sana hace lo posible por mantener estados de ánimo positivos como el optimismo y el júbilo, y por desvanecer estados de ánimo negativos como la desesperación y el pesimismo, al tiempo que conserva una serenidad psicológica; es como un mar de emociones limpio y calmado. Cuando no están envueltos en sentimientos emocionales, los pensamientos y las ideas son neutrales por naturaleza —sin emociones—, pero el intercambio entre estado de ánimo y mente es recíproco y frecuentemente comparten sus condiciones; por lo tanto, buenos o malos pensamientos acompañan a buenos o malos sentimientos. La mente, que es un desarrollo evolucional tardío de la psique, todavía tiene que lograr el completo dominio sobre la conciencia humana. Con más frecuencia de lo que se piensa, la emoción se las arregla para someter a la razón, borrar la intuición y distorsionar el instinto. Estos últimos —intuición e instinto— son poderes judiciarios separados o funciones perceptivas de alertamiento con los que a menudo se confunden los sentimientos. Es sintomático de la falta de comprensión discriminada en asuntos irracionales o inconscientes del comportamiento humano, que con frecuencia se revele dicha confusión mediante el empleo de los tres términos —instinto, intuición, sentimiento—como si fuesen intercambiables. Por lo demás, la integración equilibrada de buenos pensamientos y buenos sentimientos produce asonancia cognoscitiva, una compatibilidad de reacción y de comportamiento que denota la existencia de autocontrol.

La comprensión de la naturaleza emocional humana provee de discernimiento para el uso del olfato. Al evolucionar el género humano, los sentimientos y el sentido del olfato se desarrollaron coextensivamente más allá de la función que el olfato y los sentimientos biológicos desempeñaban mutuamente en los animales. Los animales tienen instintos y sentimientos biológicos básicos de placer, sin las connotaciones de mejor y peor atribuidas a los sentimientos humanos. En el resto del reino animal, el instinto manda; los animales no tienen deseos personales o pasiones, en tanto que sus sentimientos e instintos, como su sentido del olfato, sirven para la conservación de la especie. Sólo los seres humanos son emocionalmente introspectivos, ya que emplean sentimientos para definirse a sí mismos y definir su experiencia personal; ahora ha sido enrolado el olfato para tal propósito. Los animales no hacen ese uso subjetivo psicológico o estético del olfato y las fragancias. Para los animales, el olfato y las fragancias son estrictamente asuntos biológicos de importancia práctica. Su sentido olfativo y sus secreciones odoríferas están diseñados para recibir y conducir entre sí mismos mensajes fundamentales exactos necesarios para la supervivencia, comunicándose informaciones sobre su existencia natural y el entorno, es decir, acerca de la salud, la subsistencia, la procreación, el territorio y los enemigos. En los animales, el proceso olfativo es más preciso y específico, es un asunto sin adornos inútiles y por ello más confiable. Al contrario de los seres humanos, los animales no son fácilmente engañados o seducidos por la fragancias pues ellos no tienen estados de ánimo psicológicos con que lidiar ni estados de ánimo ambientales que crear.

Reacción olfativa:
personalidad y preferencias aromáticas

Conectados con las partes más antiguas o primitivas del cerebro, los sentidos humanos del tacto, gusto y olfato —los sentidos químicos— fueron los primeros que evolucionaron en el hombre, y siguen siendo los primeros que se desarrollan en la infancia. Basándose en cada sentido —tacto, gusto, olfato, vista, oído— un organismo expande su espectro de perspectivas y su capacidad para manejar estímulos cada vez más complejos. Así, el hombre ha logrado un dominio visual y auditivo más adecuado a su avanzada conciencia de las cosas y a su mayor experiencia. Recapitulando sobre la evolución humana, los bebés de tres meses muestran reacciones cerebrales muy desarrolladas hacia aromas de alimentos, mucho antes de que sus sentidos visual o auditivo tengan un desarrollo similar en la edad adulta. Aunque es obvio que algunas reacciones a los olores son aprendidas, los niños desde los nueve meses de edad reaccionan ante fragancias agradables o desagradables a través de su comportamiento físico, por ejemplo con expresiones faciales y movimientos del cuerpo muy similares a las expresiones de los adultos. No son nada más el condicionamiento emocional y los hábitos aprendidos, sino las reacciones instintivas y reflexivas a los olores lo que los hace tan atractivos e incluso apremiantes a lo largo de la vida, permitiendo que el dócil olfato sea utilizado favorable o desfavorablemente. A la edad de tres años, las criaturas ya tienen las mismas preferencias olfativas que los adultos, aunque no discriminan con facilidad entre "buenos" y "malos" olores, y más adelante adquieren un comportamiento discriminatorio más refinado. La madurez incrementa el refinamiento estético y la preferencia individual hacia ciertas fragancias. Los niños, aún más cerca y más conformes con su naturaleza animal, tienden a rechazar los complejos perfumes y colonias de los adultos, y prefieren en cambio, si es que prefieren algo, las fragancias de nota sencilla o más simples, en especial las que tienen un bouquet floral o de frutas. (Los niños, asimismo, disfrutan de los sabores de frutas más que los adultos.)

Diferencias en las reacciones olfativas según el sexo

Las diferencias entre la preferencia de fragancias y las reacciones olfativas en razón al sexo se hacen evidentes desde la infancia. Las bebitas dan más atención a los artefactos perfumados que los bebitos. En un estudio de la Universidad Vanderbilt, realizado por George Porter, las bebitas de apenas dos o tres días de edad permanecían pendientes de una nueva fragancia durante un lapso más largo que los bebitos de la misma edad, los que en vez de eso volteaban la cabeza alternativamente de un lado a otro con mayor frecuencia al presentárseles una nueva fragancia, sin dedicarle más tiempo a un olor que a otro. Desde su nacimiento, la mujer parece tener mayor aptitud olfativa sensitiva y mayores reacciones ante los olores, que el hombre. Las mujeres están más capacitadas para detectar odorantes en concentraciones muy bajas y son también más hábiles para identificar olores de todas clases. La primera capacidad deriva de sus habilidades innatas para proteger a la especie, pues de esta forma pueden cuidar mejor al feto durante el embarazo. La segunda tiene más relación con el aprendizaje y la familiarización, puesto que las mujeres intrínsecamente se interesan más en las fragancias que los hombres.

En casi todos los aspectos, la mujer es, por lo general, más apta que el hombre en asuntos de olfacción. Pero el desempeño superior del sentido femenino del olfato sufre mayores fluctuaciones que su contraparte masculina, debido no sólo a cambios hormonales más amplios relacionados con la ovulación, el embarazo y la menopausia, sino también a otros factores biológicos, psicológicos y ambientales. Al igual que la percepción de olores ocurre desde el nacimiento (la "mañana " de la vida), la agudeza del olfato femenino generalmente es más notoria durante las mañanas y declina lentamente al progresar el día. En contraste, la olfacción masculina es constante durante la mañana y por la tarde iguala a la de la mujer y ambos, hombre y mujer, agudizan el olfato de nuevo alrededor de la media noche.

Se ha observado que las mujeres son más sensibles emocionalmente que los hombres, una diferencia psicológica que tiene consecuencias biológicas y que marca una influencia definitiva en y en correlación con el sentido femenino del olfato. Las mujeres están más orientadas al cerebro derecho e influidas por él que los hombres. Aunque existen diversos grados de dominio del cerebro izquierdo en las personas, el predominio del cerebro izquierdo es más pronunciado en los hombres que en las mujeres. Más aún, en función del sexo existen diferencias estructurales en el cerebro humano, las cuales son responsables de las diferencias correspondientes en relación a cómo piensan, sienten, reaccionan y se comportan los dos sexos.

Apenas durante los últimos años los científicos han notado o delineado las diferencias estructurales del *corpus callosum* (nombre global de las fibras que conectan los hemisferios cerebrales) entre hombres y mujeres. Incluso más recientemente, en la reunión de la Sociedad de Neurociencia celebrada en noviembre de 1990, se dio a conocer otro estudio en el que se encontró una nueva diferencia en relación con el sexo en una parte del cerebro conocida como la cisura de Silvio. Según la neuropsicóloga Sandra Witelson, autora del estudio: "Estos resultados sugieren que el cerebro femenino no es solamente una versión a escala reducida del cerebro masculino". (El cerebro del hombre es más grande y pesado que el de la mujer.) "En realidad, tiene una forma diferente, y las mismas partes hacen cosas diferentes". En resumen, el cerebro femenino además de ser más pequeño, está organizado en forma distinta; la comunicación entre los hemisferios es diferente y el enfoque de la conciencia está más pronunciado en el cerebro derecho que en el izquierdo. En consecuencia, la mujer reacciona, se comporta, piensa y siente de manera distinta que el hombre, lo que se refleja en la olfacción femenina y en sus preferencias respecto a las fragancias. En lo tocante a estas diferencias de la anatomía cerebral debidas al sexo, Sandra Witelson añade: "Debe existir alguna influencia genética para que esta morfología del cerebro se desarrolle como lo hace", y consista en lo que consista, empieza en el seno materno y aparentemente es provocada por la actividad de las hormonas sexuales.

Debido a que en los seres humanos fragancia y olfato son análogos a sentimientos y estados de ánimo, se puede esperar que las reacciones hedonistas, gustos estéticos y preferencias olfativas de hombres y mujeres reflejen, tanto cualitativa como cuantitativamente, las diferencias en sus emociones naturales. La industria de la fragancia se ha percatado de que es típico que los hombres sean atraídos por complejos florales y fragancias de especias, mientras que las mujeres lo son a fragancias sencillas de una sola nota. Los hombres buscan consistencia en sus selecciones —una buena colonia como favorita— en tanto que las mujeres cambian sus perfumes con más facilidad y gusto. Al notar la gran preocupación y la reacción de la mujer ante la fragancia, así como sus preferencias más caprichosas, la industria de la fragancia enfoca su mercado mucho más hacia la mujer que hacia el hombre, a través de la fascinación psicológica y estética de sus productos. Éstos incluyen, no sólo perfumes personales, sino gran cantidad de artículos y productos domésticos aromatizados, cosméticos y objetos de limpieza y aseo, que explotan la emotividad femenina natural y capitalizan la reacción instintiva de seguridad de la mujer hacia fragancias que sean "limpias" y "frescas". Por naturaleza, las mujeres son el segmento más interesante, más grande y más renovable del mercado de toda clase de cosas aromatizadas. Es más fácil y más rentable venderles fragancias a las mujeres que a los hombres.

Psicología femenina

En comparación con los hombres, las mujeres no sólo son más maleables, mutables y sensibles emocionalmente, sino también más vulnerables y susceptibles, reaccionando con cambios de estado de ánimo por las más diversas causas. "Las emociones son contagiosas" —observó el afamado psicoanalista suizo Carl Gustav Jung— y los numerosos estudios científi-

122

cos hechos a partir de su época han confirmado la exactitud de su observación. El más reciente de esos estudios indica cómo la mujer participa o se entrega a un comportamiento personal y social que perpetúe el contagio emocio-nal, como transmisor y como receptor de signos emocionales, energías y vibraciones.

Los estudios realizados por muchos psicólogos —como Elaine Hatfield de la Universidad de Hawai y Ellen Sullins de la Universidad de Arizona del Norte— dan fe de la instantánea, inconsciente y un tanto compleja transmisión de emociones o estados de ánimo. Esta transmisión se logra con una comunicación sutil y compleja y con mímica corporal, expresiones faciales, toque físico, impresiones psíquicas (vía el aura astral/etérica) e intercambios de olor y habla. Según el psicólogo de la Universidad del Estado de Ohio, John Cacciopo, cuanto más expresiva emocionalmente es la gente, más probable es que transmitan sus estados de ánimo a otras personas durante una conversación. Entre tanto, la gente que se afecta con facilidad por los estados de ánimo de otros, tiene reacciones automáticas particularmente plenas de fuerza (respuestas psicofisiológicas) para la gente emocionalmente expresiva. A pesar de que los hombres no son en absoluto inmunes al contagio emocional, por razones biológicas y psicológicas se resisten cautelosamente a él. Las mujeres, más ansiosas de compartir y expresar sus sentimientos, promueven el contagio emocional con más facilidad y frecuencia.

Al estar dispuestas a compartir y expresar sus emociones, las mujeres se encuentran más deseosas de verbalizar sus sentimientos porque el *corpus callosum* femenino permite con facilidad comunicaciones cruzadas internas entre los hemisferios cerebrales. El *corpus callosum* femenino provee de una limitación menos resistente, pero también menos discriminatoria, inclinada a mezclar o hacer confusa la distinción entre las actividades y funciones de los hemisferios cerebrales. Es por esto que las mujeres, junto con su ansia de expresar sus sentimientos, son más aptas para describir verbalmente los olores y enunciar los efectos de éstos que alteran los estados de ánimo. Los hombres son más aptos para emplear el lenguaje para comunicar sus ideas e intercambiar información y conocimientos objeti-vos, más que para expresar emociones o impresiones subjetivas, que pueden tener un significado personal, pero menos utilidad y valores prácticos o socialmente transferibles. La frecuente queja femenina de que el hombre no quiere o no puede compartir o expresar sus sentimientos, surge de la auténtica diferencia cerebral entre los sexos y el relativo valor y énfasis que cada quien le dé a la transmisión emocional. Como diapasones vibrando en el mismo tono, entre las personas se produce un sentimiento de simpatía unitaria o una simbiosis cuando se sincronizan sus estados de ánimo, algo que las mujeres intentan lograr y hacen frecuentemente entre sí mismas. Pero la naturaleza emocional femenina y su tendencia hacia el diálogo interno y la exteriorización verbal de sus sentimientos, tienen ventajas y desventajas. Compasiva e inclinada a la conmiseración, la mujer es susceptible al contagio emocional de todo tipo. Los estudios que se han realizado para observar el estado de ánimo de las personas muestran que mientras las mujeres dicen que son tan felices como los hombres, reportan encontrarse en un estado de ánimo negativo con doble frecuencia que los hombres y conservan ese estado de ánimo durante periodos más largos. Según el psicólogo De Diener de la Universidad de Illinois: "Una razón parece ser que los estados de ánimo de las mujeres tienden a ser más intensos que los de los hombres". En resumen, las mujeres tienen cimas más altas y valles más bajos, así como mayor cantidad de ellos.

El alto número de estados de ánimo negativos reportados y la mayor fluctuación de los mismos entre las mujeres se deben a que la naturaleza femenina se centra emocionalmente en su mayor exposición al contagio emocional, a la par que a su mayor deseo y mejor aptitud para expresar sus sentimientos. Las mujeres no sólo tienen el doble de posibilidades que los hombres de sufrir depresión psicológica y ansiedad, sino que son además más propensas a quejarse por su condición y a buscar consejo. Las mujeres son menos estoicas que los hombres. Siendo más sensibles y cuidadosamente atentas a sus propios sentimientos, las mujeres sufren más enfermedades psicosomáticas, son más hipocondriacas, visitan al médico con más frecuencia y se enferman más a menudo. Las mujeres tienen un umbral o resistencia al dolor más baja por razones psicológicas y fisiológicas (como la producción química del cerebro o la resistencia física). Estudios que comparan los sexos muestran que las mujeres, en tanto que están más familiarizadas con sus estados emocionales, están menos compenetradas con las aptitudes, capacidades y reacciones al trabajo de sus cuerpos (debido, acaso, a que tienen retos físicos menos extremos y en menor cantidad) y por lo tanto son más rápidas en responder con gran suspicacia a los cambios físicos inesperados, sean agradables o desagradables.

Psicológicamente hablando, las mujeres brindan descripciones detalladas de sus síntomas psicológicos de depresión, en tanto que los hombres hacen afirmaciones más generales respecto a la calidad de sus vidas y de cómo las cosas no marchan como deseaban o esperaban. Un estudio sueco de 1989 reveló que los gerentes varones de una planta manufacturera de autos, al llegar a su casa se relajaban rápidamente: bajaba su presión sanguínea y los niveles de adrenalina se normalizaban. Esto no ocurría con las jefas, cuyo sistema nervioso continúa agitado hasta muy entrada la noche. Éste y otros muchos estudios indican que la mujer no maneja el estrés tan bien como lo hacen los hombres.

Aromaterapia para la mujer

El gran atractivo que tiene la aromaterapia para la mujer deriva de los ya mencionados factores psicológicos, biológicos y de comportamiento. No se trata nada más de una atracción estética hacia los cosméticos o hacia los aspectos embellecedores de la aromaterapia, sino de una auténtica atracción terapéutica. Las mujeres responden tanto al aroma como a su terapia, lo que unifica los sentidos del olfato y la naturaleza emocional. Las mujeres también son más propensas al hedonismo, reaccionan de una manera más intensa a las características terapéuticas de diversas técnicas de la aromaterapia (vgr.: masaje o cosmetología) y son más receptivas a los efectos de los aceites esenciales, ya sea que se inhalen o que se apliquen en forma local. Debido a lo singular de la anatomía, fisiología y psicología femeninas, la aromaterapia constituye un sistema holístico de salud ideal para las mujeres. Tal parece que la naturaleza lo haya diseñado así, de modo que la mujer, los aceites esenciales y la aromaterapia estuvieran hechos el uno para el otro.

Olfato y personalidad

Aunque una persona pueda ser más hábil que otra para identificar olores o ser más capaz de distinguirlos, los seres humanos tienen un vocabulario muy precario para poder expresar o comunicar sus impresiones subjetivas respecto a los olores. Los olores no tienen nombre. Se tiende a describir los olores por comparación, por analogía o metafóricamente. Por lo general se comienza por decir que determinado olor es "bueno" o "malo", lo que, por supuesto, significa que agrada o desagrada. Esto no revela dato alguno sobre la naturaleza de la sustancia, sus méritos y beneficios reales, efectos y propiedades, sino solamente lo que se piensa acerca de ese olor. Se podría decir que un aroma huele a "limpio" o a "fresco", o que huele como tal o cual cosa. Incluso pensando que a pesar de ser limitado, se comparte el vocabulario y el léxico, en realidad no se puede estar seguro de coincidir en la terminología. Tal vez no nos podamos poner de acuerdo sobre la presencia de un olor, o sobre qué es o dónde se origina, y mucho menos sobre lo que nos hace sentir. Las posibles variantes pueden hacer extremadamente complicada la evaluación del olor.

La opinión acerca de un olor depende de un acontecimiento simultáneo o de las circunstancias paralelas que distraigan o perturben la atención hacia él. Dependiendo de su fuerza o significancia, tales acontecimientos o circunstancias pueden llegar a estar permanente o temporalmente asociados con ese olor, e incluso con olores similares, después de lo cual los sentimientos respecto a esa experiencia pueden permanecer dentro de la memoria subsconsciente y desencadenar una reacción. "Las reacciones a los olores son como los viejos hábitos", dice el Dr. Trygg Engen, profesor de la Universidad Brown y autor de *Sensación olfativa y memoria*, que se adquieren en asociación con un momento y permanecen inexplicablemente ligadas al estado de ánimo que se sentía en esa circunstancia. Esta es una de las formas en que las condiciones sociales o del entorno —intervenciones externas en el proceso olfativo— pueden afectar la evaluación de una esencia. Con los cambios fisiológicos ocurre lo mismo, sobre todo en forma temporal. Debido a la reacción corporal de saciedad, el mismo aroma de alimentos que estimula el apetito e incita sensaciones y sentimientos de hambre antes de comer se torna menos atractivo —incluso repugnante— después de haber comido. La experiencia de una mujer durante el embarazo provee de otro ejemplo de alteración fisiológica de la percepción olfativa. También se debe estar prevenido de que factores como la edad, los genes, la salud y la raza son determinantes en la percepción olfativa de una persona.

Por lo demás, existen fenómenos únicos asociados con pérdidas y perturbaciones de los sentidos, distintos de los que origina el olfato. Evidentemente, los ciegos están más capacitados que las personas con vista normal para identificar olores, pero son menos perceptivos hacia ellos. Tal parece que la supuesta hiperosmia de los ciegos tiene más relación con su elevada reacción a los olores —intensificada por su falta de vista— que con cualquier sensibilidad olfativa aumentada o agudizada. Bien podría ser que el aforismo de "compensación sensorial" se deba más a experiencias emocionales intensificadas que a algún aumento real en la habilidad funcional. La pérdida de un sentido no se compensa por los otros; en realidad, la pérdida de un sentido disminuye los demás, puesto que la experiencia de los sentidos humanos depende en gran parte de la interrelación y el aumento recíproco de los cinco sentidos.

Existen fundamentalmente tres factores esenciales en la percepción olfativa: el olor, la nariz y la persona (lo que incluye la mente cognoscitiva, los estados de ánimo psicológicos y otros aspectos de la personalidad). De donde se desprende que después de que las diferencias olfativas y las preferencias de esencias son identificadas y categorizadas según la demografía, la raza, los genes y la edad, aparecen ciertos rasgos de comportamiento que permiten clasificaciones posteriores de acuerdo con los tipos de personalidad. Actualmente se están haciendo, y lo más probable es que continúen haciéndose, estudios que relacionan las preferencias de perfumes con los perfiles personales, tendencias a determinados estados de ánimo y estilos de vida personales. La clasificación del tipo psicológico estándar (vgr.: introversión/extroversión) será reexaminada según lo que los estudios puedan indicar acerca de las preferencias y de las diferencias olfativas de las gente. Los estudios patrocinados por la Fragance Foundation —pensados para proporcionar a la industria una visión perspicaz acerca del comportamiento de los consumidores, las selecciones y reacciones a productos fragantes— que mostraron que la gente refuerza su propia imagen y la confianza en sí misma cuando cree que está usando una fragancia que agrada a los demás. Dichos estudios revelan además que se pueden asociar distintas actitudes y motivaciones respecto al uso de esencias con propósitos de mercadotecnia con dos tipos de personas: (1) los que seleccionan fragancias por apoyar su estatus social y por lo tanto son emocionalmente arrastrados por las promociones de los anuncios y el mercadeo, que le agregan al perfume o colonia comprados cierta imagen glamorosa con la que se quieren identificar y que esperan adquirir usándolo, y (2) los que tienen motivaciones más profundas, seleccionan fragancias por sus propias reacciones a la esencia y a los que es de suponer que les preocupa menos su imagen que expresar su verdadera identidad. Otros descubrimientos revelan que las personas que usan esencias amplia y regularmente se consideran extraordinariamente "sensibles", especialmente por las connotaciones positivas de esa palabra: románticas, siempre prestas a reaccionar emocional o físicamente, amorosas, cuidadosas y simpáticas. Las personas que emplean fragancias con asiduidad tienen también una reacción hedonista amplificada ante las esencias. Dado lo aprendido en este capítulo, ninguno de estos descubrimientos es de sorprender. A pesar de todas las indicaciones de investigación y de experimentación, la naturaleza subjetiva del olfato de cada quien y su exclusivo olor corporal, representan el último reto a los aromaterapistas, osmologistas, psicoterapistas y demás, prometiendo conservar sus conceptos y técnicas internas inexactas, aunque de todos modos interesantes. La variedad de la especie humana y su individualidad nos debería hacer ver que la estandarización de los diagnósticos y los tratamientos de salud necesitan dar paso a los tratamientos individualizados, de la misma forma en que Marguerite Maury imaginó para la aromaterapia una prescripción individualizada. Y todo lo que sabemos sobre la naturaleza humana debería asimismo prevenirnos sobre cualquier aromaterapia masiva que aplique fragancias al entorno. Deberíamos ser cautelosos con cualquier terapéutica impersonal que involucre substancias aromáticas, no sea que la aromaterapia caiga en la misma mentalidad mecánica de "banda conductora" que el Dr. Vaknet justamente condena en su libro y que ya es demasiado sobresaliente en la práctica convencional de la medicina.

4
Aromaterapia hoy y mañana: teoría y práctica, temas y debates

Desde los años 70, Maralyn Teare, consejero matrimonial y familiar e instructor clínico de psiquiatría en la Universidad del Sur de California en Los Ángeles, ha usado fragancias para tratar dignamente a cientos de pacientes de fobias.

Del lado opuesto de la ciudad, el Dr. Hyla Cass, profesor asistente de psiquiatría de la Escuela de Medicina de la UCLA, está de acuerdo en que debería incluirse en el entrenamiento de los médicos y psicoterapeutas tanto el uso ventajoso de fragancias como el del olfato en el proceso de curación.

En otra parte, a través de su programa "Atletismo Invencible" (diseñado para promover y maximizar el desempeño atlético por medio de la meditación trascendental y las prácticas ayurvédicas), el quiropráctico de Massachusetts John Douillard prescribe aceites esenciales y otras terapias para los físicoculturistas profesionales, corredores, esquiadores y ciclistas, así como para triatlonistas de la talla de Scott Molina y de Colleen Cannon. Molina fue uno de los triatletas ganadores durante los años ochenta; Cannon ha sido una de las mejores triatletas en carreras cortas, y es considerada como una de las tres mejores triatletas del mundo. Como otros en el programa de Douillard, Cannon asegura que su régimen de entrenamiento diario con aceites esenciales y aromaterapia ha mejorado notablemente su salud y su desempeño atlético. Douillard ha entrenado a unos 200 médicos y quiroprácticos en el arte de tratar pacientes con aromaterapia y otras terapias naturales y está afiliado a los Centros Ayurveda de Salud del gurú Maharishi Mahesh.

Las mezclas de aceites esenciales que regulan el organismo después de un viaje en avión, creadas por la aromaterapeuta francesa Danielle Ryman y diseñadas para sobreponerse a los efectos del "Jet lag", se hallan disponibles en hoteles y en la tienda "libre de impuestos" del aeropuerto Internacional Heathrow en Londres. Hoy, dos aeropuertos de líneas aéreas internacionales, Air New Zealand y Virgin Atlantic Airways proveen a todos sus pasajeros de primera clase y clase negocios de un "estuche regulador post vuelo" —un paquetito de dos botellas de 5ml, una etiquetada con la leyenda "Despertar" y la otra etiquetada con la leyenda "Dormir"; ambas contienen una fórmula de aceite esencial desarrollada por Danielle Ryman, Ltd. y se emplean en el baño o la regadera cuando el pasajero llega a su destino. Las fórmulas supuestamente ayudan a adaptar el cuerpo al tiempo local, ya sea estimulando o calmando los sentidos de acuerdo con las circunstancias y las etiquetas de las botellas. La idea fue adoptada por las aerolíneas después de probarla favorablemente con un grupo de 2 000 viajeros frecuentes.

Según Masakuni Kiuchi, ingeniero de Shimizu, una de las tres más grandes —si no es que la mayor— de las firmas de ingeniería, arquitectura y construcción de Japón, "la era dinámica del perfume ha llegado".

Como reacción a investigaciones realizadas en Japón que revelan que la eficiencia aumenta y el estrés se reduce entre los trabajadores expuestos a ciertas esencias, Shimizu constituye una de las numerosas firmas constructoras que día a día durante los últimos años han iniciado el desarrollo de un sistema computarizado de aromatización ambiental que tiene como objetivo envolver con esencias los sitios de trabajo, incluyendo los propios, así como otros negocios. Más aún, desde fines de 1980, Shimizu comenzó a diseñar nuevas oficinas y hospitales que incluyen el "Sistema de Generación de Aroma" de Shimizu mediante el cual ciertas fragancias líquidas comprimidas como neblina son bombeadas en el área de trabajo o de residencia del personal a través de los ductos de aire acondicionado. Los ambientes perfumados no son enteramente nuevos en Japón, país que cuenta con una larga tradición que incluye en varios ritos sociales el uso del incienso. Hoy en día hasta la Bolsa de Valores de Tokio esparce en su interior fragancia con esencia de menta para revigorizar y refrescar a los empleados.

En la actualidad, en Japón no solamente se están aromatizando los edificios viejos y los nuevos, sino que se están manufacturando unos productos muy peculiares, entre ellos un reloj despertador que emplea un ventilador integrado para soplar "esencia de bosque" segundos antes de despertar a quien duerme; también un secador que distribuye fragancia floral sobre la cama, así como pantimedias saturadas de esencia. Todos estos productos están a punto de ser exportados a Europa y a Estados Unidos. ¿Está Japón simplemente dando una lección a otros países o la lección apenas está por venir? En Japón, Europa y América mucha gente espera que así sea. Otros tienen verdaderas dudas y reservas, incluso temores, acerca de esta "era dinámica del perfume" en una sociedad cada vez más fragante. Más específicamente, muchos creen que la idea de un ambiente perfumado "apesta".

AROMATIZACIÓN AMBIENTAL

A principios de 1992, presionado por la Comisión de Ciudadanos por los Derechos Humanos (que es una rama de la Iglesia de Cienciología) un legislador del estado de Massachusetts presentó una iniciativa de ley para que se prohibiera el uso de perfumes que tienen como propósito "controlar secretamente el comportamiento de otros". La iniciativa, patrocinada por la CCDH pretendía prohibir específicamente el empleo secreto o subliminal de aromas, esencias, perfumes o fragancias, en oficinas y lugares públicos. Luego de citar que los japoneses ya implementaron tal práctica con objeto de incrementar la productividad del trabajador, la CCDH reaccionó con alarma ante la investigación actual en Estados Unidos tendiente a desarrollar esencias que se puedan filtrar al sistema de transporte subterráneo de Nueva York para "inducir una euforia química como método para reducir la agresión". ¿Será éste un caso de paranoia, o la aromatización ambiental es un inminente problema social que requiere extraordinaria acción social o política? Los antecedentes históricos de la justificada preocupación que tiene la CCDH y de que se pida la intervención gubernamental, datan de las antiguas Grecia y Roma. Aunque, por supuesto, algunas preocupaciones sobre los efectos de las fragancias se justifican menos que otras.

Hace algunos años, una mujer de Nueva York, después de sufrir un dolor de migraña, reclamó que éste fue a causa del contacto con una revista que traía una muestra de esencia. En vez de simplemente evitar el contacto en lo subsecuente (incluso asumiendo que la revista haya sido total o parcialmente responsable de su dolor de cabeza), ella hizo una petición a su legislador, quien posteriormente presentó una iniciativa de ley que solicitaba que las muestras de esencias de las revistas estuvieran selladas. Más recientemente, según el *Wall Street Journal*, a los empleados de una còmpañía de seguros "libre de esencia" en New Jersey se les prohibió usar cosméticos fragantes, incluyendo spray para el pelo. "La gente está harta de fragancias, son demasiado persuasivas e intrusas" —afirma un grupo activista de salud ambiental que distribuye distintivos con la leyenda: "El perfume contamina". En aparente acuerdo, una cadena de cines de San Francisco retiró los ambientadores de los cuartos de baño de sus catorce cines. Entre tanto, en el Condado de Marin, en California, la "Fundación Nacional de los Hipersensibles a las Sustancias Químicas" haciendo eco a su campaña de protección a los inocentes en contra de la maldad del agua de colonia y de las lociones para después de afeitarse, exigió que se establezcan "zonas libres de fragancia" en todos los restaurantes y edificios gubernamentales. Julia Kendall es una de las activistas más extremistas del grupo; debido a que los perfumes personales la enferman, quiere que se prohiban en todas partes. Fundándose en su peculiar aversión a las esencias (la sola aproximación de alguien con perfume hace que se le traben las mandíbulas, siente asfixia y le da un fuerte dolor de cabeza), Kendall deduce que el perfume es una amenaza pública. El mismo tipo de interpretación de una experiencia personal caracteriza a los demás miembros de su grupo. (En realidad, esto es típico del comportamiento humano entre ciertos grupos que se sienten agraviados). Susan Molloy, quien asiste a reuniones públicas usando una máscara y un tanque de oxígeno, cree que las esencias usadas por los demás infringen su espacio de aire y que debido a esto está alejándose injustamente de la sociedad. Terri White, directora ejecutiva del irónicamente llamado "Centro de Vida Independiente" y que respalda a Molloy y su causa, quiere que se coloquen señales de aviso en todos los edificios para que no entre nadie que use perfume o cuya ropa tenga olor a tabaco, a tintorería o a fragancias. Ella quiere que a los "hipersensibles a las sustancias químicas" se les legalice como representantes de otro grupo de inhabilitados y se les dé protección de la ley federal.

Estos acontecimientos en Nueva York, New Jersey y California, comentados para ilustrar una posición, también requieren ser analizados. El aumento del "status de víctima" que se establece por la membresía en algún grupo de protesta social se ha vuelto una práctica altamente competitiva y a menudo productiva en la crecientemente problemática y conflictiva sociedad. Los "hipersensibles a las sustancias químicas" forman una pequeñísima minoría con desafortunada idiosincrasia e imaginación hiperactiva que literalmente han elevado esa práctica al grado de "arte", con sus histéricas reclamaciones de "esencias de segunda mano" e irracionales peticiones de que se prohiban los olores y se establezcan "zonas libres de fragancia" (como si tal cosa fuese realmente posible). Los "hipersensibles a las sustancias químicas" (quienes, sin duda, son también emocionalmente hipersensibles, puesto que la alergia al olor es una de las más claras enfermedades psicogénicas o psicosomáticas) se cuentan ahora entre aquellos raros grupos faccionales que, más que buscar soluciones individuales a sus problemas personales, exigen que toda la sociedad se adapte, esté impedida o sea molestada a fin de que sirva a sus propósitos sin reconsiderar acerca de sus verdaderos méritos y de las consecuencias que provocaría el que todo el mundo se adaptara a sus causas. Aquellos grupos que abogan por diversas formas de "buen pensar académico" o de correcta dicción política, pronto se verán engrosados por los fanáticos de la "patrulla olfativa" que intentan explotar la hiperosmia inhalando a sus contrarios. Sin embargo, es instructivo el hecho de que este fenómeno y otras reacciones alérgicas a las esencias y fragancias no sean atribuibles a la aromaterapia, ni sean consecuencia de aceites esenciales puros. No obstante, mientras se reconoce que las esencias sintéticas o los ingredientes artificiales aislados tienen más probabilidad de provocar reacciones de hipersensibilidad o alergias severas, tales reacciones adversas difícilmente provocarían epidemias y no constituyen una base suficiente para que se implanten restricciones gubernamentales acerca del olor o el comportamiento personal. Desde luego no hacen necesaria la creación y propagación de una causa social, una campaña de prevención pública o una nueva "clase víctimaria" dentro de la ciudadanía. De cualquier forma, lo que podría ocurrir si los ingredientes artificiales de esencias químicas no se emplearan en forma individual, sino que se esparcieran en forma deliberada en sitios públicos, es otro asunto. Se crearían nuevos y verdaderos riesgos públicos para la salud, algunos obvios y otros no tan obvios, entre los que se encuentran los que más adelante se explican. Pero la aromatización del ambiente presenta más que un problema de salud social: crea un problema de ética que involucra la libertad social y personal que deben ser consideradas a la par.

El objeto de perfumar el ambiente

Los efectos ostensiblemente positivos que provoca el "ambiente perfumado", como se le llama a veces, son básicamente los siguientes: (1) aumentar o mejorar la estética, (2) mejorar el desempeño y la creatividad en general y (3) mejorar la calidad del aire, o sea, eliminar los problemas de salud multisintomáticos provocados por el "síndrome del edificio enfermo" —llamado así porque se cree que lo adquieren las personas que están o habitan en hogares y oficinas estrechas y mal ventiladas, que no tienen circulación de aire fresco. Por lo general el término se refiere a problemas de salud que surgen por permanecer en cualquier entorno viejo, cerrado o artificialmente desnaturalizado o desenergizado, especialmente en aquellos lugares en los que las emisiones de tóxicos de bajo nivel (de alfombras, pinturas etc.) y de microorganismos que proliferan son esparcidos usualmente a través de los sistemas de aire acondicionado. En la actualidad, en Estados Unidos, según la última estadística elaborada por el Instituto Nacional para la Seguridad y la Salud Ocupacional, en 529 edificios la ventilación inadecuada es la causa primaria (53 por ciento) de la mala calidad del aire en los interiores, en tanto que los contaminantes provocan el 15 y el 10 por ciento respectivamente en interiores y exteriores. Los microorganismos son causa del 5 por ciento de la contaminación del aire en interiores y los materiales de construcción causan sólo el 4 por ciento. El restante 13 por ciento de los factores que provocan la mala calidad del aire se debe a causas desconocidas.

Como nuevo elemento de la decoración interior (que ya incorpora iluminación, sonido, color y espacio), la "ingeniería sensorial" —como la denomina Sivon Reznicoff, profesor de la Universidad de Arizona— diseñaría fragancias para adaptarse a las necesidades de cualquier estructura arquitectónica o de cualquier ambiente en interiores. Los resultados esperados incluirían el incremento del desempeño individual y social (memoria, organización, precisión mental), la satisfacción por el trabajo, la disposición a cooperar, el incentivo personal, la calidad de la vigilancia y la precisión. Inmediatamente surge la pregunta de en qué grado un plan tan grandioso lograría cubrir el amplio espectro de las necesidades de los individuos, su tolerancia y sus selecciones, así como la forma en que se requeriría el consenso de los afectados. Las pruebas científicas experimentales o las opiniones expertas sobre "resultados valiosos" del plan, en principio pueden parecer convincentes, pero debido a que el olfato humano es profundamente subjetivo, personal y se manifiesta de una manera especial, resulta difícil la unificación de preferencias y reacciones ya que el plan probablemente provocará objeciones del grupo "libre de fragancia" y podrán surgir sospechas de modificación del comportamiento y de control mental; por lo tanto, es posible que exista resistencia por parte de ciudadanos comunes que tienen sus hábitos familiares y sus propias ideas estéticas sobre cómo debería de oler un ambiente determinado, así como sus propias ideas sobre qué es lo que les conviene. ¿La gente desea que se rocíen en los cines esencias artificiales para lograr los efectos emocionales deseados por los dueños de esos negocios y por los creadores de las películas?

Ya existe el "sensorama" y la 3D; ¿qué hay de las "películas aromatizadas" que influyen subliminalmente en el comportamiento o amplían o disminuyen el famoso olor de las palomitas de maíz, de los dulces o de la gente misma? ¿Qué potencia han de tener las esencias de tales "películas aromatizadas"? Los olores no se vuelven perceptibles a la conciencia hasta que son suficientemente fuertes, pero siempre existen efectos subconscientes efectivos, incluso cuando no son detectados por la nariz.

Planes para implantar las esencias en lugares públicos

El problema fundamental para implantar cualquier plan público o estrategia social que involucre al olfato, trátese de resolver problemas de salud o preocupación estética, o bien, de dar por resultado un desempeño particular o una reacción de comportamiento, es que el sentido del olfato es distinto en todas las personas. De hecho, todo el mundo es distinto en una gran variedad de características importantes. Por ello, la selección adecuada de esencias, que ya de por sí requiere un juicio sabio e inteligente, se torna más problemática. Como observa Susan Knasko del Monell Chemical Senses Center, algunas personas solamente pueden oler algunos de los ingredientes de un determinado perfume, en tanto que otras no logran oler absolutamente ninguno. Por consiguiente, la reacción y los efectos de un olor, sean cognoscitivos o subliminales, pueden diferir. Knasko ilustra su opinión diciendo que sólo la mitad de la población puede oler la androsterona y entre aquellos que pueden, la mitad la percibe como un sutil olor agradable, mientras que el resto dice que su olor es sumamente desagradable. Maralyn Teare, citando su propia investigación experimental, añade que no todas las esencias le funcionan a todas las personas: "La esencia es muy personal y específica; la que puede funcionar para usted, puede no funcionar para otra persona".

Esta incertidumbre no ha impedido que se perfume el ambiente en Japón, donde desde hace unos años Shimizu ha ideado por lo menos veinte variedades de un "plan de esencias" con el propósito de adelantarse a las solicitudes de sus clientes y de servir mejor a la necesidad que éstos tienen en sus negocios de aumentar la eficiencia y disminuir el estrés. Por ejemplo, Shimizu dice que un banco tiene necesidades específicas de esencias vigorizantes (por ejemplo, limón) en las áreas de trabajo para alertar al personal, y esencias calmantes (por ejemplo, lavanda) para los clientes. (Si la novedosa idea de que un banco pueda tener "necesidades" no fuese suficientemente curiosa, también parece implicarse que el personal alerta de un banco necesita algún medio para controlar a sus clientes.) Shimizu, en sociedad con Takasago, la compañía de fragancias más importante de Japón, ha implantado sus planes de perfumar subliminalmente el ambiente con base en la investigación de las ondas cerebrales realizada por el Dr. Shizuo Torii de la Escuela de Medicina de la Universidad de Toho. Quizás el aspecto subliminal del plan de esencias es una táctica para desviar las objeciones hacia las esencias, pero no ha escapado a la atención de la Comisión de Ciudadanos por los Derechos Humanos, la cual cita a los japoneses al lanzar su campaña de apoyo en favor de una legislación que prohiba la práctica de aromatización subliminal en Massachusetts.

Durante los primeros años de su asociación con Shimizu para desarrollar el "Sistema Generador de Aroma" y el plan de esencias, Takasago financió una serie de pruebas experimentales en relación con la eficiencia de cierto número de operadores de computadoras y mecanógrafos. Después de observar a trece operadores ocho horas diarias durante un mes, Takasago encontró que los errores "de dedo" se redujeron cerca del 21 por ciento cuando se administraba esencia de lavanda en el aire de la oficina; se redujeron en un 33 por ciento usando jazmín y en un 54 por ciento empleando limón. Al reducir los errores, las esencias aumentaron la eficiencia en el trabajo y la productividad; esta mejoría se mostró con el uso de una esencia más estimulante. Dados los desiguales resultados de la lavanda y el limón, ¿cómo se ha de considerar el intercambio aparente entre disminuir el estrés del trabajo (con lavanda) a un costo del 33 por ciento menos de eficiencia y productividad (en comparación con el limón)? Otras preguntas son: ¿El efecto que se produce al perfumar el ambiente causa un hábito que disminuye su eficacia al tener una exposición continua al mismo durante mucho tiempo? Independientemente de que las personas lleguen a habituarse, ¿cuáles son los efectos a largo plazo sobre la salud que causa la exposición continua a esencias artificiales?

El discutible uso de esencias sintéticas o desnaturalizadas para aromatizar el ambiente está prácticamente garantizado debido a la enorme inversión e involucración que las industrias de la fragancia han hecho en ella. (Se dice que las creaciones aromáticas de la "aromaterapia" de Takasago para compañías japonesas y americanas de cosméticos, tales como Avon, están basadas en los principios de aromaterapia, pero no se apoyan totalmente en aceites esenciales.) Respondiendo por el bienestar de los operadores participantes en la prueba, Junichi Yagi, un vicepresidente de S. Technology, subsidiaria de Shimizu en Massachusetts, dijo que ellos disfrutaron las fragancias, añadió que "Informaron sentirse mejor de lo que se sentían sin ellas". Yagi sostiene, también, que las fragancias se seleccionaron de acuerdo con los principios de la aromaterapia. Aquí la distinción es que utilizar los principios de la aromaterapia no necesariamente garantiza o requiere el uso de productos de la aromaterapia —aceites esenciales puros— a no ser, claro, que se crea, como creen los aromaterapeutas, que el uso de sustancias olorosas distintas de los genuinos aceites esenciales en alguna forma viola esos principios.

En la Corporación Kajima, otra gran compañía constructora japonesa, en Tokio, funciona otro "plan de esencias" sistematizado que se adapta a las estaciones, el clima y la hora del día y emite esencias en forma cíclica para influir en los empleados a lo largo de la jornada. Al final de los años ochenta Shiseido, la compañía manufacturera de cosméticos más grande de Japón, probó e instaló un plan de esencias en el entonces nuevo conjunto de tres edificios de Kajima, en Tokio, el cual albergaba a miles de empleados. Al comienzo, luego de hacer una extraña mezcla de principios aislados de aromaterapia y de "democracia", Shiseido seleccionó las fragancias que se emplearían de acuerdo con la preferencia de los empleados de Kajima. Por ejemplo, puesto que las mujeres prefirieron el jazmín, se dispuso que esa fragancia estaría en las oficinas donde hubiera mayoría de mujeres —según dijo la mujer vocero de Shiseido, Yukiko Fukuda.

La parte central del conjunto, que cuenta con gran cantidad de plantas y una cascada, puede verse desde cualquiera de las seis salas de descanso o desde el único salón de juntas cercano, y tiene como característica que en ella se rocía "esencia de bosque", lo que permite que los empleados respiren y vean el "gran exterior" aunque se hallen bajo techo. Por otra parte, a través de la unidad de aire acondicionado se logra que los árboles del jardín interior emitan un refrescante aroma cítrico en la mañana, una calmante esencia floral mientras comienza la parte más pesada del trabajo y se rocía una supuesta esencia vigorizante de ciprés durante la hora de la comida.

La sociedad ShiseidoKajima ha vendido docenas de unidades de fragancias ambientales en Japón a 8,000 dólares cada una. Eso resulta barato si se compara con los sistemas personalizados de Shimizu, que según Junichi Yagi (cuya subsidiaria en Boston, S. Technology está preparando sistemas de ventas en el país) cuestan cerca de 20,000 dólares por cada habitación u oficina que se desea perfumar. Queda por ver si la estrategia de mercadotecnia de Shimizu encuentra la misma oposición que en Massachusetts en otras partes de Estados Unidos. Mientras tanto, en Japón la gente parece menos preocupada por ser "guiada por la nariz", de lo que están por un éxito corporativo nacional y un negocio productivo. Sin embargo, es importante recordar que Japón es una nación pequeña (ligeramente más chica que California) con una población homogénea (99.4 por ciento de japoneses) que, no obstante un siglo de modernización occidental, tiene una larga historia de consistencia social, conductual y tradicional hacia la aceptación de "aromas sociales" en rituales públicos.

Compras subliminales

"Hemos controlado otros aspectos de la venta al menudeo, tales como iluminación, temperatura y decoración", dice J'Amy Owens, presidente de la sucursal de Retail Planning Associates en Seattle. "Ahora, por fin nos estamos dando cuenta de la influencia que los olores pueden tener en los hábitos de compras. Usados adecuadamente, pueden ser una herramienta muy poderosa". En su calidad de psicóloga del entorno en Monell Chemical Senses Center, Susan Knasko ha observado cómo las esencias pueden hacer que los compradores titubeen.

Durante la temporada de Navidad de 1990 una joyería hizo que los clientes permanecieran más tiempo en la tienda gracias a un pebete aromático. No obstante, dice Knasko, "Manipular el ambiente a través de esencias podría ser tan poderoso como crear un estado de ánimo con luces o con música." En esto mismo está de acuerdo Peter Peltier, fundador de Aromasys en Richfield, Minnesota. "Esto es un Muzak olfativo" —sostiene Peltier. "Esto es fabuloso"; tanto como él espera que sean sus ventas de "sistemas de fragancias modificadoras de los estados de ánimo" (cuyos precios varían, desde modelos de escritorio de 100 dólares, hasta unidades centralizadas de 10,000 dólares). Su primer sistema comercial ya se instaló en el Hotel Marriott de Miami y ha recibido solicitudes de varias compañías y universidades que le piden su sistema para estar alerta, relajarse y refrescarse. Peltier ofrece para "animar a la gente" una mezcla de menta, limón, eucalipto, romero y pino, para tranquilizarla usa lavanda y clavo con "notas florales y un toque de alondra", y para refrescarla mezcla "notas cítricas con pino y eucalipto". (Sin hacer comentarios críticos sobre el juicio selectivo del señor Peltier, no se necesita inferir que su "aromaterapia" está basada solamente en aceites esenciales).

Asimismo, el Dr. Alan R. Hirsch, director en la Fundación Smell and

138

Taste Treatment & Research de Chicago, Illinois, está "convencido de que el olor será el Muzak de los noventa, puesto que hay más comerciantes al menudeo que comprenden lo fácil que es mejorar sus tiendas". Por ejemplo, basándose en su propio estudio, Hirsch asegura que los clientes de una zapatería con esencia floral no sólo están más propensos a comprar, sino que también muestran mayor tendencia a pagar un precio más elevado por unos zapatos deportivos que de otra manera no pagarían. Hirsch le pidió a unos voluntarios que le dieran su opinión acerca de un par de zapatos tenis marca Nike en un salón con esencia floral y de otro par de zapatos en un salón con aire purificado ordinario. Ochenta y cuatro por ciento de los participantes prefirieron el par que estaba en el área con esencia floral, y el diez por ciento estaban dispuestos a gastar 10 dólares más por los zapatos. "Muchos de los sujetos dijeron después que no se habían dado cuenta ni siquiera de que hubiera esencia floral presente, pero de todos modos les gustaban más los zapatos que estaban en ese salón" —dijo Hirsch— y añade: "Definitivamente yo no voy a apoyar el uso de olores subliminales como herramienta de mercadotecnia, pero está claro que los aromas afectan nuestras percepciones, incluso si no los podemos oler conscientemente".

En Inglaterra, los científicos de la Universidad de Warwick están desarrollando esencias para un grupo llamado Mercadeo de Aromáticos, diseñado para influir en el personal y en los clientes en lugares de trabajo; sus efectos van desde la reducción de estrés hasta el empleo del papel membretado perfumado con un "olor de identidad corporativa", todo hecho exactamente de acuerdo a las necesidades de cada negocio. Las llamadas "esencias de firma" están popularizándose en ambos lados del Atlántico. Victoria's Secret, una cadena de ropa interior de mujer, adoptó un popurrí o pebete de esencias para su identidad femenina. Knot Shops, tiendas de corbatas, emiten una fragancia mezcla de especia, cuero y tabaco para simbolizar masculinidad.

La Fundación para el Tratamiento e Investigación del Olor y el Gusto del Dr. Hirsch fue contratada por uno de los "tres grandes" de la industria automovilística con el fin de desarrollar una esencia para sus salas de exhibición que eleve el número de ventas de automóviles. Mercadeo de Aromáticos está haciendo lo mismo y además está probando secretamente la idea de un alterador de estados de ánimo en más de cien tiendas británicas, incluyendo tiendas departamentales y agencias de viajes. ¿Es ésta una astuta manipulación subliminal o simplemente una hábil táctica de mercadotecnia de los vendedores? Como se ha observado, los comerciantes al menudeo emplean extensamente música para los clientes, pero, ¿ocurre lo mismo cuando los comerciantes al menudeo insertan olores subliminales en sus productos y en sus tiendas para inducir a la gente a comprar? ¿La aromatización subliminal resulta más o menos engañosa que usar videos subliminales escondidos y mensajes de audio subliminales que promueven las compras y desaniman a los rateros? ¿Constituye una forma de engaño el que un acreedor impregne los recibos pendientes con feromonas químicas y un tenue olor a almizcle a fin de intimidar a los clientes tratando de que paguen sus cuentas con más rapidez? Esto se ha intentado en Australia por una firma de venta de cosméticos por correo cuyas cuentas perfumadas enviadas a deudores atrasados fueron pagadas un 17 por ciento más rápidamente que las cuentas enviadas en papel neutro.

Un mundo nuevo y valiente

El Dr. Charles Wysocki, científico e investigador olfativo de Monell, destaca la singular proximidad del acceso del olor al sistema límbico y al cerebro: "El olfato es nuestro sentido más íntimo e individual —dice—, es primitivo, ineducado, y por consiguiente vulnerable". Previene que las emociones humanas con las que se asocia el olor pueden manejarse con facilidad a través del uso de olores, esencias, fragancias y aromas. El Dr. Trygg Engen, de la Universidad de Brown, advierte que el control aromático del estado de ánimo puede resultar contraproducente: "Los estudios muestran que olores inidentificables ponen ansiosa a la gente; otros indican que si una persona piensa que está siendo controlada, aunque sea con perfume, es probable que perciba el olor como desagradable."

La Dra. Susan Schiffman de la Universidad de Duke también manifiesta sus reservas sobre perfumar el entorno. Después de 20 años de usar fragancias como chocolate y albaricoque para aliviar la depresión y la ansiedad, así como para reducir la agresión en sus pacientes, dice que ella no se inclina a un mercadeo masivo de sus observaciones: "Las sugerencias aromáticas más poderosas y efectivas continúan siendo fuertemente personales e individuales". Sin embargo, paradójicamente, Schiffman está a cargo de la investigación acerca de la exploración del entorno perfumado para reducir la agresión en el transporte colectivo subterráneo de Nueva York. "Tenemos que encontrar maneras de reducir la agresión" —dice Schiffman. "Estamos viendo si podemos bombear ciertos olores en el metro para hacer menos violenta a la gente" y también en las cárceles "para reducir el estrés", lo que muchos, como la Iglesia de Cienciología y su

Comisión de Ciudadanos por los Derechos Humanos, interpretan como un medio de experimentar el control mental de un grupo literalmente cautivo.

Como muchos otros cuya investigación está financiada por la industria de la fragancia vía su Fondo para la Investigación de Fragancias, la Dra. Schiffman prevé muchos usos potenciales de las fragancias y señala que las pruebas científicas reunidas en estudios patrocinados por el mencionado Fondo (al que ella ha servido como directora científica) indican un amplio rango de aplicaciones clínicas, de desarrollo, sociológicas y fisiológicas. Ya antes, en 1985, Henry Walter al hablar como presidente de la mesa directiva del International Flavors & Fragances (IFF) de Nueva York, la mayor productora y proveedora de esencias del mundo, había afirmado en forma entusiasta lo mismo que la Dra. Schiffman. La IFF contrajo un compromiso multimillonario en dólares —mediante grandes sumas de dinero invertidas en subvenciones a universidades, centros de investigación e investigadores individuales— desde que empezó a funcionar el IFF en 1982 con el propósito de investigar los efectos de los aromas. "Estamos poniendo nuestro dinero donde están nuestras narices", afirmó Walter, quien comparó el renaciente mercado de productos fragantes para "aromaterapia", con —dicho con sus propias palabras—: "el inicio de los antibióticos". "Nosotros vislumbramos millones de diferentes posibilidades —añade Walter— que incluyen el bombeo de aromas estimulantes en las escuelas para despabilar a la gente." Pero en este valiente mundo nuevo de olores imaginados y divididos entre la industria de las fragancias sintéticas y la medicina convencional queda muy poco o ningún espacio para lo tradicional, para la aromaterapia holística o los verdaderos aceites esenciales.

PRETENDIENTES AL TRONO

Aromaterapia *versus* "Aromacología"

Mientras se ubicaba en la cresta de la creciente ola de interés por la aromaterapia, la industria de la fragancia adoptó hace mucho tiempo una estrategia para distanciarse de cualquier reconocimiento a los aceites esenciales, explotando, en cambio, para sus propios propósitos, la creciente popularidad de la aromaterapia.

Una organización no lucrativa formada en 1949 por la industria perfumera internacional, que hoy es la Fragance Foundation ubicada en Nueva York, sigue estando encabezada por altos ejecutivos de compañías como Avon, Estée Lauder, Chanel y Unilever, y es apoyada con la membresía de casi todas las compañías de fragancias (tanto manufactureras como proveedoras) de Estados Unidos, así como por los afiliados asociados de varias revistas famosas (por ejemplo: *Elle, Newsweek, Rolling Stone, Playboy* y *Penthouse*). En 1982, la Fundación estableció su Fondo de Investigación de Fragancia (FRF), una rama exenta de impuestos, con el propósito de promover la investigación científica de los efectos del perfume sobre el comportamiento humano. El FRF ha financiado desde que se creó numerosos estudios en universidades, centros médicos y a investigadores particulares (en relación con el sueño, el desempeño, etc.) —como Peter Badia, Ehrlichhman y Halpern, Dember y Warm, además del Memorial SloanKettering Cancer Center. En forma por demás significativa y por razones que pronto se harán más obvias, el FRF no incluye a los actuales aromaterapeutas y emplea muy poco o ningún dinero para investigar las propiedades terapéuticas o el valor de los aceites esenciales.

La Fragance Foundation prefiere explicar la actividad de los perfumes (y la de los aceites esenciales) como un fenómeno estrictamente psicológico, en vez de fisiológico (o para estar más a la moda, "farmacológico") porque está preocupada por una posible clasificación como drogas de sus productos por parte de la FDA (Administración Federal de Drogas) que requiere que la industria de la fragancia y la perfumería realicen pruebas regulatorias de mayor costo. Más aún, por razones financieras y de competencia comercial, la industria de la fragancia no tiene interés en destacar las notables cualidades superiores y las ventajas de los aceites esenciales puros y naturales, ni en contribuir a propagar la reputación y legitimidad de la aromaterapia. De hecho, para separarse de la aromaterapia, la Fragance Foundation acuñó en 1988 un término nuevo: "aromacología", para definir sus objetivos. Como lo explica Annette Green, directora ejecutiva de la FF, la "aromacología" no solamente ayuda a la Fundación a distinguirse de lo que ella llama la "Nueva Era" o "New Age" del incienso, sino que astutamente mantiene un lazo entre la fragancia y la psicología, a la vez que elude la aromaterapia. "Nosotros hicimos más grande la diferencia entre lo que hacemos y la aromaterapia", dijo Green en 1991. "La aromacología es básicamente una nueva ciencia y la reacción que hemos recibido de la comunidad académica ha sido entusiasta y de un alcance internacional. Se han financiado varios estudios desde 1982." La gran inversión que se ha hecho a lo largo de diez años con objeto de patrocinar diversas investigaciones tiene como principal objetivo el desarrollo, la fabricación en gran escala y la distribución masiva de productos aromacológicos y lo que Green describe como "fragancias de comportamiento" para los consumidores, de las cuales ya existen en el mercado fórmulas "quitaestrés", actualmente producidas por Avon y Estée Lauder.

La aromaterapia y la perfumería moderna llevan mucho tiempo discutiendo la eficacia comparada de las sustancias aromáticas naturales y las artificiales. Por un lado, la postura de la aromaterapia es que si se desean resultados terapéuticos genuinos, saludables y a largo plazo, solamente deben usarse los aceites esenciales puros. Por otro lado, la perfumería moderna sostiene que no existe diferencia ya que los perfumes sintéticos y las sustancias químicas aromáticas aisladas son lo mismo que las sustancias aromáticas naturales. El argumento de la industria perfumera cada día cobra mayor fuerza: "Es muy bonito decir que lo natural es mejor, pero los estudios demuestran que la mayoría de la gente sólo puede distinguir tres componentes en una mezcla", asegura Susan Schiffman, descartando, al parecer, no solamente la sabia complejidad de los productos de la naturaleza, sino también lo que se ha descubierto sobre los aceites esenciales, la olfacción humana y la influencia de los olores subliminales. Según Eugene P. Grisanti, cuando aún era presidente del consejo de administración de International Flavors & Fragances en 1990, la preferencia por las sustancias naturales se debe a una concepción equivocada por parte del público "es el bosque contra los derivados petroquímicos, pero ambos son sustancias químicas; no tiene nada de mágico". No obstante, existe una nueva motivación en el argumento de la industria de la fragancia en pro de los ingredientes artificiales y aislados, aunque ciertamente no hay nada de original en la "nueva ciencia" de la "aromacología". Lo que sí es nuevo es que la Fragance Foundation aceptó tener como meta el que la "aromacología" suplante a la aromaterapia en la mente del público y en el mercado. La anterior coexistencia pacífica entre la aromaterapia y la perfumería moderna se mantuvo porque ambas servían a diferentes necesidades y fines; con la declaración de la Fundación sobre la "aromacología", ya no sucede así.

La alianza aholística

Gracias a la repentina invasión "aromacológica" del mercado de la aromaterapia, la industria de la fragancia ha conseguido como aliados poderosos establecimientos médicos. Mediante una doble estrategia de erradicación y de absorción, los establecimientos médicos científicos (la Asociación Médica Americana (AMA), las compañías farmacéuticas, etc.) han estado librando durante décadas una guerra contra lo que llaman "terapias alternativas" como son: la homeopatía, la quiropráctica, la acupuntura, la herbología y la industria de los alimentos naturistas, todas ellas consideradas como impedimentos según los establecimientos médicos, pues les impiden monopolizar la salud de Estados Unidos y del cuidado médico. Por ejemplo, luego de fracasar en su intento de unir caminos con la quiropráctica, como se había hecho con la osteopatía, los establecimientos médicos modificaron su estrategia de absorción por una de erradicación. El 27 de agosto de 1987, después de once años de lucha en los tribunales para evadir los cargos criminales de violación federal de las leyes contra el monopolio, la AMA fue encontrada culpable por una corte federal de conspirar "para contener y eliminar la profesión de la quiropráctica". Asimismo el Colegio Americano de Cirujanos y el Colegio Americano de Radiología fueron condenados también como coconspiradores. La corte encontró que desde septiembre de 1963 la AMA buscó con avidez la completa eliminación de la profesión quiropráctica organizando y difundiendo una investigación profesional, un boicot educacional entre otras organizaciones médicas y desplegando a un grupo pagado de agentes (abogados, doctores y estudiantes) para hacer daño a los quiroprácticos con calumnias denigrantes y difamatorias. Incluso ya antes, en octubre de 1961, en una junta pública en Washington, D.C., un prominente ejecutivo de la AMA solicitó abiertamente a las autoridades adecuadas (el Departamento de Justicia y la Comisión Federal de Comercio (FTC)) que ayudaran a la profesión médica a "acelerar el final de asuntos como el de la quiropráctica" y que contribuyeran a la creación de una institución médica exclusiva. Lo irónico de este caso es que parece que el representante de la AMA olvidó que justamente la FTC fue creada para evitar monopolios de actividades profesionales.

Tácticamente, el sector médico ejerce una influencia política considerable mediante la promoción de una legislación opresiva que inhibe terapias alternativas y por medio del manejo del aparato burocrático —a través de la FDA— para poder hostigar, amenazar o perseguir a la competencia, que ahora incluye a la aromaterapia. La industria de la fragancia y el establecimiento médico comparten su desprecio por la aromaterapia y un celoso deseo de ocupar o erradicar su mercado. Pero más allá de eso, ven una oportunidad inmediata de dominar los recientes y productivos mercados creados por el interés hacia la aromaterapia, excluyéndola al mismo tiempo. La industria de la fragancia, por ejemplo, puede tener la expectativa de ganar una gran cantidad de dólares al proveer de esencias sintéticas a la recién surgida demanda comercial de ambientes aromatizados, tal como ocurre en Japón.

La alianza aholística se fraguó en los laboratorios. Al patrocinar investigaciones acerca del olfato con enormes subvenciones financieras en centros médicos y en los departamentos de psicología de diferentes universidades la industria de la fragancia ganó credibilidad científica y académica por sus productos de "aromacología" y aprendió nuevas formas de explotar el olfato con la perfumería, las fragancias ambientales y otros productos con esencias. Podría pensarse también que al ganarse la gratitud de la comunidad médicocientífica es menos probable que la industria de la fragancia llame la atención de la FDA. La relación de la industria con universidades, psicólogos y psiquiatras, muchos de los cuales sirven a la industria como consultores, no solamente legitima la "aromacología" sino que los psicólogos y sus respectivos departamentos obtienen constantes y amplios fondos para financiar sus experimentos sobre el comportamiento del olfato y, por lo tanto, para desarrollar nuevas "drogasaroma" para modificar el comportamiento humano. No satisfecha con la idea de alterar la conducta psicológica individual o colectiva a través de la modificación del estado de ánimo aplicando fragancias en el transporte colectivo subterráneo, en escuelas y prisiones, la ciencia médica concibe también nuevos procedimientos médicos para alterar la olfacción propiamente dicha mediante el empleo de sustancias químicas o por medio de la cirugía. La Dra. Schiffman se encuentra entre aquellos que reconocen las ventajas de la gran inversión financiera de la FRF enfocada a la investigación olfativa que algún día, espera ella, hará posible que la ciencia médica implante quirúrgicamente receptores de olores específicos en las membranas olfativas de los humanos para lograr una reacción olfativa deseada. El aumento de implantaciones de receptores puede usarse para revertir la atrofia olfativa o anosmia en los ancianos y tratar también otros padecimientos del olfato. El conocimiento de la forma de los receptores olfativos mejorará la habilidad de los científicos para sintetizar ciertas fragancias que tienen efectos específicos en el comportamiento; por otra parte, ese conocimiento puede emplearse para ayudar a la manufactura perfumera y farmacéutica de "fragancias de comportamiento" y "drogasaroma".

Si no puedes derrotarlos, cómetelos:
la estrategia de erradicación y absorción

El ámbito médico científico continúa atacando públicamente a la aromaterapia al decir que ésta es sólo una moda pasajera no esencial para la salud, o cuando mucho, un tratamiento experimental —a pesar de los 5000 años de experiencia humana con sustancias aromáticas y no obstante los muchos estudios y observaciones actuales y pasados que se han hecho. "Tal vez en el futuro pueda ocurrir que algunas de las posibilidades médicas que reclama (la aromaterapia) resultasen ciertas —dijo el profesor de anatomía y biología celular Robert Gestland en mayo de 1991— pero por ahora no existen buenos experimentos que las apoyen." La edición de 1991 de la Enciclopedia de Medicina de la AMA da la siguiente descripción de aromaterapia:

> Recientemente el interés en la aromaterapia ha sido reactivado a la par que otras terapias alternativas... Quienes la practican aseguran que el tratamiento puede usarse para una gama de desórdenes, pero eso es particularmente efectivo en desórdenes psicosomáticos y de estrés... No existe ninguna prueba científica concluyente de que los beneficios sean superiores a aquellos logrados por el poder de la sugestión.

Pero sucede que la profesión médica alópata convencional dice mucho de lo mismo sobre otras terapias alternativas, independientemente de los hechos y de las pruebas. Quizá la opinión del círculo médico sería más convincente si primero aplicara el mismo estándar de "evidencia científica" a la multitud de drogas que requieren y que no requieren receta, así como a los procedimientos médicos altamente técnicos que, pese a dejar grandes utilidades, su valor aún no ha sido demostrado clínicamente. Entre tanto, numerosos estudios y evaluaciones independientes, algunos realizados por el gobierno, han mostrado que muchas drogas y muchos procedimientos son inefectivos o de valor dudoso, si no es que arriesgados o contraproducentes. Por ejemplo, un estudio efectuado en 1991 por el *Journal of the American Medical Association* encontró que los niños a los que se les administró Amoxilina para infecciones del oído medio tuvieron un promedio de recaídas de 2 a 6 veces mayor que los niños que no recibieron antibiótico. En un momento dado, la Oficina de Evaluación Tecnológica estimó que "solamente del 10 al 20 por ciento de todos los procedimientos actualmente en uso en la práctica médica han mostrado ser eficaces". La mayoría de las técnicas holísticas o técnicas y remedios naturistas se han empleado exitosamente por cientos —incluso miles— de años; en cambio, la mayor parte de las drogas y de los procedimientos quirúrgicos surgieron en épocas recientes, algunos incluso, tienen apenas unos cuantos años de existencia. A pesar de eso, el sector médico quiere hacer creer que la naturopatía o naturismo, el Ayurveda, la herbolaria, el empleo de sustancias aromáticas, la acupuntura y otras técnicas (que juntas satisficieron al menos el 90 por ciento de los cuidados de salud requeridos en el mundo) son terapias alternativas no demostradas y contrarias a las leyes de la ciencia y de la naturaleza. Al aplicar un doble estándar de pruebas científicas a las terapias alternativas, el sector médico convencional da un nuevo sentido al término "estudio dobleciego" con lo que exhibe un prejuicio anticientífico y una profunda ignorancia en lo que concierne a las terapias alternativas, que está condenando extemporáneamente. La mayoría de los médicos ortodoxos no saben ni se les enseña nada sobre las terapias alternativas, ni siquiera sobre aquéllas, como la herbolaria y la terapia nutricional, que están más próximas a la medicina convencional. Encuestas separadas aplicadas en 127 escuelas médicas revelan que solamente entre 25 y 46 proporcionan cursos educacionales de nutrición, y un número todavía menor de acupuntura, aromaterapia o cualquier sistema naturista de curación. En consecuencia, los médicos alópatas desconocen totalmente y por lo tanto no están preparados para evaluar o utilizar terapias alternativas. No ven ganancias económicas ni ventajas profesionales en aprenderlas o recomendarlas, ni reciben incentivo alguno del sector médico para hacerlo; al contrario, éste con frecuencia los disuade y los desanima para que no lo hagan. Los disidentes, o aquellos que por razones independientes se educan más a fondo e investigan con dedicación las terapias alternativas, son objeto de censura, y si llegan a adoptar la práctica de tan "heréticas" terapias se arriesgan a persecuciones y a la "excomunión" por parte del establecimiento médico.

La reacción del círculo médico científico ante el riesgo que percibe debido a la competencia con las terapias alternativas consiste en la aplicación de una táctica política de "3R": (1) Repudia. Niega la existencia de las terapias alternativas, si es posible, o por lo menos, niega su validez o importancia. (2) Ridiculiza. Se burla y las rebaja, las califica de posiblemente peligrosas. (3) Resiste. Intenta erradicarlas con legislación y tácticas de fuerza dirigidas directamente contra quienes la practican: proveedores y consumidores. La implantación de esta táctica política debe aparentar siempre que lo que se hace es en función del "interés del público" (por ejemplo, para proteger la salud del público, su seguridad y su bienestar) sin que se note que es una campaña destinada a proteger los intereses profesionales y comerciales monopolíticos de la comunidad médica convencional.

La mitad de la estrategia, que consiste en la absorción, opera cuando la comunidad médica científica reconoce, aunque nunca lo admite públicamente, el valor real de la terapia alternativa. Si se considera que una terapia alternativa es productiva para algún segmento de la comunidad médica convencional, el sector médico confiscará, adaptará, renombrará y reempacará la terapia y sus productos para comercializarlos, pero bajo el control administrativo "seguro, cualificado y profesional" de la ciencia médica y sus partidarios. Esto conduce de nuevo a la situación de la aromaterapia y la "aromacología".

Puesto que tanto la industria de la fragancia como el sector médico reconocen la importancia de la olfacción y el poder de los odorantes para influir en el comportamiento humano, tienen que, por su propio bien profesional e incentivos económicos, continuar desautorizando la aromaterapia y los aceites esenciales. Los aceites esenciales se consideran como innecesariamente caros para los fines de la industria de la fragancia, que puede lograr objetivos económicos más predecibles y de costo adecuado si emplea sustancias sintéticas inferiores pero más baratas. La ciencia médica también rebaja a la aromaterapia por razones de competencia y porque los aceites esenciales no son patentables, sino amplia e irrestrictamente disponibles como sustancias naturales que son y que, por lo tanto, ofrecen menos potencial de negocio del que obtiene la ciencia médica a través de sus patentes farmacéuticas exclusivas, así como de la producción y distribución de "drogas de olor" sintéticas y artificiales.

Solamente una delgada capa de protección constitucional y legislativa resguarda a los aceites esenciales, suplementos de vitaminas y minerales, hierbas y otras sustancias naturales nutricionales y terapéuticas, de ser completamente restringidos o reclasificados como "drogas" por la FDA. El sector médico sigue agresiva y asiduamente intentando destruir esa capa de protección por razones obvias. Si se logra que la FDA prohíba o por lo menos ponga las herramientas y productos de terapias naturales y holísticas bajo el control exclusivo de la comunidad médica convencional, lo primero que ocurriría sería la desaparición de las terapias alternativas del mercado. Como siguiente paso, todos aquellos productos naturales que no desapareciesen totalmente del mercado estarían más restringidos por la comunidad médica, fuese en los aparadores de las farmacias o limitados por prescripciones. Cuanta más restricción, habría mayores utilidades no sólo de la venta de las sustancias confiscadas, sino de ambas terapias, la vieja y la "nueva" (unión o absorción) que están relacionadas con ellas.

Allá

Se cree que el ambiente para la aromaterapia es menos hostil y más próspero en Europa que en América, pero, inclusive allá, las mismas fuerzas opositoras que la perjudican en América están militando contra su empleo y el de los aceites esenciales. Debería entenderse que el antagonismo entre la ciencia médica (psicólogos del comportamiento, químicos, alópatas) y los practicantes naturistas de la aromaterapia no proviene únicamente de desacuerdos intelectuales sobre metodología que involucran debates sobre los méritos relativos del enfoque experimental analítico y el enfoque fundado en la experiencia de la terapia holística; más bien, el desacuerdo proviene de antiquísimas y profundas diferencias ideológicas sobre la curación y la medicina, así como de la inclinación profesional y la rivalidad por conseguir mayores ganancias y poder. Además, esto lleva a un debate más amplio sobre quién controlará la salud social o nacional y el cuidado médico y, en este caso particular, quién tomará el control de la "nueva ciencia" de la "aromatecnología", "psicoaromaterapia", "osmoterapia", o como cada quien quiera llamarla. En este debate, el apoyado sector médico ve la aromaterapia como un adversario advenedizo y presuntuoso.

La fitoaromaterapia sigue reteniendo exitosamente su atracción y popularidad en Europa, a pesar de retrocesos ocasionales. En Francia, los pacientes de fitoaromaterapia fueron favorecidos alguna vez con una devolución o anulación de impuestos del 80 al 100 por ciento en todas las preparaciones farmacéuticas de hierbas y aceites esenciales obtenidas a través del Seguro Nacional de Salud de Francia. En 1990, el gobierno francés rescindió abruptamente esta liberación de impuestos y provocó la indignación del público y casi la ruina de todo el negocio de la fitoaromaterapia, desde quienes la practicaban, hasta de los distribuidores de aceites esenciales. Los pacientes fueron obligados a pagar el costo total de las prescripciones, lo que al principio causó una aguda caída de la producción y venta de aceites esenciales. Esto afectó de forma adversa a los cultivadores de plantas aromáticas, laboratorios, farmacéuticos y fitoaromaterapeutas. Algunas compañías quebraron y muchos médicos experimentaron una fuerte reducción de su clientela. La recuperación de la fitoaromaterapia después de este desastre ha sido lenta pero firme debido a la creciente demanda de remedios naturales. Al momento de redactar estas líneas, la inmensa presión pública y profesional sobre las autoridades francesas para que corrijan lo hecho puede haber llevado ya al gobierno a poner la ley en vigor de nuevo. Entre tanto, desde 1993, debido al incremento en el interés por la eficacia de las drogas de la herbolaria o fitofarmacéuticas, los estudiantes alemanes de medicina han sido obligados a estudiar medicina herbolaria, materia que incluye un examen de fitoterapia.

En 1987, cuando se reportó que la primera ministra británica Margaret Thatcher tomaba los tratamientos de aromaterapia diseñados por Daniele Ryman y que otros miembros de ambas cámaras del parlamento frecuentaban también la clínica de Ryman en Londres, pareció que la aromaterapia había sentado sus reales en la Gran Bretaña. Sin embargo, a pesar de ése y otros signos de sorprendente progreso de los aromaterapeutas británicos, el abismo entre los miembros del sector médico británico por una parte, y los practicantes holísticos y seguidores de la aromaterapia por la otra, permanece ancho y profundo. El Grupo de Investigación de la Olfacción de la Universidad de Warwick, en Coventry, Inglaterra (donde se están desarrollando las "firmas de esencias" de identidad corporativa) está realizando intentos para llenar el vacío de comprensión entre los dos lados por medio del empleo de la investigación del propio grupo y organizando conferencias en las que todos los participantes puedan compartir sus descubrimientos e intercambiar sus puntos de vista. La primera Conferencia Internacional de la Psicología del Perfume se celebró en 1986, seguida por una segunda conferencia en julio de 1991, organizada por dos miembros universitarios del grupo: Steve Van Toller, un psicólogo, y George Dodd, un bioquímico converso a la aromaterapia que está involucrado personalmente en una lucha con la Medicines Control Agency (contraparte británica de la FDA) sobre la autorización de licencia para productos naturales de "osmoterapia". (Van Toller y Dodd son coeditores del libro *Perfumery: The Psychology and Biology of Fragrance*.) Lamentablemente, conclusiones derivadas de la conferencia y de otras partes dicen que hay muy poca mejoría en las opiniones y actitudes que sobre aromaterapia tienen quienes se encuentran en la comunidad médica científica convencional. Por las reacciones de la comunidad médica, que van desde amena condescendencia hasta increíble hostilidad, parece que lo mejor que se puede esperar actualmente es una admisión de "mala gana" de que las terapias alternativas como la aromaterapia tienen algún valor redimible como medicina "complementaria". Tal fue la evaluación de los médicos que asistieron en el verano de 1985 a la Exhibición de Medicina Alternativa en Londres. Entre sus observaciones estuvo el reconocimiento de que las terapias alternativas han surgido debido al grave disgusto del público tanto con la filosofía mecanicista, como con el actual cuidado de la salud y servicio que proporciona la profesión médica convencional. (En la medida en que el éxito y la popularidad de terapias alternativas sigue en aumento, se incrementa el volumen de las quejas del público contra la medicina moderna: médicos que son arrogantemente "estrechos" de mente, insensibles y poco comunicativos; pruebas y procedimientos que resultan dolorosamente repetitivos, tediosos, innecesariamente complicados y escandalosamente caros; tratamientos y medicinas que son "enfermantes" y a veces peligrosamente debilitadores y que con frecuencia agravan el mal o son vacuos, etc.) Incluido en sus comentarios sobre terapias alternativas, el reporte médico dice: "La aromaterapia explora el sentido olfativo al emplear aceites esenciales que no son simplemente percibidos, sino masajeados en todo el cuerpo, una experiencia que ha de ser singularmente refrescante". Los médicos concedieron que uno de los puntos fuertes de la aromaterapia es la armonía que se crea entre el cliente y el curador: "Tal confianza y relación física puede —como sabe cualquiera que haya obtenido ventajas de un masaje— ser definitivamente sedante y bastante diferente de las experiencias que se hayan tenido a manos del médico. El estar recostado, más la manipulación física, ofrece una oportunidad única de relajamiento, concentración, recibir 'tierno cuidado amoroso', olvidar las preocupaciones y aprender". Lo anterior constituye una leve exaltación al reconocimiento de las propiedades que brinda la aromaterapia.

Otras opiniones

Como se ha visto, no todo el sector de la ciencia médica o los centros de investigación olfativa se mofan de la aromaterapia. Susan Knasko, del Monell, se mantiene escéptica ante la aromaterapia atribuyendo las respuestas a la autosugestión, pero el Dr. Gary Beauchamp, investigador del sentido del gusto en el Monell, cree que los aceites esenciales son farmacológicamente (fisiológicamente) activos dado que los aceites esenciales son lípido solubles y, por consiguiente, capaces de penetrar la piel y la barrera de sangre del cerebro. Beauchamp conjetura que los odorizantes son capaces de moverse a través de los nervios olfativos ciliares del epitelio nasal y por lo tanto llegar hasta el sistema nervioso central en vez de permanecer sólo en la piel de la nariz.

En Sabores y Fragancias Internacionales (IFF) de Union Beach, Nueva Jersey, que conduce análisis computarizados de los componentes de los olores naturales con el propósito de crear sustancias sintéticas para productos de perfumería y fragancias, el Dr. Stephen Warrenburg, un psicofisiólogo, trabaja en "psicología fragante" con el propósito de determinar reacciones dicotómicas de gusto/disgusto hacia las esencias. Ahí, el Dr. Craig Warren y otros elementos de la IFF han adquirido lo que ellos consideran pruebas sólidas objetivas (observación por máquina) y subjetivas (auto reportadas u observadas) de que sus mezclas de aceites esenciales administradas sobre la piel o por inhalación reducen la ansiedad y otras emociones que provocan estrés.

Entre tanto, el profesor de psicología Howard Ehrlichman, de la Ciudad Universitaria de Nueva York ha expresado algunas dudas importantes sobre todo el proceso de olorolfacción: "Verdaderamente no creo que haya nada tan poco complicado como presentar un olor para producir una reacción automática" —dijo Ehrlichman en 1985. "Piense en lo complicados que son los alimentos. Cuando tiene usted hambre, el olor de ajo puede aguarle la boca, pero si está satisfecho, puede producirle otras sensaciones... Existen muy, muy pocos estímulos (olorosos) que tengan un efecto inmediato bueno o malo." Si es así, surge la pregunta: ¿para qué siguen adelante sus estudios y los otros financiados por la FRF acerca de la olfacción y los olores?

El Dr. Gary Schwartz, profesor de psicología y psiquiatría de la Universidad de Arizona en Tucson, replica: "Yo era un no creyente. Pensaba que no era probable que una fragancia específica pudiera tener un efecto relajante demostrable en el laboratorio. Pero ahora me parece lógico". Schwartz dice que cuando estaba en la Universidad de Yale produjo precisamente ese efecto con esencia de "especia de manzana". Mientras trabajaba para la IFF, el Dr. Schwartz condujo experimentos financiados durante un periodo de cinco años en Yale, probando a más de 400 sujetos antes de publicar sus resultados en 1989. Él observó que la especia de manzana tenía efectos relajantes que se podían medir en ondas cerebrales, para lo que bastaba, en el caso de un sujeto, el término de un minuto en manifestarse. En otro estudio, la manzana produjo un notable efecto de reducción de los niveles de estrés de sujetos en observación a quienes se les hizo una serie de preguntas tendientes a provocar tensión. La respiración, presión sanguínea, ritmo cardiaco y tensión muscular de aquellos expuestos a la esencia fueron más bajos que en los sujetos que recibieron solamente aire común y corriente.

Desde que llegó a la Universidad de Arizona, Schwartz ha enfocado su atención al estudio de la esencia subliminal, en particular a los efectos de los "edificios enfermos" dentro de los que, como lo describe Schwartz, se debe respirar una verdadera revoltura de sustancias químicas artificiales. "La idea es que la nariz puede detectar esas moléculas y esa información es recibida por el cerebro, lo que provoca que se activen los centros cerebrales y se sientan náuseas y molestias. Schwartz añade que no se pueden atribuir esas reacciones a ninguno de esos olores debido a su existencia subliminal, y apoya el concepto de olores terapéuticos; sin embargo, él nunca menciona o utiliza aceites esenciales; más bien habla de esencias sintéticas que son proporcionadas por un moderno laboratorio de química orgánica perteneciente a la ciencia médica y a la industria de la fragancia. Este último punto es significativo porque no sólo en el laboratorio, sino en la vida real, los olores sintéticos no son simplemente unos intrusos entre los olores naturales, sino que amenazan con suplantarlos.

Inhalación artificial

El Dr. Alan Hirsch de la Smell and Taste Treatment & Research Foundation llegó a la conclusión de que el cuadro de referencia para los aromas se está desplazando en forma gradual alejándose de la naturaleza y acercándose a compuestos manufacturados. Numerosos estudios clínicos y de observación indican cómo la nariz humana está siendo engañada por olores manufacturados, que unidos con el moderno alejamiento urbano de la naturaleza están causando asociaciones de identidad confusas y distorsionadas entre los olores, los gustos y sus fuentes. El Dr. James A. Steinke, director de desarrollo y aplicación del sabor en Fries & Fries, laboratorio de Cincinnati que mezcla sabores para la industria alimenticia, hace notar que: "La gente que creció tomando KoolAid de fresa, siempre preferirá el sabor a fresa del KoolAid sobre el sabor completamente natural de la fresa. En realidad, si usted exprimiera fresas frescas y una persona con los ojos vendados las probara, diría que no es fruta".

El hecho de que para un número rápidamente en aumento de seres humanos un "sabor a fruta" representa lo que ellos creen ahora que es la "verdadera" esencia y sabor de la fruta, y que la fruta verdadera ya no huele a "verdadera", dice algo importante sobre lo que el Dr. Wysocki, de Manell, llama la "primitiva, ineducada y por lo tanto vulnerable" naturaleza del olfato, y sobre cómo la nariz humana y la lengua, inundadas con olores espurios y sabores falsos, pueden satisfacerse equivocadamente con estímulos artificiales que saturan los sentidos, pero no ofrecen ningún beneficio terapéutico ni nutricional. Las sustancias artificiales hacen eso no sólo por mera substitución de lo auténtico, sino por la exageración falsa de que proporcionan un mayor volumen de estímulos placenteros y de reacciones que agradan a la gente, aunque proporcionen menos de todo aquello que realmente se necesita o se espera. Con frecuencia, el hombre contemporáneo se engaña comiendo, bebiendo y oliendo cosas que no son buenas para su salud, simplemente porque huelen y saben como aquellas cosas que en efecto mejoran su salud.

Como si las esencias sintéticas disfrazadas de verdaderas no fueran suficiente problema, la proliferación de productos perfumados, "naturales" o como sea, complica más la habilidad para identificar correctamente los olores. "Se está tornando todo muy confuso —dice Susan Knasko— ya todo está perfumado. Muchas personas captan por primera vez las esencias fuera de contexto y eso está empezando a afectar mi investigación." Para algunas personas, la esencia de limón significa limonada, para otra es líquido para pulir muebles, y así sucesivamente. Knasko reporta que en algunos estudios de investigación, cuando los sujetos de 18 a 45 años huelen esencia de pino, frecuentemente creen que se trata de un producto de limpieza, o de algún modo confunden el olor con el del limón debido a que el limón y el pino comúnmente se mezclan en los productos para el hogar y de limpieza. La edad de sus sujetos es reveladora ya que otros estudios señalan que las generaciones más jóvenes están siendo condicionadas y aclimatadas gradualmente a olores químicos sintéticos que están reemplazando de forma rápida a las esencias naturales, las fragancias y los aromas en los trabajos y en los hogares, en los entornos cerrados y en los entornos abiertos, en los alimentos y en las bebidas, juguetes, ropa y otros productos.

Al considerar las innumerables sustancias y materiales, producto de la industrialización y de la tecnología modernas que se han presentado a la olfacción humana durante la segunda mitad del siglo XX, uno empieza a darse cuenta de cómo las generaciones presente y futura recibirán una influencia emocional, nostálgica y hedónica cada vez mayor por medio de fragancias fabricadas, en vez de con olores naturales. Lo que esto augura no se sabe, pero las implicaciones y consecuencias podrían ser tremendas. Los perfumeros y los catadores son perfectamente conscientes de este cambio olfativo observado por el Dr. Hirsch y otros investigadores. Con aproximadamente 10 000 sustancias aromáticas, en su mayoría sintéticas, disponibles como fragancias de moda, y 5 000 ingredientes principalmente artificiales para fabricar sabores para alimentos empacados, las industrias de la fragancia y de la alimentación están muy ocupadas promoviendo esta tendencia.

En la esencia equivocada

Para producir sus efectos psicofisiológicos, los aceites esenciales atraviesan la barrera de sangre cerebral, no sólo en virtud de su solubilidad en lípidos cuando se usan transdermáticamente o bien por ingestión, sino también detonando impulsos nerviosos olfativos cuando son inhalados. Esta no es una cualidad exclusiva de los aceites esenciales puesto que otras sustancias también pueden hacer lo mismo, pero ya que no todos los olores se crean igual, la pregunta es: ¿qué mensaje, qué información ofrece o lleva al cerebro cada oferta? Diversos procesos científicos para manipular o entrometerse en materias que ocurren naturalmente, o con sustancias naturales (sea genética, química, molecular o anatómicamente), pueden producir mutaciones, desnaturalizar o tornar en contra sustancias naturales que han sido sintetizadas, elementos químicos aislados o réplicas artificiales.

Siempre existe el riesgo de desequilibrar o, de alguna manera, distorsionar los efectos o las características de la versión original del producto que se va a procesar o imitar, con lo que se crea, en consecuencia, algo que resulta menos saludable, menos efectivo terapéuticamente o menos valioso y, a la vez, algo más activo o potente, y más limitado y perturbador psicofisiológicamente hablando. A menudo, esto es lo que produce reacciones humanas anormales como simples alergias, intoxicación o adicción. Si se considera lo que hasta el momento se ha visto sobre la olfacción: ¿será posible convertirse en adicto químico y psicológico a esencias falsas? O sea, ¿el ser humano aprenderá a preferir o a apoyarse en éstas, más de lo que lo hace en aromas y fragancias naturales? A juzgar por la experiencia humana con numerosas drogas sintéticas modernas, clasificadas variablemente como hipnóticos, sedantes, tranquilizantes, narcóticos, estimulantes, depresivos y alucinógenos, se debe concluir que la respuesta es sí. Primero, para ser efectiva, una "droga aroma" inhalada sólo necesita encontrar al receptor correcto imitando una substancia natural. Un olor sintético suficientemente potente operaría, entonces, en gran parte del mismo modo en que ya lo hacen las drogas nasales orales, inyectadas u orales, exagerando la sensación de placer, intensificando los estímulos y efectos psicofisiológicos y creando un creciente deseo de llegar a una dependencia del olor sintético.

Hace algunos años, la profesora Susan Schiffman de la Universidad de Duke notó que un grupo de receptores olfativos que había sido aislado en fechas recientes resultó ser el mismo que une el Valium y el Librium. (Estos productos, que químicamente son llamados diazepan y clorodiasepoxide, respectivamente, son dos de los tranquilizadores sedantes de benzodiaspina que se recetan más frecuentemente y con más ganancias en Estados Unidos, donde son manufacturados por la misma compañía.) "Bueno, ellos no evolucionaron durante millones de años para estar ahí cuando inventaron el Valium —dice Schiffman— así que, ¿por qué están en nuestra nariz? Supongo que pueden estar ahí para asociarse a las cosas que olemos, por ejemplo, a sustancias naturales que tienen un efecto similar." Ésta es una buena suposición ya que los seres humanos y otras especies animales han venido empleando plantas medicinales por muchos miles —en realidad, millones— de años.

La farmacia de la naturaleza

"El Señor hace brotar de la tierra los remedios,
y el varón prudente no los desecha."
Eclesiastés 38:4

Los africanos nativos de Tanzania han usado tradicionalmente el arbusto llamado *Vernonia amygdalina* para curar y prevenir parásitos intestinales y otros males gastrointestinales. En 1987, algunos primatologistas descubrieron que la población de chimpancés de Tanzania usaba el mismo arbusto para igual propósito. Desde ese año, los investigadores han identificado unas quince especies de plantas incluidas en lo que ahora llaman "la farmacopea de los simios", la cual se utiliza no solamente por los chimpancés, sino por monos aulladores y probablemente por todas las demás especies de monos. Éstas y otras especies animales descubrieron hace mucho tiempo, en "el botiquín de la naturaleza" remedios terapéuticos, curas y medicinas preventivas para lo que los moleste.

Actualmente, los científicos están dedicando especial atención al zoofarmaconocimiento —el uso que dan los animales a las plantas medicinales— bajo la premisa de que si funciona para otros primates y mamíferos, puede funcionar también para los humanos. A veces, los chimpancés hacen caminatas matutinas de hasta 20 minutos solamente para ingerir las hojas de *Aspilia*, miembro de la familia de los girasoles, de la que los científicos saben que es rica en aceite rojo —tiarubrinaA— que destruye parásitos, hongos y virus. Instintivamente, los chimpancés también lo saben. Después de pruebas de laboratorio, los bioquímicos descubrieron que la tiarubrinaA mata las células cancerosas del tipo de tumores sólidos que son más comunes en los senos y en los pulmones.

Como todas las habilidades de supervivencia, el conocimiento de las plantas medicinales por los animales es una habilidad adquirida que combina el conocimiento innato instintivo, la percepción sensorial, la imitación y algo de prueba y error); todo es parte del proceso evolutivo de selección natural para mantener y mejorar las especies. Los monos aulladores de Costa Rica, como otras especies animales, huelen y prueban plantas para distinguir sus cualidades y evaluar su valor medicinal así como su peligro potencial. Los monos adultos también instruyen a sus pequeños en la búsqueda y administración de las hojas de ciertas plantas y raíces medicinales. Como medida profiláctica, los chimpancés de Tanzania comen más *Aspilia* y *Vernonia* durante la temporada de lluvias que en ninguna otra época.

Existen suficientes pruebas que sugieren que los animales también usan las plantas con propósitos obstétricos. En los humanos y en otros primates, el esperma que lleva el cromosoma femenino X se conserva mejor en un medio ácido, mientras que el que lleva el cromosoma masculino Y podría sobrevivir al X en un medio alcalino. Para regular correctamente las especies, los primates como los monos aulladores ingieren instintivamente unas plantas alimenticias justo antes y después de aparearse, plantas que de otra manera no se comerían, así, ellos pueden alterar las condiciones pH en las que se produce la fertilización. Parece que el ácido de las plantas o sus compuestos alcalinos cambian las condiciones uterinas, afectando en consecuencia el sexo del feto. Otras plantas contienen compuestos químicos que modifican la producción de estrógenos, lo que a su vez afecta a la ovulación. Esto coincide con los conocimientos adquiridos; tal como recuerda en su libro el Dr. Valnet: la verbena, planta con flores de la familia de las verbenáceas, se había usado en obstetricia como infusión para fortalecer el útero y facilitar la labor mucho antes de que la ciencia descubriera que contiene *verberín*, poderoso agente constrictor del útero.

Parece ser que los humanos primitivos aprendieron mucho de los animales sobre plantas medicinales. Según una vieja leyenda navajo, el oso enseñó a la tribu a usar osha (*Ligusticum porteri*), que tiene gran cantidad de poderes curativos (incluyendo el ser antimicrobial, antitoxinas, estomacal, carminativo, vermífugo, sudorífico y expectorante) para tratar enfermedades gastrointestinales, infecciones bacteriales y virales y otros males. Los navajo y otras tribus nativas de América del Norte también queman plantas como incienso para librarse de influencias patógenas y miásmicas. (Esta práctica se llama "fumigar" y el que quema incienso es un "quemador".) También conocida como "medicina del oso" o "perejil indio", el osha se sigue empleando por las tribus hoy en día, así como por los osos.

A veces, los grandes osos Kodiak de Alaska desentierran y se tragan raíces de osha; en otras ocasiones las mastican hasta abrirlas o hacen una masa con ellas y se untan en la piel el jugo de las plantas. Los osos cafés hacen lo mismo. Se sabe actualmente que entre sus numerosas sustancias químicas, la *Ligusticum porteri* contiene fungicidas naturales que también repelen ácaros y otros parásitos.

A finales del siglo XIX, la quinina, un amargo alcaloide extraído de la corteza del árbol de quino, también conocido como chinchón, importado a Europa desde Sudamérica, era empleada en forma sistemática para tratar la malaria y otras enfermedades febriles. En el antiguo Perú, los indios aprendieron los beneficios médicos de comer corteza de quino al ver que un puma lo hacía. Del otro lado del globo, en los puertos de las Indias Orientales Holandesas que hoy se conocen como Indonesia, la malaria, que en un tiempo provocó muchas muertes, se trataba por lo común con corteza de quino, tal como se trataban otras fiebres y varios males no febriles. Allí, un capitán holandés marino, por autoexperimentación, encontró que la quina era efectiva para sus altibajos de rápidas e irregulares palpitaciones cardíacas. Su experiencia personal, descrita en la literatura médica de 1914 por su médico europeo, llevó al aislamiento de la quinidina, estereoisómero de la quina (imagen de espejo de la molécula), que desde entonces se ha usado como medicamento para el corazón. Inevitablemente, los químicos sintetizaron variantes de la molécula de quinina, y crearon derivados de quinina llamados drogas antimalaria (quinacrina, cloroquina, hidroxicloroquina) que pronto reemplazaron en la práctica médica al ingrediente natural, la quinina.

En busca del éxtasis

El comportamiento de los animales también ha llevado al hombre al descubrimiento de analgésicos, sedantes y estimulantes. De acuerdo con el folklore etíope, fue en algún momento durante el siglo IX que los pastores observaron por vez primera a sus chivos brincando con excitación en el aire después de comer unos granos de café. En Australia se observó que el eucalipto calmaba a los osos koala, que comen exclusivamente las hojas de árbol, con lo que se dio una pauta para descubrir las propiedades anestésicas y sedantes de ciertas variedades del eucalipto, como por ejemplo las del *Eucalyptus citriodora*.

En la búsqueda de agentes curativos naturales se han descubierto más plantas aún: las que mitigan el dolor o aumentan la energía y el desempeño físicos, así como las plantas que poseen capacidades psicoactivas para aliviar la ansiedad y la depresión, o para producir o aumentar los estados psicofisiológicos. Igual que los animales salvajes, en diversos grados, se aventuran fuera de su área usual de alimentación, o alteran sus hábitos alimenticios para adquirir e ingerir tales plantas, el hombre moderno —el organismo biológico más complicado sobre la superficie de la tierra— ha ampliado su área geográfica y gastronómica, extendiendo el alcance humano más allá que otros animales, en coincidencia con la exploración global, los viajes y el comercio, así como con el desarrollo de una dieta omnívora extraordinaria. No obstante, Ronald Siegel, un farmacólogo cuya especialidad es la psicofarmacología (el estudio de los efectos de las drogas sobre el comportamiento), ha llegado a la conclusión, después de 20 años de observar a docenas de especies animales y sociedades humanas, que el impulso a buscar la intoxicación es un comportamiento biológico común en todo el reino animal, en especial entre los mamíferos y sobre todo entre los primates, debido a la forma en que está conectado su cerebro.

En su libro *Intoxication: Life in Pursuit of Artificial Paradise*, Siegel asegura que no obstante que el impulso a alterar la conciencia es una motivación adquirida, puede ser tan poderosa como los impulsos innatos instintivos (como el hambre, la sed y el sexo). Relata que en las montañas Rocallosas de Canadá, el carnero trepa frecuentemente por los filos más torcidos de las rocas sólo para probar las propiedades similares a las de los narcóticos de unos líquenes que crecen ahí. El elefante africano busca la fruta fermentada del árbol nativo *Borassus* con la que a veces acaba tambaleándose de borracho. Ejemplos similares abundan en la naturaleza. Una hierba potencialmente peligrosa pero de alto poder medicinal, una variedad del solano llamada beleño que es mortal para las gallinas, tiene propiedades de narcótico venenoso similares a las de la belladona debido a cierto elemento alcaloide. Sin embargo, el beleño es cuidadosamente mordisqueado por los mamíferos que están más alerta a sus efectos entumecedores. La yerba Jimson o "yerbaloca", que contiene alcaloides que se encuentran en el beleño y en la belladona (escopalamina, yosciamina, atropina), también es un alucinógeno peligroso que consume el ganado y los caballos del oeste norteamericano, por lo general con resultados mortales. Los hongos alucinantes constituyen la elección de muchas especies salvajes alrededor del globo, tanto como las croquetas constituyen una de las elecciones preferidas de los felinos domésticos.

Pero se debe distinguir cuidadosamente el comportamiento animal del comportamiento humano cuando se trata de la búsqueda común de tranquilizantes, narcóticos y de otras sustancias psicoactivas. A pesar de que los animales a veces sufren deplorables consecuencias, tienen legítimos propósitos de salud al buscar los efectos que producen tan peligrosas plantas. (Los animales salvajes parecen tener mayor precaución y mejor juicio al medir los riesgos, en comparación con animales domesticados tales como los caballos, las gallinas o el ganado.) El uso humano de hongos alucinantes, peyote, mariguana u opio, a menudo tiene motivos absolutamente distintos. Los animales no son ociosos o compulsivos buscadores de emociones esperando "estupidizarse" o "viajar muy alto" para escapar de la realidad, ni tampoco tienen motivaciones místicas o religiosas para buscar estados de conciencia alterada o de éxtasis espiritual. La comparación es similar al propósito práctico de supervivencia por el que los animales usan olfato y esencia, a diferencia de las motivaciones románticas, hedonísticamente exóticas o estéticas, que con frecuencia guían la olfacción del hombre. La diferencia se torna más terriblemente clara cuando se considera cómo, a diferencia de los animales, los humanos son capaces ahora de manufacturar sus propias drogas sintéticas para después usarlas imprudentemente, lo cual lleva a la raíz de uno de los problemas actuales.

De una generación a la siguiente, los indios andinos de Sur América han masticado hojas de coca para fortalecerse y estimularse durante largos viajes y tareas extenuantes. La coca es la planta de la que se sintetiza la cocaína. Sin embargo, entre los andinos no existen casos documentados de muertes ocurridas por sobredosis o por abuso de esta substancia y ninguna prueba de descomposición social o problemas de salud. Entre tanto, las modernas sociedades civilizadas están plagadas de consumidores habituales, quienes aspirando cocaína, fumando "crack" (o abusando de otras drogas), se destruyen a sí mismos, a su familia, sus relaciones sociales y a otros miembros de la sociedad ya que, además de cometer crímenes, agobian a ésta con sus hijos drogadictos. Una explicación puede ser la diferencia genética entre distintas personas que usan la misma substancia o alguna similar. Por ejemplo, entre grupos raciales y étnicos existe mayor o menor tolerancia al alcohol y, por tanto, diversas probabilidades de riesgo para la salud, de intoxicaciones, o de adicción, aspectos que también son ampliamente predeterminados por la genética. Asimismo, existen inmensas diferencias comparativas en estrés psicológico entre la moderna sociedad urbana y la sociedad primitiva o rural. Otro factor más es la forma inadecuada en que a menudo el hombre moderno maneja las sustancias naturales. Siegel explica:

> Lo que resultó mal fue que siendo los tecnológicamente sofisticados primates que creemos que somos, hemos arrancado estas hojas, les hemos sacado las sustancias químicas, las hemos concentrado, las hemos inyectado en nuestra corriente sanguínea y luego hemos preguntado por qué tenemos un problema. Estamos tomando algunas medicinas seguras, drogas seguras, algunos intoxicantes relativamente benignos y estamos convirtiéndolos en veneno al cambiar la dosificación y la forma de usarse.

Sea la discusión sobre alimentos naturales enteros frente a alimentos procesados que contienen aditivos, preservativos y sabores artificiales, o sobre plantas medicinales naturales frente a drogas sintéticas, resulta claro que el hombre moderno tiene una idea errónea acerca de estos temas. En el debate similar entre aceites esenciales puros frente a sustancias aromáticas sintéticas o aisladas, primero se debe rechazar cualquier intento de atribuir efectos farmacológicos a los aceites esenciales pues esto constituye una apreciación totalmente equivocada de su naturaleza y, en cambio, se deben considerar los verdaderos efectos farmacológicos de las drogas existentes o de las nuevas "drogas aroma" propuestas para el futuro.

La suposición de la Dra. Schiffman es correcta: el cerebro y los receptores olfativos no evolucionaron durante millones de años sólo para estar ahí cuando el Valium, el Librium o cualquier otra droga fuese inventada. Las drogas son unas impostoras. Drogas como los tranquilizantes y barbitúricos no sólo agotan o inhiben los nutrientes esenciales y el oxígeno celular, sino que llevan a la adicción por la tolerancia convertida en hábito o por la adaptación del organismo, lo que es un asunto más serio que la tolerancia de microbios, como ocurre con el uso de antibióticos. Por lo tanto, las drogas psicoactivas requieren una dosificación mayor y más constante, hasta que se convierten en algo peor que impostoras, se vuelven usurpadoras. Los costos y los efectos colaterales de tal "terapia" pueden ser enormes. Usualmente esos costos se pagan con declinación mental, espiritual y creativa, desórdenes nerviosos y del comportamiento, pérdida del apetito, de la libido, o conciencia social, además de que

161

disminuyen las reacciones sensoriales, todo como resultante de la intoxicación física, psicológica y espiritual.

Es aleccionador que la oposición de la Comisión de Ciudadanos por los Derecho Humanos a la idea de bombear "fragancias del comportamiento" en prisiones, escuelas y transporte colectivo subterráneo sea una continuación de la guerra de la iglesia de la Cienciología contra la psiquiatría, o más específicamente hablando, contra lo que la cienciología ve como mal uso de la profesión psiquiátrica de drogas psicoactivas que alteran la mente para reducir a las personas a zombies. Desde un principio puede reconocerse en esta disputa que las esencias sintéticas y las fragancias artificiales son otra generación de impostores que se maneja como se han manejado las drogas, que podrían dañar a las personas y de igual manera amenazar a la sociedad. ¿Necesitamos o queremos otra generación de drogas sintéticas —esta vez "drogas de comportamiento" o "drogas de olfacción"— que tratan más bien los síntomas en vez de a las personas y que probablemente generen más problemas personales y sociales de los que resuelven? A los fitoaromaterapeutas incumbe apoyar el uso y la provisión de sustancias naturales botánicas y aromáticas para oponerlas a la perturbadora tendencia moderna hacia esencias sintéticas y sustancias artificiales, así como para educar a todos los que se preocupan de la importante y creciente necesidad de fragancias auténticas que tienen verdadero valor terapéutico y estético.

Preguntas y respuestas sobre aromaterapia

En todos los aspectos, los aceites esenciales, las hierbas y otros remedios provenientes de plantas, proporcionan una alternativa segura, sana y saludable ante los productos sintéticos de los laboratorios químicos. Los aceites esenciales son los primeros entre aquellas medicinas "hechas brotar de la tierra que el varón prudente no desecha". El hecho de que las sustancias químicas sintéticas de olor sean preferidas por los fabricantes porque reducen los costos y aumentan las utilidades, se puedan explotar comercialmente debido a las reacciones hedonistas emocionales que producen, o porque provocan modificaciones al comportamiento con metas miopes y resultados superficiales o perniciosos, no constituye razón suficiente para aceptarlas. Un propósito de auténtica aromaterapia es mantener o restaurar la salud, las reacciones naturales olfativas y psicológicas, así como promover la superación personal genuina y duradera a través de los aceites esenciales. Los aceites esenciales enteros y puros, al

162

igual que los alimentos enteros, son recibidos de mejor forma por el organismo humano, son más psicofisiológicamente nutritivos puesto que llevan mensajes e información completos y adecuados al ser humano. Sus efectos no son estímulos superficiales, sino terapéuticamente seguros y capaces de engendrar cambios reales y profundos. La sutil subjetividad del olor individualizado y la complejidad de los aceites esenciales parecen resultar demasiado inconvenientes o complicados para la consideración o los objetivos de las prácticas del ámbito médico y de la industria de las fragancias, pero permanecen necesariamente vitales para la aromaterapia puesto que son importantes para el ser humano individual. La ambientación con fragancias no es aromaterapia. La aromaterapia masiva de cualquier clase, por la práctica o por la producción, contradice el tratamiento holístico individualizado y la superación personal, que es el propósito de la "prescripción individualizada" de la aromaterapia, tal como lo afirmó Marguerite Maury.

El sentido del olfato en el hombre moderno se encuentra en disminución en parte por la evolución de otros sentidos más avanzados, pero también porque está saturado y desensibilizado por los estímulos olorosos de un mundo y una existencia más complejos. Puesto que está asediado por incontables olores, esencias, fragancias, perfumes y aromas, no existe razón en el hombre para ser muy selectivo o muy prohibitivo con el esparcimiento deliberado de fragancia ambiental que cada día incluye más sustancias aromáticas sintéticas. (No se puede predecir que los verdaderos aceites esenciales o que las esencias naturales serán usadas para dar fragancia al entorno; sin embargo, por razones éticas y filosóficas se debe apoyar ese uso.) ¿Cuáles son los efectos potencialmente adversos a la salud de la fragancia ambiental en gran escala? Independientemente de la creciente posibilidad de sensibilización, es probable que las fragancias sintéticas se vean favorecidas por su bajo costo de producción y por la reproductividad y capacidad de predicción de la reacción humana ante el raquítico espectro de componentes que puede haber en una esencia sintética. Sin embargo, los olores sintéticos pueden exacerbar las preocupaciones sobre los peligros de las "esencias de segunda mano" y avivar el debate sobre sustancias naturales frente a sustancias artificiales. Las esencias están en todas partes, pero ¿qué sucede con las envolturas o paquetes perfumados? Las personas "hipersensibles a las sustancias químicas" o que padecen de alergias ya han protestado con éxito contra la publicidad de "rasque y huela" y contra revistas perfumadas. Al analizar algunos de los objetivos que plantea el establecer la fragancia ambiental, puede surgir la pregunta ¿cómo espera la "ingeniería sensorial" mejorar realmente la calidad del aire generando más olores sintéticos artificiales, independientemente de lo agradable que pueda ser el aroma? Se debe esperar que las esencias artificiales produzcan resultados artificiales pasajeros y superficiales. El tema de darle fragancia al ambiente siempre conlleva implicaciones tanto de salud, como de ética. Esta última implica un choque entre colectivismo indiscriminado versus necesidades individuales, preferencias, opciones y libertad.

El usar esencias naturales para lograr efectos terapéuticos psicofisiológicos en consultorios médicos, hospitales, clínicas, spas, o en cualquier otra parte donde se puedan conseguir o aplicar personalmente (como en el hogar, donde la persona tiene el control individual), es muy diferente a que las autoridades gubernamentales bombeen fragancias en el transporte colectivo subterráneo con la esperanza de frenar el crimen urbano. (Los ritos religiosos litúrgicos no son un buen argumento en pro de la fragancia ambiental porque se supone que las personas que están en la iglesia comparten un imperativo y una expectativa común mental y espiritual, es decir, están unidas por un mismo propósito unificador al que llegan voluntariamente.) En cuanto a oficinas particulares, sin duda se argüirá que la fragancia ambiental es tanto un beneficio para el empleado, como una ventaja para el patrón. Pero en cualquier caso, o más específicamente en transportes colectivos subterráneos, escuelas públicas o incluso en cárceles, la fragancia ambiental es de todos modos una medicación masiva similar a la fluoración del agua. Los modernos practicantes de la medicina y las autoridades cívicas, debido a motivos particulares, han optado por ignorar las pruebas científicas existentes y crecientes que indican que la ingestión del flúor que contiene el agua citadina es peligrosa y dañina, debido no solamente a la dosis de flúor, sino también a la interacción de éste con otras sustancias químicas.

¿Cuál es la interacción de las esencias sintéticas con otras sustancias químicas olorosas (y no olorosas) ya presentes e interactivas en el aire, que las fragancias sintéticas pueden disfrazar pero que no eliminan, desintoxican ni deshacen? Siempre vulnerables a la ley de consecuencias no intencionales, las buenas intenciones no bastan. De lo contrario se bombearían antibióticos al aire y al agua durante epidemias respiratorias o de otro género.

Éstos son algunos de los temas de debate generados por el asunto de la fragancia ambiental, especialmente en una sociedad plural como la de Estados Unidos. La mejor respuesta es el consenso individual informado y voluntario que puede permitir el consenso de grupos más pequeños. Por supuesto, los ingredientes de las esencias naturales, de preferencia aceites esenciales, siempre deben ser seleccionados, sea por un consenso colectivo o por opción individual. Lo ideal es que las metas deseadas sean expresadas y los resultados demostrados a satisfacción de todos los involucrados. Lo más probable es que, independientemente de la buena intención, el dar fragancia al ambiente encontrará resistencia, mucha de ella justificada, al expandirse demasiado lejos y demasiado aprisa.

Al tratar los aspectos de la modificación del comportamiento debido a la fragancia ambiental, es aleccionador ver que los efectos de esos experimentos de olfacción social observados líneas atrás, ni eran unánimes, totales, ni científicamente confiables, debido a tantos otros factores y estímulos que fueron ignorados. Como si otras mezclas o intrusiones sensoriales en la apreciación olfativa no causaran suficiente complicación, las reacciones humanas a las esencias, fragancias, olores y aromas tienen muchas variables psicológicas peculiares —asociación aprendida o experiencia, expectación asociada o cognoscitiva, etc.— así como otros refuerzos del entorno sensorial. Los efectos psicofisiológicos de los olores son difíciles de rastrear o de diferenciar porque las diferencias individuales afectan profundamente cualquier resultado terapéutico —como lo muestra la investigación olfativa que involucra esencias sintéticas sencillas —por lo que se complica cualquier explicación estrictamente biológica del efecto del olfato, o esencia, en el comportamiento humano. Consecuentemente, el poder de la mente sobre la materia puede obviar o aliviar algunos temores de una siniestra "esclavitud de la esencia", como la que practican las hormigas predadoras sobre sus víctimas, y el ejercicio de la libre voluntad del individuo puede suavizar la supuesta irresistibilidad de la sugestión.

5
Efectos psicoterapéuticos de los aceites esenciales

Los beneficios psicoterapéuticos que brindan los aceites esenciales se pueden obtener por inhalación (olfacción al cerebro) o a través de la sangre (fisiológicamente), es decir, por ingestión o por absorción transdermal. Los efectos psicoactivos de un aceite esencial se determinan de acuerdo a la naturaleza del aceite, en tanto que la potencia y rapidez de los efectos se determinan en parte por el método de aplicación: por ejemplo, los aceites esenciales sedantes son psicoactivos por ingestión, pero son de efecto más rápido, incluso en pequeñas dosis, por inhalación. Las distintas proporciones de absorción entre los métodos de aplicar la aromaterapia permiten versatilidad y el control sobre algunas reacciones de aceites estimulantes, donde los efectos pueden hacerse más graduales o rápidos de acuerdo con los requerimientos de la situación.

Los efectos psicoactivos de los aceites esenciales se pueden registrar con medidas de electroencefalograma (EEG) que muestran la amplitud y la frecuencia de las ondas cerebrales. Los olores producen reacciones de actividad de las ondas cerebrales corticales (EEG) e intervienen ondas alfa, beta, delta y eta. En páginas anteriores se citó el trabajo experimental del profesor Shizuo Torii y sus colegas de la Universidad Toho de Tokio, en donde se mostró cómo el jazmín aumenta el estado de alerta y atención estimulando las actividad de la onda cerebral beta y las Contingentes Negativas Variables medidas por amplitud CNV. Las características sedantes de la lavanda también se demostraron y se midieron por EGG y amplitud CNV. Hace unos cuantos años, en el Vigésimo Segundo Simposium del Gusto y el Olfato, el Dr. H. Sugano de la Universidad de Salud

Ocupacional y del Entorno, en Kitakyushu, dio a conocer los resultados que obtuvo de sus investigaciones, con lo que confirmó la investigación de Torii acerca del jazmín y de la lavanda. Una vez más se demostraron los efectos de excitación que el jazmín produce, así como también se comprobaron los efectos normalizadores y relajantes de la lavanda. La lavanda aumenta los estados meditativos de descanso, la actividad de la onda cerebral alfa, la concentración mental y la circulación sanguínea en el cerebro. Sugano reportó también que alfa-pineno, un terpeno primario ingrediente del aceite japonés del pino aguja, se encuentra también en un porcentaje variable en otros aceites esenciales y hace lo mismo que la lavanda. Alfa-pineno es el ingrediente principal de los aceites de trementina destilados de la oleorresina de diversos miembros de las pináceas (abeto, pino, pinabete, abeto del Canadá). Aislado por destilación fraccionada y posterior purificación, forma la base del alcanfor sintético y aceites de pino, así como productos comerciales sintéticos. El Dr. Sugano sugiere que los resultados que proporcionó el alfa-pineno apoyan la idea de que efectivamente es saludable la práctica de pasear por los bosques de pino. Los aromaterapeutas saben que los efectos restauradores y refrescantes de los bosques de pino se deben al aceite esencial de pino ya que éste provoca efectos psicológicos fortalecedores, estimulantes y estabilizadores.

En 1991, en la ya mencionada Segunda Conferencia Internacional de la Psicología del Perfume celebrada en la Universidad de Warwick, Tyler Lorig de la Universidad Washington y Lee, cuyo experimento con los efectos subliminales del almizcle sintético también ha sido mencionado, aseguró, con fundamento en sus propios experimentos, que la diferencia de las reacciones al jazmín y la lavanda en EEG, u onda cerebral, encontradas por Torii, Sugano y otros, no son necesariamente indicativas de psicoactividad directa del estímulo del olor sobre el sistema nervioso central, sino que también pueden ser el resultado de factores cognoscitivos o de expectación. Puede que sea así, pero los descubrimientos de Lorig no refutan los de los estudios japoneses, o la realidad de la acción directa de los aceites esenciales u otros odorantes. Puesto que este punto ya se comentó con anterioridad, sólo se recalca que en tanto que en verdad existen expectaciones cognoscitivas intermediarias involucradas en la percepción de los olores, eso por sí solo no refuta ni evita los efectos psicológicos reales o correlativos de los olores o, en este caso, los verdaderos efectos psicoactivos no causados por mera asociación o sugestión. Puede ser o no que las expectativas cognoscitivas se justifiquen por asociaciones aprendidas, adquiridas por experiencia personal o que incluso se codifiquen genéticamente en la memoria colectiva de la especie humana. Más aún, que las expectativas cognoscitivas puędan producir iguales resultados, como asegura Lorig, no significa que el conocimiento tuviese alguna influencia sobre los estudios japoneses. Entre tanto, los experimentos y las pruebas de experiencia que corroboran los efectos psicofisiológicos del jazmín, la lavanda y otros aceites esenciales, son muy convincentes.

En la Segunda Conferencia Internacional Malaya sobre Aceites esenciales y sustancias químicas aromáticas, celebrada del 3 al 5 de diciembre de 1990 en Kuala Lumpur, el profesor Leopold Jirovetz de la Universidad de Viena, Austria, presentó su propia investigación concluyente acerca de la lavanda, que por su acción directa sobre el sistema nervioso central reduce drásticamente la hiperagitación en los ratones causada por una inyección de cafeína. Por lo tanto, incluso si la expectación cognoscitiva sí jugó un papel importante en los estudios japoneses, sabemos de cualquier modo que la lavanda tiene capacidades psicoactivas sedantes, según quedó demostrado por Torii y Sugano, así como que no sólo las expectaciones de los sujetos humanos, las de los ratones, aunque no se cumplieron bien.

HORMONAS Y SUSTANCIAS NEUROQUÍMICAS

Como se recordará, los aceites esenciales que se conocen por sus características antideprimentes o tranquilizantes detonan la liberación de endorfinas y encefalinas (analgésicos neuroquímicos y tranquilizantes). Asimismo, caḅe recordar que tomando como base otros estudios de los efectos odorantes sobre el estado de ánimo se sabe de qué manera pueden influir también otras sustancias endógenas del cerebro. Los aceites esenciales señalan la actividad del hipotálamo y de las hormonas secretadas por las glándulas endocrinas o sin ductos (llamadas así porque no tienen tubos, ductos, o aperturas que lleven sus secreciones hormonales, sino que las liberan directamente en la corriente sanguínea). Estas hormonas actúan sobre diferentes partes y puntos de juntura del cerebro y asimismo pueden concentrarse en áreas de células neurales especiales de donde también pueden ser liberadas.

Las glándulas endocrinas producen la mayoría de las hormonas del cuerpo. La pineal y la pituitaria están próximas entre sí, cada una anexa a la base del cerebro, localizada detrás de la raíz de la nariz y aproximadamente en el centro de la cabeza. Las dos glándulas de adrenalina se ubican encima de los dos riñones. La tiroides está ubicada en la base del cuello, rodeando virtualmente la tráquea justo debajo de la laringe; dos pares de glándulas paratiroides residen en o cerca de la tiroides. El timo está en el pecho. El páncreas se encuentra recostado detrás del estómago. Las góna-das —ovarios y testículos— son otras glándulas cerca de las cuales se ubican células importantes. Las hormonas regulan la mayor parte, si no es que todos, los procesos vitales del cuerpo. Cada célula del organismo está influida de alguna manera por estos mensajeros químicos.

Se calcula que el cráneo humano promedio contiene aproximadamente 100 mil millones de células neuronas conectadas de mil o más formas con otras neuronas en conexiones abiertas llamadas sinapsis. La actividad de los nervios involucra la transmisión de señales eléctricas dentro de cada neurona y transmisiones químicas entre neuronas. El sistema de recepción de una neurona está compuesto por dendritas y su sistema de envío se llama axón. Las dendritas son una red de fibras finas y delicadas en contacto con axones de otras neuronas que envían y reciben señales a través del espacio sináptico. Las dendritas receptoras de una neurona son estimuladas por los neurotransmisores químicos de la neurona que hace el envío, de los cuales se conocen unas cincuenta clases. Estos neurotransmisores se vierten a través del espacio sináptico encontrando receptores específicos en la neurona localizada del otro lado de la sinapsis. Cuando llegan a la neurona apropiada detonan varias reacciones y luego de hacer su trabajo, los neurotransmisores son enzimáticamente rotos por la neurona recep-tora o reabsorbidos por la neurona emisora. Todo el proceso ocurre en sólo unas cuantas milésimas de segundo.

Ordinariamente, una neurona trabaja sobre la base de "todo o nada": si llega a disparar, dispara tan fuerte como puede. Un estímulo suficiente-mente fuerte detona el mismo impulso de la neurona con idéntica fuerza: un estímulo débil, por el contrario, es ignorado. Las neuronas obtienen su voltaje eléctrico de partículas cargadas de iones comunes en los fluidos del cuerpo. En un estado normal de descanso, una neurona tiene una carga eléctrica negativa en relación con los fluidos de carga positiva que la rodean, de los que la neurona y sus fibras se protegen con una membrana. Cuando una neurona dispara permite que penetre la carga positiva. Si las señales del neurotransmisor tienen suficiente poder, el potencial eléctrico de la neurona receptora cambia y la señal eléctricamente convertida es disparada por su propio axón, donde las sustancias químicas de la misma neurona son liberadas enviando una señal a través de otra sinapsis. El proceso es perpetuado de neurona en neurona a través de miles de neuronas simultáneamente. Cada segundo que pasa mientras está leyendo esto, más de 10 000 reacciones químicas están ocurriendo en su cerebro.

Lo que se acaba de describir es una versión muy simplificada de lo que realmente sucede. Estructural y funcionalmente, el cerebro es más sorprendentemente intrincado de lo que se puede ser capaz de saber o de entender leyendo todo lo que se ha escrito sobre él y mucho menos aprender sólo por referencias a unos cuantos de sus neuroquímicos o a las características básicas de su estructura, ya que las células cerebrales operan también por códigos bioeléctricos y transmisiones de ondas eléctricas, así como a través de una amplia gama de sustancias bioquímicas producidas por el cuerpo.

Para dar una idea del inmenso poder operativo y la enorme actividad del cerebro se puede decir que una computadora que tuviese el mismo número de "bits" que posee el cerebro humano promedio, que pesa 1.36 k, alcanzaría la altura de un edificio de cien pisos y cubriría el estado de Texas. Asimismo, es mucho lo que no se sabe y muy poco lo que se comprende acerca de las funciones independientes y extremadamente complejas y la interactividad de las glándulas endocrinas.

Debido a la compleja naturaleza bioquímica y al entendimiento homeostático de los aceites esenciales, los efectos hormonales de los mismos no pueden ser claramente clasificados como "levantadores" o "bajadores" (como ocurre con las drogas de acción sencilla), y tampoco las hormonas naturales de las glándulas se comportan de forma tan simple. Las hormonas humanas son sustancias transformadoras que tienen que ver con todos los aspectos concebibles y niveles de desarrollo de la conciencia humana, de la percepción y de la inteligencia, involucrando funciones psicológicas de la conciencia (pensamiento, sentimiento, sensación) y estados de ánimo, así como funciones biológicas como el metabolismo y la homeostasis. Llevando las fitohormonas del reino vegetal, los aceites esenciales sirven de complemento a las hormonas humanas en todas esas formas.

Puede ser que los aceites "sedantes" detonen serotonina (una hormona de la glándula pineal) y que los aceites "estimulantes" detonen noradrenalina (NAD, un precursor de la adrenalina) secretada por las adrenales, pero no se deben fundar tales inferencias en suposiciones inestables sobre la naturaleza de las hormonas o de los aceites esenciales. Primero, una sencilla clasificación dual de los aceites esenciales en sedantes y estimulantes no ha sido ni puede establecerse en forma categórica. Términos como *sedante*, *tranquilizante* y *estimulante* son demasiado amplios y vagos para describir los efectos del aceite esencial hormonal sobre muchos estados de ánimo mezclados, y estados psicológicos que se presentan en el gran espectro de la emoción humana. Extendiéndose más allá de los puntos opuestos de excitación y reposo, estos estados de ánimo y generales varían también cualitativamente de sutiles a intensos y de positivos a negativos. Por supuesto que todos los aceites esenciales son estimulantes en el sentido de que actúan como estímulo y que con frecuencia un aceite esencial puede ser capaz de detonar tanto serotonina como otras hormonas, puesto que muchos son aceites normalizadores. Además, no se debe concluir que la serotonina y la NAD tienen capacidades o efectos limitados a ser los "subidores" y los "bajadores". Tampoco se debe asumir que ellos (o sus respectivas glándulas) son antagonistas o que son los operativos únicos o incluso primarios en el equilibrio entre extremos de excitación y de compostura. Otras glándulas y sus hormonas están también activamente involucradas, como lo están otros sistemas del cuerpo.

La serotonina y la NAD no son las únicas hormonas producidas por sus respectivas glándulas. La parte interna de las adrenales, la médula adrenal, produce NAD y adrenalina, que es seis veces más fuerte que la noradrenalina sola. La parte externa de la glándula, la corteza adrenal, produce de 30 a 50 glucocorticoides, mineralocorticoides y hormonas sexuales, que tienen varios efectos sostenidos más allá de la rápida excitación que proporciona la adrenalina. Estas sustancias se cono-cen común-mente como corticosteroides o esteroides y entre ellas destacan dos glucocorticoides: la cortisona y el cortisol o hidrocortisona, que se reco-nocen por asociación con el nombre similar de amplio uso en drogas sintéticas. Las glándulas adrenales pueden producir hasta 100 sustancias diferentes, cada una en la cantidad precisa que requiera el organismo.

Es aleccionador que las hormonas sintéticas sean preparaciones senci-llas, frecuentemente no encontradas ni en la naturaleza, sacadas del con-texto de fórmulas hormonales más complejas y reforzadas totalmente fuera del equilibrio natural. Por eso y porque es imposible para ningún médico predecir los constantes ajustes metabólicos que hace el cuerpo humano en el curso de un día, para entonces afinar la dosificación apropiada, los efectos colaterales de las hormonas sintéticas pueden ser tan numerosos como severos. Irónicamente, en el intento de duplicar la acción de las hormonas naturales, las sintéticas en realidad sólo remedan la actividad de una glándula o sistema endocrino "alocado", que es exacta-mente lo que ocurre cuando la hormona sintética desordena todo el sistema y, en consecuencia, todo lo demás. Lo que ocurre con la cortisona administrada como medicamento por vía intramuscular, intravenosa, o especialmente cuando se administra por vía oral, es un conocido ejemplo de esto.

La cortisona se descubrió en la secreción adrenal en 1936, cuando se aisló por primera vez como un compuesto puro, pero más tarde se sintetizó como una sustancia química pura. La medicación de cortisona o esteroides (más comúnmente de la prednisona, aunque existen otras) suprime la función de las adrenales que, después de la suspensión del tratamiento s se pueden tardar varias semanas o quizás varios meses en empezar a funcionar de nuevo y eso en el caso de que vuelvan a funcionar. De lo contrario, el paciente queda con la enfermedad iatrogénica de Addison o hipoadrenalismo. Al causar que las adrenales cesen definitivamente en su producción, se condena al paciente a un "tratamiento" permanente de la droga cortisona, como la adicción o dependencia de los esteroides. ¿Pero qué drogas compensan la ausencia de cortisol, deoxicortisol, corticosterona, deoxicortisterona, aldosterona y el resto de las hormonas que las adrenales del paciente ya no producen?

Aparte de la atrofia, otros efectos colaterales conocidos del tratamiento con esteroides (generalmente empleando prednisona) se inician con aumento de peso debido al incremento del apetito, así como con retención de sal y agua causando esta última severos edemas e hipertensión (alta presión arterial). El aumento del apetito se origina por el estrés psicológico o el metabolismo perturbado de proteínas y por el acelerado agotamiento y/o excreción excesiva de muchos nutrientes vitales (vitaminas y minerales), coincidentemente con el aumento de la producción de ácido estomacal y la producción de enzimas, lo que causa dispepsia y probablemente úlceras pépticas o gastrointestinales. Al perturbar el metabolismo del calcio y los huesos, más específicamente hablando, al causar osteoporosis y necrosis vascular (pérdida de irrigación sanguínea a los huesos), el tratamiento con esteroides lleva a fracturas óseas fáciles o espontáneas y a un colapso esquelético. Puesto que los tratamientos de esteroides o cortisona perjudican la inmunidad natural, matando fagocitos y células mononucleares, así como reduciendo el timo y las glándulas linfáticas, la susceptibilidad a infecciones aumenta y las heridas cicatrizan mal o más despacio. Los efectos colaterales adicionales de un tratamiento con esteroides incluyen hemorragias espontáneas, elevación del colesterol e hiperlipidemia, hiperglucemia y pancreatitis (diabetes), glaucoma, convulsiones y psicopatía o psicosis.

Muchos otros factores internos y externos, así como estrés (congénito, psicológico, ambiental, nutricional) pueden perturbar en forma aguda o crónica las glándulas endocrinas, pero normalmente operan con una precisión delicada y acertada, administrando al segundo y en cantidades exactas lo que va siendo necesario. Muy pocas hormonas o en demasía, producirán resultados adversos. De hecho, demasiada adrenalina puede producir efectos opuestos a los esperados, al igual que demasiada serotonina puede elevar la agitación alérgica en vez de suavizarla. Ordinariamente, los niveles bajos de serotonina se asocian a comportamientos humanos hostiles, incluso violentos, antisociales o criminales. (Los esquizofrénicos tienen niveles extraordinariamente bajos de serotonina.) Esto y el resto de lo que se acaba de decir aquí sobre el sistema endocrino debe llevar al lector a examinar con cautela sus suposiciones generales y sus inferencias acerca de la naturaleza y de la actividad de los aceites esenciales y de las hormonas.

Por ahora se puede considerar holísticamente que la afinidad de un aceite esencial por su acción sobre determinada glándula (o cualquier otro órgano) debe ser entendida sobre la base de aceite-por-aceite (por ejemplo, el geranio, el pino, la angélica, el romero y el tomillo, actúan directamente sobre la adrenalina, pero de distinto modo) y no ser considerada como exclusiva. El tomillo actúa directamente sobre el sistema nervioso central y la glándula timo; el geranio actúa sobre el páncreas y el pino afecta a la glándula pineal. Los aceites esenciales participan en todo el sistema endocrino en forma natural, asertiva y correcta —de ahí que exista equilibrio y estabilidad—, lo que resulta congruente con el esfuerzo del propio sistema por crear y mantener armonía. Hasta ahora, se sabe muy poco sobre los aceites, las glándulas y sus hormonas para poder decir con precisión cómo interactúan. Lo único que se sabe con certeza es que lo hacen.

LOS ACEITES ESENCIALES Y LOS HEMISFERIOS CEREBRALES

El conocimiento de que no todos los odorantes se elaboran de la misma manera y de que más allá del agrado o desagrado respecto a un odorante, éste tiene sus propios efectos, se aplica también a los aceites esenciales, así como a otras substancias odoríficas o aromáticas. La reacción a los olores del hemisferio izquierdo del cerebro, sea por estímulo directo o como suele suceder con más frecuencia, por la transferencia de información del hemisferio derecho, hace posible y más fácil la identificación de los olores (según el grado en que se sea capaz de hacerlo) porque el cerebro izquierdo controla las funciones discriminatorias altamente avanzadas del pensamiento racional, del habla y del lenguaje. Las reacciones menos discriminatorias y más emocionales o hedonistas del cerebro derecho se producen de acuerdo con el principio dicotómico de atracción/repulsión y, con base en él, el hemisferio derecho selecciona o rechaza un estímulo odorante sin hacer mayor distinción sobre el origen, el valor o la naturaleza de éste. Aquí, se deben recordar los muchos criterios, aspectos y factores que deben tomarse en consideración al seleccionar un aceite esencial para aromaterapia empezando por la naturaleza, propiedades y características del aceite mismo, lo que incluye aspectos como las diferencias de género (en psicofisiología, en preferencias de esencia, etc.) y el método propuesto de aplicación del aceite esencial. También se debe considerar el propósito que se busca y el resultado. Se sabe que por su propia naturaleza los aceites esenciales no son iguales entre sí, ni tienen los mismos efectos psicoterapéuticos. Psicoactivamente, se pueden coordinar con uno u otro hemisferio cerebral, o pueden servir para armonizar mejor las actividades de ambos. Al estimular el hemisferio derecho, los aceites esenciales evocan fenómenos emocionales, reacciones o actividades (sentimientos, recuerdos, ima-ginaciones). Los aceites esenciales que estimulan el hemisferio izquierdo afectan al proceso intelectual (concentración mental, razón, juicios, lógica) y evocan pensamientos o ideas. En cada caso, la calidad, extensión e intensidad del efecto dependerá del individuo, de la naturaleza y fuerza del aceite y de las influencias del entorno, de las circunstancias y de las condiciones.

Considérese que las reacciones a los aceites esenciales que presenta el cerebro pueden ser o no ventajosas para la tarea o situación del momento, independientemente de que en otros aspectos sean favorables al bienestar de la persona. Este es el punto obvio de la exposición. Lógicamente, el aceite seleccionado debe corresponder al estado de ánimo, o coincidir con el propósito a lograr como resultado psicoterapéutico. Si se desea promover procesos intelectuales del cerebro izquierdo, no se debe seleccionar un aceite que tiene más empatía con el cerebro derecho, como sin duda ocurre con una sustancia aromática y estimulante sexual como el aceite de almizcle, el cual resultó distraer mentalmente al sujeto en el experimento de Tyler Lorig. El almizcle era sintético, pero los participantes de Lorig no lo habrían pasado mejor con almizcle auténtico, especialmente en vista de que la administración subliminal de la esencia contribuyó a sus efectos devastadores sobre la concentración mental. (Como se ha dicho, ante la presencia de un olor la mente puede mediar o compensar con un esfuerzo aumentado en cuyo caso, a no ser que el olor sea suficientemente desagradable o repugnante como para sacar a una persona de una habitación —o "sacarla de sus casillas"— usualmente se podrá "salir adelante", aunque en forma menos eficiente, productiva o confortable.)

Por otra parte, los odorantes naturales o sintéticos, agradables o inocuos, acaso puedan o no mejorar el estado de ánimo, el comportamiento, o el desempeño, pero si se desea optimizar las expectativas y los resultados se deben usar los aceites esenciales. Por su concepción natural, los aceites esenciales, más que ninguna otra esencia natural, actúan para armonizar heterolateralmente los hemisferios cerebrales. Los perfumes sintéticos, las fragancias y los aromas no poseen tal habilidad; en realidad, tienden a operar a la inversa, lo que causa algunos desarreglos del CNC y del campo electromagnético etéreo del cuerpo, así como ciertas actividades y comportamientos homolaterales y regresivos. Los aceites esenciales que se inclinan en favor de un hemisferio cerebral y por lo tanto mueven el enfoque de la conciencia a un lado del cerebro, pueden constituir selecciones inapropiadas para un propósito determinado, pero de ningún modo pueden deteriorar la función cerebral. No obstante que los aceites esenciales son, después de todo, substancias eminentemente saludables y benéficas, sus efectos psicoterapéuticos favorables pueden variar en ciertas formas por ciertos motivos. Más allá de la aversión personal de alguien, o de una alergia singular sensible a un determinado aceite, no existirán efectos adversos cuando los aceites esenciales se empleen inteligentemente, sea por inhalación o localmente, siguiendo las reglas de uso seguro de aceites esenciales en la práctica de la aromaterapia.

Los efectos psicológicos armonizantes de los aceites esenciales sobre el cerebro y el sistema endocrino contribuyen a la integración de la inteligencia, la conciencia y toda la personalidad. Por medio de ella y durante tal integración —que se logra a través de diversos medios— es cómo y cuándo se generan las auténticas ideas y la imaginación creativa: los conceptos inspirados que llegan al cerebro de un nivel más alto de conciencia, transmitida físicamente por las hormonas de las glándulas endocrinas (básicamente la pineal y la pituitaria) y las sustancias bioneuroquímicas. Esta transmisión ocurre simultáneamente, sea en forma etérea o electromagnética. Es rara la persona que logra tal integración permanentemente: los aceites esenciales ayudan a conseguirlo con más facilidad, frecuencia y regularidad.

LOS ACEITES ESENCIALES Y LA PSICOTERAPIA

La investigación moderna de los efectos en la psicoterapia de los aceites esenciales empezó con un experimento pequeño conducido por Giovanni Gatti y Renato Cayola, un par de doctores italianos que, en 1923, publicaron sus descubrimientos en un artículo titulado "La acción de las esencias sobre el sistema nervioso", donde se consideran específicamente las posibilidades de aplicar esencias de plantas sedantes y estimulantes para aliviar, respectivamente, la ansiedad o la depresión. Gatti y Cayola no trataron ni experimentaron relmente con personas que sufrieran de esos estados psicológicos. En vez de ello se lanzaron a identificar substancias sedantes o estimulantes a base de medir el pulso y el ritmo cardiovascular, así como la actividad respiratoria, antes y después de la inhalación de cada esencia. Los dos doctores recomendaron una lista de sedantes para aliviar la ansiedad que incluían azahar, hoja de naranjo, cedro, manzanilla, toronjil, y valeriana. Curiosamente, el único antidepresivo aislado que recomiendan es el ylang ylang, al que también mencionan, sin explicar por qué, como afrodisíaco.

En los setenta y los ochenta, otro investigador italiano, Paolo Rovesti, rebasó las observaciones de Gatti y Cayola al mencionar estudios de experimentación clínica realizados con pacientes reales que sufrían de lo que Rovesti describe como "depresión histérica o psíquica". A diferencia de sus dos predecesores, Rovesti realmente practicó la aromaterapia para tratar enfermedades psicológicas, prefiriendo la inhalación como método de aplicación, y las mezclas de esencias, en vez de tomar cada esencia por separado, porque observó que si se mezclaban eran mejor recibidas por el paciente. Rovesti confirmó la opinión favorable de Gatti y Cayola respecto al ylang ylang como antidepresivo y recomendó también el jazmín, la naranja, el sándalo, el limón y la luisa. Para la ansiedad, enlistó hojas de naranjo y azahar, añadiendo bergamota, ciprés, lavanda, lima, mejorana, rosa y hoja de violeta.

Los aceites esenciales pueden usarse para tratar padecimientos psicológicos y varias perturbaciones que van de ansiedad simple o profunda a depresión, que con frecuencia son sólo nombres para designar una gran variedad de estados de ánimo, situaciones y condiciones. Existen aceites esenciales afrodisíacos para líbidos hipoactivas y problemas de impotencia o frigidez y también los hay con efectos de euforia para generar buenas sensaciones, bienestar o júbilo. Algunos aceites esenciales (por ejemplo, salvia silvestre, jazmín, ylang ylang) pueden producir ambos efectos.

Terapia de aversión y refuerzo positivo

En líneas atrás se aludió a ciertos intentos clínicos de hacer uso de olores agradables para crear un refuerzo positivo de modificación del comportamiento (por ejemplo, las técnicas del comportamiento de la Dra. Susana Schiffman y sus experimentos que involucran MRI o pacientes de cáncer). A pesar de los hallazgos de Ehrlichman y Bastone que indican que los olores desagradables tienen más influencia sobre los estados de ánimo que los olores agradables parece, no obstante, que el refuerzo positivo usando esencias agradables suele ser más productivo, cuando menos a largo plazo, si no es que de efecto más inmediato que las técnicas de terapia de aversión negativa que usan olores repugnantes como el amoníaco. Esto se debe a que los olores agradables no son rechazados ni física ni emocionalmente, de ahí que penetren más profundamente en la psique y en la memoria. El profesor Paolo Rovesti, con su enfoque de aromaterapia para males psicológicos, reafirmó este concepto terapéutico más antiguo que consiste en usar olores agradables para curar la psique.

La reacción olfativa al estímulo del olor, trátese de un aceite esencial o de otro odorante, suele ser más efectiva cuando se acompaña con una terapia física (por ejemplo, masaje) combinada con la práctica de y/o ejercicios cognoscitivos intelectuales. Esta información es útil en procedimientos psicoterapéuticos estándar y en aquellos que implican comportamiento y que por lo tanto requieren aprendizaje, reflejos condicionados, y refuerzo parcial.

La fórmula de aprendizaje

Un *reflejo condicionado* es el que a través del aprendizaje se ha identificado con un estímulo condicionado o previamente neutral. Un ingrediente clave del reflejo condicionado es el *refuerzo parcial*, que es aquel que se emplea en algunas y no en todas las ocasiones. Dicho sencillamente, es más probable que se dé el aprendizaje cuando existan (1) un estímulo distintivo, (2) atención a ese estímulo y (3) un comportamiento previamente aprendido al que pueda asociarse ese estímulo. Es importante que el estímulo sea distintivo, que atraiga la atención y que no haya distracción o ésta sea mínima. Esta fórmula genera *interés*, que es la llave de la memoria.

Psicológicamente, los seres humanos reaccionan en una de dos formas: por *estímulos generalizados*, habiendo aprendido a asociar un estímulo con un comportamiento particular, desplegando después este comportamiento ante estímulos similares, o por *estímulos discriminatorios*, haciendo distinciones únicas entre estímulos similares pero no idénticos. Los seres humanos poseen la más alta capacidad para ambas reacciones, pero es el nivel más alto de discriminación de estímulos lo que los separa del resto del reino animal. El olfato, se debe recordar, es un sentido más primitivo puesto que se liga a reacciones físicas y emocionales generalizadas más que a las selectivas o discriminatorias. Es el entrenamiento del conocimiento mental lo que permite mayor refinamiento de la reacción olfativa a los olores y mejorar la función discriminatoria.

La terapia de aversión y los refuerzos positivos usando olores dan lugar al *principio de placer*, un concepto psicológico de Freud tomado de Platón, que describe la orientación primaria de la vida orientada hacia el placer y alejada del dolor. Las funciones primarias físicas y emocionales del conocimiento (sensación y sentimiento) y sus sistemas perceptivos psicofisiológicos, sus mecanismos y sus reacciones están profundamente conectados al principio del placer fundamental, que es un imperativo para la satisfacción intrínseca, como por ejemplo, en la obtención de sensaciones personales agradables. Las características psicosomáticas de la naturaleza humana y el hecho de que los seres humanos tienden a recordar habilidades físicas motoras mejor y por más tiempo que las habilidades verbales e intelectuales, son pistas de la importancia de la terapia física o práctica y de lo esencial de las reacciones físicas ante la modificación de técnicas del aprendizaje y del comportamiento.

Cabe recordar también que el olfato opera bajo las reglas de atracción/repulsión al servir al principio de placer, dirigiendo al organismo hacia el rechazo del dolor y hacia la búsqueda del placer. Instintivamente y por asociación aprendida, el olfato provee información sobre la seguridad o el peligro físico, lo agradable o lo desagradable y la persecución o el rechazo en asuntos de sobrevivencia que involucran la subsistencia y la procreación. Los seres humanos han desarrollado nuevas reacciones y necesidades hedónicas estéticas mezcladas con las reacciones funcionales fundamentales y los propósitos del olfato, el cual ha disminuído a la par que ha aumentado nuestra apreciación sensorial de los olores. La industria de la fragancia ya ha explotado exitosamente el nuevo refinamiento del olfato, incluso mientras se prepara para ofrecer al público "aromacología" y "fragancias de comportamiento" que imitan y aproovechan la predilección de la psicología y de la psiquiatría por la modificación de las técnicas del comportamiento.

En este tema se puede ver y comparar, una vez más, la diferencia que existe entre la auténtica aromaterapia, el círculo médico científico (psiquiatría) y la industria de la fragancia, de acuerdo con el enfoque de cada cual respecto a las características físicas, emocionales, mentales y espirituales de la naturaleza humana y de la conciencia, así como por la forma en que cada cual asocia —y utiliza— la percepción de esas características y evalúa los poderes de captación, juicio y reacción. Vale la pena notar que entre ellas solamente la aromaterapia ofrece un enfoque al aspecto espiritual de la naturaleza humana.

No importa lo efectivas que parezcan las "fragancias de compor-tamiento" y las técnicas de modificación del comportamiento que emplean reflejos condicionados y explotan el principio de placer, pues no producen una transformación real y profunda. Ninguna mejoría personal genuina ni permanente en el carácter, en las habilidades, en la inteligencia perceptiva, en el desempeño o en las circunstancias puede lograrse si los pensamientos cognoscitivos conscientes y la fuerza de voluntad —no sólo los sentimientos físicosomáticos— no se involucran y mejoran activamente.

El interés de la auténtica aromaterapia por la mejoría de la psique y del cuerpo va en función de la mejoría de la mente y del carácter —del individuo íntegro— ayudando a integrar la personalidad total y armonizando todas las características de la naturaleza y de la conciencia humanas. La aromaterapia no despliega o instiga simplemente reacciones psicofisiológicas o modificaciones del comportamiento, ni estimula o promueve estados de ánimo transitorios y "sensaciones agradables" que no sean las aspiraciones y los aspectos mentales y espirituales elevados de la naturaleza y la conciencia humanas.

MEMORIA

La memoria y los olores

Aunque el trabajo de Ehrlichman y Bastoner, así como el de Steve Van Toller en la Universidad de Warwick, sugieren que la memoria olfativa difiere de la visual y auditiva en cuanto al tiempo en que tarda en adquirirse y olvidarse, sus descubrimientos pueden no ser absolutamente concluyentes. Otros estudios indican que la memoria de un olor, a la larga, es más fuerte que la memoria visual a largo plazo. Esto se debe en parte a nuestro instinto primitivo de auto preservación o de preservación de la especie y probablemente también a que la conexión subconsciente del olor es mucho menos discriminatoria que la conexión consciente de la vista. De ahí que existan más prejuicios e irracionalidad inherentes en las evaluaciones del olor, ya que están más inclinadas a generalizar el estímulo. Las características físicas y emocionales de la naturaleza humana son más lentas de aprenderse, pero también más lentas en pasar al olvido, realidad que debe tomarse en cuenta al hacer cualquier juicio de valor con respecto al olor y la memoria olfativa. En cualquier caso, lo que sí se sabe es que un aroma aprendido por asociación, como se emplea en la terapia de aversión y refuerzo positivo, deja una impresión perdurable, y que los olores pueden ser terapéuticamente útiles para recordar con prontitud, incluso en casos de amnesia o condiciones comatosas. Parece bastante probable que la legendaria y merecida reputación de los elefantes en relación con su gran memoria sea debida a la extraordinaria confianza en su larga nariz.

En el *Journal of Experimental Psychology: Learning, Memory and Cognition*, de julio de 1990, se publicó el trabajo del investigador Frank Schab de la Universidad de Yale, que provee lo que Brian Lyman, del Monell Chemical Senses Center, describe como la primera prueba científica de que los olores pueden ayudar a evocar recuerdos. En su experimento, Schab, que desde entonces ha conducido investigaciones psicológicas en los laboratorios de investigación de la General Motors en Warren, Michigan, demostró que los estudiantes que olían chocolate durante un ejercicio de palabras y lo hacían de nuevo al día siguiente durante el examen, recordaban mejor sus respuestas que aquellos a los que no se les ofreció tal olor. En un experimento en que se usó este ejercicio de memoria de asociación-olor a 72 estudiantes de Yale próximos a graduarse se les dio una lista de 40 adjetivos comunes y se les pidió que escribieran un antónimo para cada uno de ellos. No se les informó del plan para probar la memoria de su respuesta al día siguiente. A algunos estudiantes se les hizo oler esencia de chocolate solamente durante el cotejo de las palabras, a otros únicamente durante la rueba de memoria posterior, a otros más durante las dos partes del procedimiento y, finalmente, otros no olieron nada en particular. Schab añadió algo al ejercicio cognoscitivo intelectual al pedir a cada estudiante que imaginara el aroma a chocolate durante las dos partes del proceso. Aquellos estudiantes realmente expuestos al aroma durante todo el proceso (relacionar palabras y prueba de memoria) recordaron un mayor porcentaje de sus preguntas (el 21 por ciento) que los otros grupos, siendo el mejor promedio entre éstos el de un 17 por ciento. Significativamente, un experimento posterior mostró que el mismo olor debe estar presente tanto en la etapa de aprendizaje como en la de prueba para derivar cualquier resultado de asociación de recuerdos. Schab sugiere que un estudiante que se encuentra preparando exámenes de diversas materias podría usar un olor diferente como clave para cada uno. También llega a la conclusión de que como el olor a chocolate y el de las bolitas de naftalina funcionan igualmente bien, lo agradable de un olor no altera su habilidad para estimular el recuerdo, pero tal conclusión no es del todo correcta y requiere algún examen.

Lo agradable o desagradable que se percibe de un olor es frecuentemente una opinión personal o subjetiva así como lo es la evaluación dicotómica, pués ésta está en función de varios factores como son la mediación cognoscitiva y la asociación del olor con el pasado o con acontecimientos presentes, circunstancias, entorno y condiciones psicofisiológicas. Más aún, la mera estimulación del recuerdo no describe ni se refiere adecuadamente a la naturaleza, calidad, valor o intensidad de aquellas memorias recordadas, ni del odorante usado para recordarlas. Siguiendo ese criterio, no todos los recuerdos pueden ser juzgados con igual valor, así como los olores no se crean de la misma manera. Las diferencias entre ellos son menos notables cuando las esencias simples o inferiores se emplean y se comparan, como ocurre con el chocolate y las bolitas de naftalina, con las que los estudiantes mejoraron su desempeño y que en tanto eran estadísticamente representables, no eran de especial importancia. La verdadera diferencia entre los olores y la importancia de la selección de esencias se torna más fuertemente significativa cuando algunas fragancias de complejidad superior —aceites esenciales— se introducen a la ecuación y al proceso.

El ejercicio conceptual y funcional de la memoria involucra más que una provocación temporal o permanente, planeada o incidental del recuerdo. Incluye la expansión de la memoria misma —la creciente capacidad de recordar y de hacerlo independientemente de un comando mental personal— y el mejoramiento de la inteligencia humana. Fortaleciendo el cerebro —en realidad, a todo el sistema nervioso central— los aceites esenciales de albahaca, hierbabuena y romero por ejemplo, tienen la capacidad de estimular no sólo la memoria, sino los poderes mentales de concentración. No es algo fortuito que la palabra *mint* (menta) como en *peppermint* (hierbabuena) o *spearmint* (menta verde) compartan raíces etimológicas con la palabra *mind* (mente). Los aceites esenciales evocan y engrandecen las funciones intelectuales, emocionales y físicas de un estado de alerta y de capacidad de juicio, según sea la conexión hecha entre la naturaleza de un aceite con la característica respectiva de la naturaleza humana o de la conciencia y su correspodiente ubicación anatómica en el cerebro y en cualquier otra parte del cuerpo.

Un mapa de la mente y la memoria

La teoría neurológica más ampliamente aceptada hoy en día se concebió inicialmente en 1937. La teoría Papez-MacLean enfatiza la importancia del sistema límbico como un equipo de patrones de intercomunicación dentro del cerebro en relación con el hipotálamo, el hipocampo y algunas áreas primitivas del encéfalo conectadas con el olor, movimientos orales ligados a la alimentación y comportamiento exploratorio primitivo, instintos fundamentales de conservación y reacciones emocionales y viscerales. El sistema límbico contiene también "centros de placer" cuya estimulación sirve para reforzar el aprendizaje. Progresivamente, la teoría Papez-MacLean ha llevado desde entonces a la identificación del sistema límbico con la memoria. En una cadena o tándem con el hipocampo, forma el panel de control que coordina la totalidad de la información sensorial recibida, haciendo de ella un todo coherente.

Sólo recientemente los científicos han podido realmente "ver" el proceso del pensamiento y de la memoria humana a través del rastreo de los complejos patrones de reacciones eléctricas y químicas de ciertas áreas y características del cerebro. Por ejemplo, por medio de un aparato electrónico CD —una cámara especial altamente sensible— que puede grabar las pequeñas, sutiles y de otra manera invisibles diferencias en el reflejo de la luz que se destella sobre la superficie del cerebro al producirse pensamientos, los científicos pueden seguir la pista a esos pensamientos hasta un lugar determinado del cerebro. Asimismo, por medio del empleo de esta tecnología avanzada conocida ·como tomografía de emisión de positrones, o buscador PET (Positive Emission Tomography), que es capaz de hacer visibles los procesos bioquímicos, en 1991 los investigadores fotografiaron por primera vez el proceso de formación de la memoria, proporcionando no solamente la confirmación de creencias previas sobre el sistema linfático, el hipocampo y la memoria, sino también algunas otras sorpresas.

El hipocampo

Ubicado en lo más profundo del cerebro, detrás de los ojos y entre los oídos, el hipocampo es descrito alternativamente como un órgano con forma de plátano o un par de estructuras con forma de caballitos de mar (hipocampos) curvados como cuernos a cada lado de la cabeza. Impulsa un misterioso ritmo de la onda cerebral theta que muestra su función

182

modificando las emociones y procesando la memoria. (Grabadas con EEG, las ondas theta han proporcionado importantes datos sobre reacciones y efectos olfativos.) El papel del hipocampo y del sistema límbico en el proceso de la memoria ya se había deducido previamente por medio de estudios, en esas regiones cerebrales, acerca del comportamiento de personas que sufrían de daños accidentales o que eran alcohólicas. Tales personas sufren de una completa pérdida de la memoria de hechos recientes y no pueden memorizar las cosas nuevas más sencillas. Un trauma, especialmente si ocurre en la cabeza, perturba el hipocampo, ocasionando la pérdida de memoria inmediata aunque en ocasiones ésta siga siendo intensa de manera retrospectiva, al dejar intactos los recuerdos de la niñez y de la adolescencia. Esto ofrece la primera pista de que el hipocampo tiene un papel primario en el procesamiento de acontecimientos y experiencias de los recuerdos, pero no es ni el único punto del proceso, ni el depósito o almacén final de la memoria a largo plazo. El proceso y almacenaje de la memoria ocurre también en otras partes del cerebro en las que antes ni se suponía que pudieran ocurrir.

Cuando un determinado tipo de estímulo sensorial entra repetidamente en la misma área del cerebro, colecciones completas de neuronas se alinean en ensambles que se estimulan mutuamente alcanzando patrones similares, crecientes y más confiables, dependiendo del refuerzo continuo del estímulo. Esto es lo que en principio hace posible la memoria, al proporcionar lo que los científicos llaman "potencialidad a largo plazo" (Long-Term-Potentiation) o LTP. Pero debido a que el cerebro registra diferentes estímulos en diferentes lugares, como por ejemplo sonidos en la corteza auditiva o imágenes en la corteza visual, es el centro de control formado por el sistema límbico y el hipocampo el que debe conectar y coordinar esos estímulos en un todo singular y coherente. En este proceso el hipocampo funciona de manera parecida a una estación ferroviaria de un pueblo pequeño en la que la memoria persiste por un tiempo prolongado pero indeterminado en un estado de suspensión entre la memoria reciente y la de largo plazo.

PET. El explorador del cerebro

La región del cerebro que en determinado momento tiene mayor actividad requiere más cantidad de sangre o glucosa de la sangre, por lo tanto el flujo aumenta en ese área. (Curiosamente, a una menor cantidad de glucosa pero usada más eficientemente, se le atribuye una mayor inteligencia.) Siguiendo los pasos de un isótopo radioactivo de oxígeno colocado en una mínima cantidad de agua inyectada en el torrente sanguíneo, el escáner de PET monitoriza la circulación de la sangre que transporta la dosis requerida de glucosa.

Mediante el uso del escaner PET, Larry Squire, neurocientífico de la Universidad de California en San Diego, y Marcus Raichle, neurólogo de la Universidad de Washington, estudiaron a dieciocho sujetos voluntarios sanos a los que mostraron 15 palabras de muchas letras en una pantalla de computadora. Después, se mostró a los mismos voluntarios una lista de las tres primeras letras de palabras (de las cuales algunas no habían aparecido en la lista inicial de 15) y se les pidió que respondieran con la primera palabra que les viniera a la mente o que intentaran recordar cualquier palabra de la lista previa. Cuando se les monitorizó mientras formaban una nueva memoria durante la parte inicial del experimento en la que fijaban palabras, la mayor parte de la actividad cerebral de los sujetos (flujo de sangre) tuvo lugar en el hipocampo. Pero cuando intentaron recordar palabras concretas vistas antes, la actividad apareció no solamente en el hipocampo sino también en la corteza frontal o en los lóbulos del cerebro que tienen relación con el proceso del pensamiento. Más aún, cuando se les pidió que ya no trataran de recordar determinadas palabras sino que sólo dijeran la primera palabra que les viniera a la mente, la actividad del cerebro se produjo en la corteza posterior, detrás del cerebro, conocida como un centro de procesamiento de la información visual recibida y como el lugar donde quedan las huellas de la memoria visual inconsciente antes de ser desechadas o enviadas al depósito de memoria a largo plazo. Como era de esperarse, la repetición de la información recibida reduce el tiempo y la energía requeridos para que el cerebro reconozca lo que recibe (una fotografía, una palabra, etc.) sobre cada exposición subsecuente.

Claramente, la memoria es un proceso mucho más complejo y que involucra mayor parte del cerebro de lo que los científicos solían suponer. Pero además, existen diferentes tipos de recuerdos. Es importante darse cuenta de que la memoria olfativa no involucra necesariamente otras áreas del cerebro envueltas en el proceso de la memoria, a no ser que el olor concurra coincidentemente con un estímulo y un proceso auditivo o visual. Cuanto más coincida, más probable es que se recuerde y se retenga en el complejo del "corto al largo plazo" de la memoria, iniciándose en el nivel celular LTP y procesándose primero a través el sistema límbico y del hipocampo.

Así como los anillos que se observan en el tronco de un árbol cuando es cortado cuentan su historial, las capas de circunvoluciones y las características del cerebro representan la historia de la evolución humana, comenzando con un cordón espinal como serpentina al cual se le unía un tallo cerebral rudimentario y después centros cerebrales para el olfato, el control de las funciones del cuerpo, las emociones primitivas, y así sucesivamente. Al hacerse más complejo y avanzado el organismo humano, extendiéndose más allá de los estrechos confines de existir para sobrevivir en los que el tacto, el gusto y el olfato son los sentidos primarios más importantes, van apareciendo nuevas características superiores del cerebro que incluyen las estructuras del primitivo "cerebro antiguo" y desarrollan y aumentan tanto los sentidos viejos como los nuevos, además de modificar los instintos y las emociones gracias al desarrollo de la mente. Este desarrollo del cerebro proporcionó también una mayor capacidad de almacenaje de memoria, extendiéndose hasta registrar toda la información de la extraordinariamente amplia experiencia, desde alimentos y conocimientos sobre forrajes, unidos al amplio comportamiento del hombre y su dieta omnívora, hasta las más complicadas capacidades físicas y mentales, así como la inventiva, los logros y las combinaciones de imaginación y creatividad no sobrepasadas por ninguna otra especie de la Tierra.

Los doctores Simule Deis y Breen Reynolds de la Facultad de Medicina de la Universidad de Calgary han descubierto en la capa cerebral de un ratón adulto un depósito de células inmaduras que, cuando se estimulan adecuadamente con cierta proteína, muestran su capacidad de producir nuevas células nerviosas. Su investigación puede aún llegar a demostrar que un mamífero adulto tiene los recursos para producir nuevas células cerebrales. Entre tanto, se dice que todas las células nerviosas del cerebro de un ser humano sano existen desde el momento de su nacimiento y que el número de neuronas nunca aumenta. Sin embargo, el cerebro crece en tamaño y peso, desde once onzas al nacer hasta casi tres libras en la edad adulta, aumentando su masa al desarrollar envolturas de neuronas e incluyendo celdas de apoyo —no neuronas— que se desarrollan en el cerebro después del nacimiento. Asimismo y muy importante, la masa se forma por el crecimiento de las neuronas mismas, las que pueden desarrollar nuevas dendritas al igual que de un árbol brotan nuevas ramas. Este crecimiento y el aumento en la producción de neurotransmisores químicos, como la acetilcolina, son estimulados por el aprendizaje.

OBSERVACIONES METAFÍSICAS

Memoria e interés

Como explicación del proceso de la memoria, la psicología ha postulado la existencia de *engramas*, que son las impresiones o huellas indefinidas hechas sobre el protoplasma, la "tela vital". En realidad es sobre éter, aunténtica materia prima de la vida, donde estos enigmáticos engramas se imprimen: en el protoplasma etéreo del doble etér y en menor grado, en el cuerpo astral. Con frecuencia un engrama sirve como marca mediadora visible a la vista psíquica (y acaso algún día, a la fotografía Kirlian u otra tecnología) como una imagen, símbolo o forma dentro del aura humana. Cuando las huellas de la memoria se aglomeran y persisten, también lo hace la memoria. Cuando se borran, la persona olvida. Las huellas de la memoria se agrupan por el poder de la atracción, la mayor fuerza operativa dentro del plano astral, donde "el gusto atrae al gusto". La otra fuerza operativa es la repulsión, por lo que atracción/repulsión es el principio dicotómico de evaluación para la función de sensaciones o emociones. La idea de que "se atrae lo que se es" procede del plano astral o del nivel de conciencia. El concepto que se opone al de la atracción se aplica principalmente en el mundo material de elementos compactos, físicos y visibles.

Decir que la memoria es interés, equivale a decir que está influida por la conveniencia. En opinión de William James, ésta es una función de conciencia: "la industria selectiva de la mente". La conciencia muestra interés y atención al utilizar los poderes selectivos y discriminativos de la mente para servirse a sí misma recordando lo que considera vital y rechazando lo que ve como carente de importancia. La conciencia personal representa y es la diferencia entre los seres humanos; cada persona escudriña las situaciones de información y de aprendizaje en distintas formas según los intereses y motivaciones personales. Si un asunto puede ser auténticamente significativo para las motivaciones de una persona, su atención, desempeño y memoria se elevarán, y su aprendizaje habrá de mejorar. El grado en que los engramas de la memoria persistan dependerá de: (1) la naturaleza humana o la conciencia del individuo, (2) el método por el que una experiencia de aprendizaje o comportamiento se presenta a ese individuo y (3) de si la habilidad aprendida es la más adecuada para la naturaleza del individuo —por ejemplo, si puede mostrarse que es de valor y por lo tanto de verdadero interés para el individuo. El aprender, como dice correctamente James, es acumulativo: cuanto más se aprende, más capaz se es de seguir aprendiendo y será más lo que se querrá aprender. Esta acumulación es como las virutas de metal que se alinean juntas a lo largo de las corrientes invisibles de fuerza electromagnética. Las neuronas físicas se alinean en patrones y pueden ser imaginadas como hebras etéreas de conocimiento que son gradualmente tejidas hasta hacerse textura de una inteligencia que se expande, igual que cuando los recuerdos son tejidos en la textura de nuestro ser etéreo, visible como aura.

Timo y psique: el doble etér y el cuerpo astral

La palabra griega *psyche* describe lo que de otra manera se designa como el alma o el cuerpo astral. La también palabra griega *thymos* distingue el doble etéreo que vitaliza y anima al compacto cuerpo físico (en griego: *soma*), proveyendo al cuerpo de su energía y movilidad. A diferencia del cuerpo astral, que se compone de fina materia astral, el doble etéreo es parte del mundo físico, generando las características electromagnéticas asociadas con el cuerpo físico. Ambos, tanto el doble etéreo como el cuerpo astral rodean e interpenetran el cuerpo físico; pero en tanto que el cuerpo astral tiene una forma ovoide que se extiende a diversas distancias del cuerpo físico, el doble etéreo comparte el contorno de la forma del vehículo físico y está en mucha mayor proximidad, extendiéndose más allá de la periferia de la forma física tan sólo como una o dos pulgadas. Como pertenece a la existencia física, el doble etéreo es mortal, desintegrándose poco después de la muerte del cuerpo físico, usualmente en cuestión de días. Contrariamente, el cuerpo astral es un vehículo independiente que sobrevive a la muerte física; de ahí que se le designe con el nombre de alma debido a su mucha mayor longevidad.

El doble etér (a veces llamado cuerpo vital) y el cuerpo astral son la causa primaria del fenómeno conocido como aura. Ellos son responsables al unísono de las reacciones sensoriales, funciones y facultades de la naturaleza humana o consciencia, que se diferencian respectivamente como físicos y emocionales, pero que están profundamente entretejidas. O sea, son psicosomáticos. El cuerpo físico y su doble etéreo determinan la sensación física, los instintos, las tendencias primordiales y las emociones biológicas; el cuerpo astral gobierna los sentimientos humanos y las motivaciones emocionales (deseos, pasiones), las necesidades motivacionales estéticas y la imaginación.

La mente y la cuádruple naturaleza humana

La palabra griega *menos* describe la característica de la conciencia humana que se llama mente, que define singularmente al hombre. *Menos* significa "mente/espíritu", porque la mente está más cercana al espíritu puro en calidad, función y proximidad. El espíritu de vida o espíritu causal es el elemento más alto de la conciencia humana de la cuádruple naturaleza humana. A continuación se presenta un cuadro simplificado de esa naturaleza y aunque es sólo un boceto, resulta adecuado para el propósito de la presente exposición.

NATURALEZA	VEHÍCULO	ATENCIÓN	NECESIDADES MOTIVACIONALES	CONCIENCIA
Espíritu	Cuerpo causal	Intuición	Inspiracional/Moral	Superconsciente
Mente (*menos*)	Cuerpo mental	Pensamiento	Intelectual/Mental	Consciente
Alma (*psyche*)	Cuerpo astral	Sentimiento	Emocional /Estético	Subconsciente
Cuerpo (*soma*)	Cuerpo físico	Sensación	Físico/Práctico	Subconsciente

(*Nota:* El doble etéreo (*thymos*) no está representado porque es parte del cuerpo físico y no un vehículo independiente separado. Además, el subconsciente y sus características, aunque son muy distintos, son agrupados generalmente como inconsciencia porque existen fuera del conocimiento o percepción de la mente consciente. Ciertos aspectos del cuerpo (soma) son más bien preconscientes que simples subconscientes; significativa diferencia sobre la que, desgraciadamente, no se puede hablar sin el peligro de salirse del tema.)

Las cuatro características operan interactivamente y funcionan también independientemente.

La mente es, por supuesto, responsable de la generación de pensamientos y de ideas, así como la psique genera sentimientos e imaginación, pero cada una se comunica con el espíritu y con el cuerpo, así como entre sí mismas. Por ejemplo, la mente recibe e imparte los impulsos superconscientes del espíritu, como las ideas creativas (idear) en el hemisferio izquierdo; la psique hace lo mismo, pero con imaginación creativa (imaginar) en el hemisferio derecho. Es más, cuando se acerca a los incentivos más altos del espíritu, la psique demuestra el conmovedor comportamiento del amor espiritual (griego: *agape*), una devoción sin egoísmo y el amor por lo estético (esteticismo), así como la imaginación creativa. Por contraste, cuando la psique genera sus propias urgencias astrales o reacciona a los impulsos físicos etéreos del cuerpo, demuestra el comportamiento romántico, hedonístico y erótico más común del amor físico (griego: *eros*) así como las pasiones y los deseos emocionales más personales.

Como se ha delineado, la mente tiene una comunicación más clara, más directa y más inmediata con el espíritu y por lo tanto, con las intuición y la superconsciencia. A la inversa, la mente, aunque relativamente ligada con los estados de ánimo y sentimientos de la psique, está mas lejos y despegada del cuerpo físico y de sus necesidades, funciones y conocimientos. Como vehículo separado, la mente opera consciente y racionalmente. El cuerpo, como la psique, funciona subconsciente e irracionalmente.

Genio e inteligencia

Hay que entender que el cerebro humano, tanto el hemisferio derecho como el izquierdo, es un instrumento físico en constante desarrollo y no la fuente u origen de la mente y la psique. El cerebro humano contiene mucho más que espíritu, mente y alma, contiene también grandes pensamientos creativos. Las ideas ingeniosas llegan al cerebro izquierdo no provenientes del cerebro derecho, sino de una fuente más elevada, intuitiva y espiritual que actúa sobre los centros de la cabeza localizados cerca de las glándulas pituitaria y pineal. En consecuencia, los grandes pensamientos e ideas no se originan con emoción, sino con el desapasionado entusiasmo y el genio inspiracional del espíritu. Los llamados "centros espirituales" localizados en el cráneo son los generadores que se proyectan a la psique, la cual, debido a la peculiaridad del cerebro derecho y a su constitución menos compatible, recibe tales transmisiones como imágenes creativas o imaginación. No sólo en distintas formas sino también con diferentes propósitos, la mente y la psique se transforman en espíritu puro, el cual transmite sus urgencias por medio de instrumentos físicos y suprafísicos (órganos y centros), que proveen de percepción suprafísica y extrasensorial, y de la superconsciencia, elemento intuitivo de la naturaleza y de la conciencia humana. Si se enfoca correcta y fuertemente por la mente y por la psique, el espíritu activará estos instrumentos expresamente colocados para aumentar el conocimiento y la inteligencia humanos.

La naturaleza etérea de las plantas y los aceites esenciales

Se ha dicho que la esencia de una planta es su "alma", pero esto tiene un significado sólo metafórico. En realidad, cuando se hace referencia a la esencia de una planta, *alma* es una palabra errónea ya que una planta no tiene cuerpo astral (y por lo tanto ni psique ni verdadera alma) ni ninguna de las funciones correspondientes, reacciones, o capacidades de naturaleza astral. La esencia de una planta está hecha de substancia etérea y adaptada por fuerza etérea, que es la auténtica fuente del aura de una planta. La esencia de una planta, su cuerpo vital, absorbe y almacena el espíritu de vida, principalmente del sol (energía solar vital) en forma similar a como lo hace el doble etéreo humano. Puesto que los humanos y las plantas existen en niveles muy distintos de la escala evolutiva, hay, por supuesto, enormes diferencias de complejidad etérea, pero la analogía es adecuada hasta cierto punto. Obviamente un ser humano tiene una mente, una mayor capacidad espiritual y un cuerpo astral (psique, alma) que le proporcionan una movilidad superior, una conciencia, una inteligencia y una percepción. La existencia inconsciente de una planta, desde un punto de vista muy superficial, corresponde a la conciencia de una persona durante un dormir profundo y sin sueños.

A pesar de que es errónea la referencia metafórica de que la esencia de una planta es su "alma", resulta útil. En primer lugar, si se toma sin comparar con otras (como la del hombre o la del animal) la existencia de la vida de una planta, es decir, su esencia etérea, sirve para todas las intenciones y los propósitos de su naturaleza emotiva, lo que se ilustra en cómo funcionan los aceites esenciales dentro de la vida y actividad vegetal —de acuerdo con el principio astral etéreo de atracción/repulsión— y también en cómo los aceites esenciales cooperan con la naturaleza humana debido al principio de afinidad.

Al igual que la manifestación o presencia de la esencia etérea de una planta, un aceite esencial tiene dos funciones básicas: por una parte, atraer a ciertos animales, insectos y otras criaturas para promover la salud de la planta o su propagación (fertilización), y por otra, repeler ciertos microbios infecciosos y animales o insectos depredadores que la pudieran dañar. El alma de una persona sana, con vigor moral y estético, atrae el bien y rechaza el mal o la maldad. Asimismo, una planta sana y vigorosa por su esencia etérea, cuerpo vital, o "alma", hace lo mismo en su nivel físico de existencia de una manera bioquímica y electromagnética (etéreamente) por el principio dicotómico de atracción/repulsión. La atracción etérea astral opera por fuerza centrípeta, mientras que la repulsión opera por fuerza centrífuga. Traduciendo esto a términos científicos, éstas son las fuerzas magnéticas y eléctricas de electromagnetismo positivo/negativo que operan en el mundo físico. La carga electromagnética/etérea de la esencia vital de una planta, o sea sus aceites esenciales, actúa física y etéreamente a niveles atómicos, moleculares y celulares en los humanos y en los animales y actúa de otra forma para los propósitos propios de las plantas que incluyen su proceso interno, porque los aceites esenciales son también las hormonas de las plantas ya que contienen los bioquímicos necesarios para su propia comunicación interna.

Los aceites esenciales y el principio de afinidad

La afinidad es una variación de la ley natural o principio de correspondencia o similitud. La afinidad permite a los aceites esenciales actuar directamente sobre las características psicofisiológicas de la naturaleza humana. Los aceites esenciales tienen propiedades útiles, bioquímicas, electromagnéticas y hormonales, similares y altamente compatibles con la naturaleza humana y con las substancias humanas que se producen en el cuerpo etéreo y físico: substancia química a substancia química, carga a carga, fitohormona a hormona humana. Esto no debe de sorprender, puesto que la existencia física depende en muchas formas del reino vegetal.

Pero los aceites esenciales tienen una contribución que hacer a la existencia, más allá de la supervivencia básica. Por sus substancias etéreas, la esencia de una planta hecha extracto en su aceite esencial estimula la memoria. La fragancia natural de un aceite esencial, con sus emanaciones volátiles o prolongadas, no sólo actúa como un magnífico estimulante del sistema límbico y del hipocampo, sino que además, es efectivamente absorbida por el doble etéreo humano, con lo que ayuda a la formación de engramas. Gracias a su enorme compatibilidad, los aceites esenciales pueden fomentar el interés, que es el factor clave del aprendizaje y del proceso mental. El interés es lo que hace detonar las fuerzas de atracción/repulsión y establece afinidad donde "el gusto atrae al gusto". El efecto que tiene sobre la memoria la inhalación de los aceites esenciales es más pronunciado aún cuando los aceites se aplican sobre la piel.

A diferencia de lo naturalmente inorgánico o substancias sintéticas, materiales y productos hechos por el hombre, los aceites esenciales están totalmente vivos. A diferencia de los ingredientes aislados, los aceites esenciales son correcta y completamente balanceados en toda su actividad vital. En comparación con otras substancias naturales orgánicas, los aceites esenciales de las plantas son más saludables, vitalmente puros y activos. La actividad psicoterapéutica de los aceites esenciales es simultáneamente bioquímica/hormonal y electromagnética/etérea, por lo tanto su naturaleza terapéutica actúa a la vez sobre el cuerpo físico y el doble etéreo. De esta manera, los aceites esenciales son psicoactivos no solamente por sus efectos hormonales y bioquímicos sobre el cuerpo y sobre el cerebro, sino también por su acción directa sobre el doble etéreo y recíprocamente sobre el cuerpo astral. El doble etéreo reacciona a la aplicación cutánea de los aceites esenciales en la misma forma en que lo hace a su fragancia, razón por la que muchas prácticas de salud espirituales holísticas involucran el uso de aceites aromáticos y ungüentos para proteger al doble etéreo y al cuerpo físico contra invasiones e influencias indeseadas e insanas. Los aceites esenciales protegen y vigorizan al doble etéreo ya que amplifican el aura del cuerpo al transferirle su propia energía vital.

Las prácticas religiosas tradicionales de unción ceremonial o de ungimiento con aceite continúan hasta el momento de la muerte (como en el rito de la extremaunción) y aún después para fortalecer al doble etéreo, protegerlo de intrusiones malignas de la psique (astral) y prolongar su vida al refrenar su desintegración, incluso aunque la descomposición material del cuerpo físico también se retarde. Esto se hace para facilitar la transición y ayudar al alma en su tránsito.

En grado aún mayor que un servicio litúrgico o una reunión religiosa, los aromas pueden emplearse individualmente para promover el éxtasis espiritual y la meditación personal. Durante muchos siglos los místicos y maestros de Oriente y de Occidente han hecho lo mismo para adelantar su desarrollo espiritual y mental y para mejorar la fuerza y la calidad de las auras. Los más sagrados, como Cristo o Buda, por su excelencia espiritual y mental, así como por su pureza de cuerpo y alma, generan su propia esencia sublime, que excede la de cualquier fragancia terrenal e infunde un área magnífica e indescriptible que extiende su poder, calor y luz a grandes distancias. Los aceites esenciales actúan metafísica así como físicamente para armonizar y desarrollar la cuádruple naturaleza humana, especialmente a través de los cuerpos físicos, vitales y astrales.

6
La química de los aceites esenciales

Históricamente, fue J. J. Houton de la Billardiere quien condujo la primera investigación elemental significativa sobre la química de los aceites esenciales al analizar el aceite esencial más antiguo que se conoce: el aceite de trementina. Sus resultados, publicados a principios del siglo XIX, revelan que la proporción que tiene la trementina de carbón a hidrógeno es de 5:8, que es la misma (como demostrarían análisis posteriores) para todas las hemiterpinas, terpinas, sesquiterpinas y politerpinas. Las terpinas y los hidrocarburos que se hallan en abundancia en las plantas son claramente divisibles por cadenas en rama de C_5 y se pueden clasificar también como hemiterpinas (C_5), monoterpinas (C_{10}), sesquiterpinas (C_{15}), diterpinas (C_{20}), triterpinas (C_{30}), tetraterpinas (C_{40}) hasta todas las politerpinas que tengan cualquier número mayor de átomos de carbón. Las monoterpinas, sesquiterpinas y diterpinas son particularmente abundantes en aceites esenciales y contienen también otros ingredientes químicos como éteres, alcoholes, fenoles, aldeídos y acetonas.

Subsecuentes investigaciones y experimentos realizados por el más notable químico europeo del siglo XIX se enfocaron en los hidrocarburos que contienen los aceites esenciales. Aparentemente, la palabra *terpina* fue acuñada en 1866. Esta investigación activa y extendida fue paralela al incremento en el uso de aceites esenciales hacia el final del siglo XIX, pero gracias a la investigación y al desarrollo de terpinas y de sus derivados se impulsó la nueva industria del aceite esencial que surgió al principio del siglo XX. La estructura molecular y los componentes químicos de los aceites esenciales fueron entonces explorados e identificados rápidamente y estos nuevos ingredientes se sintetizaron y se manufacturaron en forma comercial. La industria de sintéticos y aromas aislados nació y con ella grandes perspectivas farmacológicas de los aceites esenciales que tendrían prolongadas ramificaciones en la aromaterapia.

QUIMIOTIPOS

La controvertida teoría de los quimiotipos puede considerarse como el brote más reciente del crecimiento de la química, que se inició formalmente hace varios cientos de años y que actualmente comparte la urgencia de los químicos por aislar o singularizar los componentes individuales de los aceites esenciales. Al parecer, con frecuencia las diversas condiciones de crecimiento del suelo y el clima son responsables de que se desvíen las proporciones naturales en la composición química de las plantas —aspecto que se toma en cuenta en los laboratorios—, aunque por lo demás se pueden considerar botánicamente iguales. Estas desviaciones de temporada se producen durante el proceso de crecimiento y ocurren dentro de la planta, no dentro de un laboratorio químico o durante el proceso de producción del aceite esencial de la planta. Se ha visto que la composición química del tomillo, el romero, el geranio y otros aceites esenciales, a veces varía extraordinariamente.

El porqué surgen quimiotipos de algunas plantas no se puede entender con profundidad. Los quimiotipos sólo se pueden encontrar en plantas individuales en estado silvestre dentro de una población vegetal que tiene una mezcla de diferentes quimiotipos aunque, en algunas ocasiones pueda predominar, por lo menos temporalmente, alguno. Hoy en día, los cultivadores tratan de aislar y cultivar plantas que tienen una composición química distinta a la de la norma esperada de la planta, no obstante que ésta sea de la misma especie. Para lograrlo realizan extensos procesos de selección y procedimientos de crecimiento restrictivos que ocasionalmente incluyen la producción de un duplicado genético idéntico. Los que abogan por la quimiotipificación, como el químico Pierre Franchomme, proponen el cultivo de determinadas especies de plantas en tierra y condiciones climatológicas especiales, o a mayores altitudes, para manipular la estructura química de los aceites. Los quimiotipos de tomillo, romero y eucalipto están entre los pocos que se han obtenido deliberadamente en esa forma.

La idea de elaborar quimiotipos simplemente demuestra un punto de vista que refleja la inclinación de los químicos a utilizar una sustancia química determinada que se encuentra dentro de un aceite o planta, en vez de emplear todo el aceite o la propia planta. Los que apoyan la elaboración de quimiotipos dentro de la aromaterapia probablemente se sienten más cómodos con esa idea porque el componente químico deseado se acentúa más naturalmente. Quizás no toman en cuenta que la elaboración de quimiotipos es un tanto incongruente con respecto a las inclinaciones y actividades holísticas tradicionales de la aromaterapia y de los aceites esenciales. No obstante la valiosa e importante información que proporcionan las investigaciones sobre quimiotipos, existen ciertas dudas acerca de la conveniencia y de la utilidad de prescribir estrictamente una tipificación de los aceites esenciales según su pretendida clasificación de quimiotipos. Quienes opinan de esta forma mencionan el peligro de repetir errores de juicio, si no es que de práctica, hechos por químicos de otros tiempos, cuyo ahínco en aislar ingredientes "activos" o elementos básicos de las plantas con el propósito de crear drogas provocó el desequilibrio de los valores de las hierbas y de los aceites esenciales.

Una eminente autoridad, el Dr. Jean Valnet, reconoce una relación entre el poder bactericida de las esencias aromáticas y su función química, empezando en orden descendente de potencia con fenoles, aldeídos, alcoholes, éteres y ácidos. (Como se verá más adelante, las opiniones sobre el valor de los terpenos están divididas.) Sin embargo, Valnet no indica específicamente quimiotipos, enfatizando en cambio su opinión de que las esencias naturales enteras son más activas que cualquiera de sus ingredientes. Hasta el Dr. Daniel Penoel, otro partidario de los quimiotipos cuyo interés en la aromaterapia se inició en 1977 con su asociación profesional con Pierre Franchomme, admite que la determinación del uso terapéutico de un aceite esencial basándose sólo en el análisis de sus ingredientes principales no es nada sencillo. Penoel reconoce la acción del aceite en su integridad, lo que al parecer limita el uso de quimiotipos a ciertos usos clínicos específicos. El Dr. Jean-Claude Lapraz, quien trabajó con el Dr. Valnet, no concede ni siquiera ese papel específico o limitado a los quimiotipos.

La ley de "todo o nada"

Con la ley de "todo o nada" el Dr. Lapraz reafirma el punto de vista holístico acerca de los usos de los aceites esenciales, con las siguientes observaciones que refutan el empleo de los quimiotipos:

1. No es una propiedad antiséptica concreta (ingrediente) lo que determina la actividad bactericida de un aceite esencial.
2. Independientemente de la composición de su quimiotipo, un aceite esencial, por su propio carácter o naturaleza, es o no es efectivo contra los gérmenes.
3. La actividad (efectividad) o inactividad (inefectividad) de un aceite esencial depende de su especie botánica, nunca del quimiotipo o de la temporada en que la planta se cosechó o del aceite que se extrajo.

Por ejemplo, Lapraz hace notar que el aceite esencial de ajedrea mantiene sus capacidades independientemente de cuándo se cosechó la planta o de si contiene más o menos carvacrol (un fenol). En un ejemplo más explícito, un aceite esencial de tomillo, quimiotipo geraniol, puede ser efectivo contra estafilococos, en tanto que un aceite esencial de geranio, que también contiene geraniol, no tendrá efecto microbiológico en el mismo germen, aunque el tomillo contenga un 40 por ciento de geraniol o el geranio contenga un 80 por ciento de geraniol.

La teoría de los quimiotipos ofrece una apreciación interesante pero abreviada de los aceites esenciales, la cual tiene en su contra el conocimiento incompleto de cientos —quizás miles— de ingredientes identificados y de otros hasta ahora no identificados que están contenidos dentro de ellos. El Dr. Taylor, de la Universidad de Texas, en Austin, (citado por Valnet en *La práctica de la aromaterapia*) afirma que las esencias presentan más ingredientes nuevos de los que los químicos de todo el mundo pudieran analizar en mil años. Si esta aseveración es cierta, no es probable que el inconveniente desaparezca en poco tiempo. Por ahora, la aromaterapia da la bienvenida a la nueva información sobre los aceites esenciales en tanto que continúa apoyándose en el conocimiento empírico y la observación profesional. La atención a sus especies botánicas sigue siendo una guía confiable para calcular el comportamiento de un aceite esencial, puesto que hay más valor práctico en conocer la actividad biológica de un aceite que en saber su composición química. El todo de un aceite esencial es mayor que la suma de sus partes, especialmente puesto que no se sabe cuáles son esas partes. El comportamiento terapéutico de un aceite es crucial y da a conocer las indicaciones sobre cómo debe usarse adecuadamente de manera más segura, precisa, mejor y completa. De no ser así, cualquier preferencia por quimiotipos permanece subjetiva y —como el vino blanco— es algo así como un asunto de gusto.

USO SEGURO DE LOS ACEITES ESENCIALES

Otro asunto que genera debate y que involucra tanto a la química de los aceites esenciales como a su calidad, es el uso seguro de los aceites esenciales, específicamente precauciones y contraindicaciones. En esta discusión debe establecerse y mantenerse un sentido de proporción relativa que observe primero qué pocos de los 400 aceites esenciales que se producen en el mundo presentan algún riesgo potencial. Las estimaciones más altas indican que se trata de un 10 a un 15 por ciento. Se considera que solamente entre 100 y 150 de esos aceites se emplean en todo el mundo y que los aceites más tóxicos nunca han sido de uso común, por lo que el riesgo disminuye. Casi todos esos cientos de aceites esenciales se obtienen en Europa, que es donde se produce la mayoría. En Estados Unidos se producen, comparativamente, muy pocos, como la hierbabuena, la menta verde, los cítricos y el cedro. La Oficina de Alimentos y Drogas (Food and Drug Administration) FDA de Estados Unidos hace una lista de 150 aceites aproximadamente de uso seguro para alimentos y establece que aproximadamente 100 aceites esenciales se extraen para su venta a las industrias del perfume y del sabor.

A pesar de provenir de la naturaleza, los aceites esenciales son substancias altamente concentradas con fuertes actividades biológicas y químicas. Sin embargo, es importante que mientras se sostiene su profunda eficacia, no se exagere en su posible peligrosidad. Una persona corre mayores riesgos si emplea aceites sintéticos, espurios o echados a perder, que si usa aceites esenciales puros de aromaterapia. Categóricamente, los aceites potencialmente peligrosos pueden producir síntomas en tres formas:

Toxicidad (usualmente por ingestión y dependiendo de la dosis)

Alergógenos (reacciones alérgicas producidas por su uso externo o interno)

Irritantes (la reacción menos dañina resultante, por lo general, de la aplicación cutánea)

Vale la pena considerar algunas observaciones cualitativas sobre los aceites esenciales: (1) Como ocurre con cualquier tratamiento terapéutico, deben tomarse precauciones para evitar las reacciones negativas mencionadas en niños, mujeres embarazadas y en ancianos, ya que ellos son más susceptibles. (2) No todos estos aceites son peligrosos en las tres formas; por ejemplo, un aceite potencialmente tóxico, puede ser totalmente inofensivo en su uso cutáneo. (3) Los casos específicos de toxicidad de aceites esenciales surgen invariablemente cuando la dosis terapéutica normal se extiende demasiado. La excreción del cuerpo humano de los aceites esenciales es siempre tan rápida y total, que cualquier daño serio tendría que haber sido causado por ingestión o por aplicación excesiva —o bien por uso demasiado prolongado— de un aceite particularmente peligroso. Desde una perspectiva objetiva, es importante notar que muchas sobredosis pueden resultar y resultan de la ingestión de substancias naturales y sintéticas que están a la disposición del público y que son de fácil adquisición, por no mencionar las incontables exposiciones a alergógenos e irritantes potenciales como lo pueden ser desde ciertos limpiadores domésticos, pesticidas y cosméticos, hasta drogas, alcohol y manzanas. La ingestión de una taza de semillas crudas de manzana es suficiente para causar la muerte debido al cianuro que emana de la vitamina amigdalina (vitamina B_{17}), elemento natural en tales semillas y que resulta inofensivo y saludable cuando se encuentra en las almendras, el hueso de albaricoque, y muchos tipos de frijol, chícharos y semillas. No existe aceite esencial de semilla de manzana. Hay un aceite esencial de almendra amarga que se usa para dar sabor después de que se le ha extraído el cianuro (prúsico o ácido cianhídrico). El aceite de almendra amarga (no confundirlo con el aceite de almendra dulce, excelente para masajes) jamás se emplea en aromaterapia. A propósito, la amigdalina del albaricoque es un ingrediente del Laetrile, un conocido tratamiento contra el cáncer. Las manzanas y la amigdalina ilustran cómo un nutriente natural puede convertirse en un producto saludable o en una substancia dañina, dependiendo de la dosis y de un uso disparatado, correcto o inteligente.

El peligro de un aceite esencial está algunas veces, aunque no siempre, relacionado con sus componentes dominantes, por lo que es un error adjudicar la actividad terapéutica de un aceite esencial solamente a uno o dos de sus componentes químicos, pues no se están valorando los riesgos reales. Algunos aceites esenciales potencialmente tóxicos o peligrosos aparecen más que otros en la listas de "precaución", como sucede con la gaulteria, la polea, el epázote, la trementina, la artemisa, la mostaza, el cedro rojo, el hisopo y la santónica. Otros como la canela, el anís, el alcanfor, el toronjil y el hinojo, sólo aparecen intermitentemente, quizás por una apreciación incompleta de sus peligros o toxicidad. La inclusión de algunos aceites solamente en razón a su composición química —romero, salvia, orégano o tomillo— es discutible, toda vez que existen muy pocas pruebas empíricas de sus supuestos peligros.

A pesar de su contenido de trementina (una acetona), que es comparable al del ajenjo, el epazote y la tuya, la salvia parece estar prácticamente libre de riesgos, probablemente porque la salvia contiene rastros de otro ingrediente desconocido o agente amortiguador que evita la toxicidad. La salvia da una buena lección en el sentido de que hay que conocer el aceite y no soló sus substancias químicas. A veces la salvia está contraindicada debido a sus propiedades hormonales que estimulan la adrenalina, pero eso constituye una excepción. Sin embargo, sí es cierto que otros aceites esenciales poseen propiedades hormonales, como el romero, el tomillo, la ajedrea, la albahaca, el geranio, el ciprés, el hinojo y el té limón.

No sólo las acetonas, sino también los fenoles (que pueden resultar irritantes) y alcoholes se han indicado como peligrosos, y quizás sí lo sean cuando se aislan o sintetizan fuera de la planta. Esto no hace que el aceite que contiene esos ingredientes sea asimismo peligroso. Como ha mostrado la fabricación de medicamentos, los ingredientes aislados de las hierbas frecuentemente se hacen más peligrosos. Se sabe que la posible toxicidad de algunos complementos alimenticios (por ejemplo, vitamina A, hierro y vitamina D) es mucho más fácil de encontrar en los sintéticos que en su forma natural. Es instructivo notar que casi ninguna de las hierbas venenosas estándar, que aún se pueden obtener, son aromáticas.

La preocupación por los ingredientes químicos de los aceites esenciales ha llevado a algunas personas a desterpenizarlos en un esfuerzo por eliminar la posibilidad de intoxicación en el hígado o en los riñones a causa de aceites con contenido de terpinol. Parece insostenible que los hidrocarburos como los terpenes existieran con tanta abundancia en plantas y aceites si la naturaleza los considerara tan inconvenientes. La desconfianza a los terpenes parece no tener motivos, o al menos, ser exagerada, puesto que los aceites esenciales que tienen la mayor proporción de terpene están entre los menos irritantes. Algunos dicen que los terpenes están desprovistos de riesgos. Quienes permanecen desconfiados de los terpenes argumentan que en cualquier caso, los aceites desterpenados son más seguros y retienen sus poderes terapéuticos y su actividad. Esto no es del todo cierto. Un aceite desterpenado no es un aceite completo. Desterpenar esencias para aromaterapia baja su bioactividad. Desterpenar el tomillo y la hoja de laurel los hace más tóxicos o irritantes, en tanto que desterpenar lavanda —un aceite bajo en terpenes— la hace perder su valor catalítico. La supresión de cualquier ingrediente aislado de un aceite esencial usado en aromaterapia le hace una injusticia a la acción holística de ese aceite al desequilibrar sus propiedades y actividades. No obstante que los peligros potenciales de los aceites esenciales, particularmente cuando se recetan para uso interno, son frecuentemente exagerados, tales peligros potenciales se reducen o se anulan con la verdadera práctica de la aromaterapia. La inhalación y la aplicación cutánea presentan relativamente menos riesgo de irritación o alergia temporal de la piel y de la mucosa nasal.

Desgraciadamente, muchos de aquellos que previenen los peligros potenciales de los aceites esenciales y que abogan por la regulación y restricción de la aromaterapia y el uso de aceites esenciales, tienen razones no muy altruistas para hacerlo. Hay algunos entre los profesionales de la aromaterapia y los negocios de manufactura de aceites esenciales que quieren monopolizar la práctica y la venta de la aromaterapia y sus productos. Algunos ven una oportunidad de lograr sus ambiciones congraciándose con la agencias gubernamentales y las autoridades, en tanto que otros se imaginan para sí mismos la clase de relación simbiótica con la FDA de la que ahora goza la industria farmacéutica. Todavía existen otros que están en pro de las restricciones y las reglamentaciones, miembros de otra profesión relacionada con la salud o con la medicina, que se sienten amenazados por la competencia de cualquier práctica nueva de salud como es la aromaterapia.

Los productores y los distribuidores de complementos vitamínicos y minerales, alimentos naturistas o de salud, hierbas y aceites esenciales tienen prohibido anunciar sus productos como benéficos para la salud aunque tales beneficios sean bien conocidos y estén documentados. En consecuencia, estos productos alimenticios son ajenos a las restricciones y reglamentaciones gubernamentales para medicamentos y drogas. Por ésta y por otras razones, la FDA no tiene planes para regularizar la aromaterapia, no obstante las presiones de los aspirantes a monopolistas o celosos rivales. Un anuncio que dice en forma general que un aroma o una fragancia es buena o benéfica se clasifica como anuncio de cosméticos y no requiere aprobación de la FDA antes de vender el producto. Sólo si un aceite esencial se promueve específicamente diciendo que se recomienda para tratamiento de un padecimiento, estado delicado o enfermedad, requiere la aprobación de la FDA.

Afortunadamente, hay muchos practicantes de la aromaterapia serios y conscientes, así como productores y distribuidores de aceites esenciales que resuelta y objetivamente se resisten a todos esos esfuerzos por controlar la aromaterapia y sus productos. Ellos están racionalmente en pro de la educación de los consumidores, los comerciantes y los practicantes a través de la explicación y el uso inteligente y responsable de los aceites esenciales y de otros productos de aromaterapia. Su preocupación por la aromaterapia incluye el proteger los derechos individuales y la libertad de selección en asuntos de salud.

Al igual que los suplementos que contienen hierbas, vitaminas y minerales, los aceites esenciales son alimentos, no drogas. Asimismo, no deben utilizarse indiscriminadamente. La máxima sobre la salud de que "menos es más" se aplica a la aromaterapia. Un tratamiento por demás seguro y efectivo para determinado mal, puede empeorarlo si se emplea demasiado tiempo o se sobredosifica. En aromaterapia se emplean dosis de un minuto de aceite de artemisa para tratar las convulsiones y los desordenes de la epilepsia. Dosis mayores pueden incluso causar convulsiones. Los aromaterapeutas y los fitoterapeutas cualificados saben qué aceites esenciales aplicar y cuáles evitar y siempre recomiendan dosis pequeñas y precisas sea para uso interno o externo. Los consumidores interesados en emplear aceites esenciales para su salud o como cosméticos deben ser educados también en forma similar.

ANÁLISIS Y MÉTODOS DE PRODUCCIÓN
DE LOS ACEITES ESENCIALES

Cromatografía y espectroscopia

De los métodos de análisis usados para caracterizar los aceites esenciales, la cromatografía de gas (GC) es quizás el más significativo y el más controvertido. A una cromatografía de gas de un aceite esencial se le llama a veces la "huella digital" de la molécula del aceite, pues muestra, para los aceites más auténticos, de 20 a 50 (ocasionalmente hasta 200) ingredientes químicos fácilmente identificables. Claro que cualquier evaluación real de un aceite esencial debía incluir todos sus ingredientes, puesto que todos actúan sinergéticamente sobre el cuerpo humano. El aval de calidad que caracteriza a un aceite esencial solamente por su porcentaje de un ingrediente aislado o primario, como lo permiten los requerimientos farmacéuticos, es inadecuado para la aromaterapia. Una caracterización o criterio tan simple permitiría que un substituto sintético con un nivel aceptable del ingrediente principal fuese falsamente equiparado con un aceite esencial natural mucho más complejo.

Existen otros métodos cromatográficos: cromatografía líquida y alto desempeño (HPLC), que usa líquidos presurizados en vez de gas y es especialmente efectivo para mezclas menos flexibles y difíciles de separar. Además, está la cromatografía de gel líquido (GLC), un método menos confiable, más lento y de poco uso para el análisis de aceites esenciales. Finalmente, existe la cromatografía de capa delgada (TLC) que emplea una capa ligera de sílice y que se usa más para el análisis de tinturas y extractos que para los aceites esenciales. De estos cuatro métodos, la cromatografía de gas es la más común y la más efectiva.

La cromatografía de gas aísla diferentes componentes de un aceite esencial, que aparecen como espigas o picos en el cromotograma. La utilidad de este método depende sobre todo de la comparación hecha con otros cromotogramas y material de consulta estándar que solamente es probable que tenga un laboratorio GC especializado. Aun así, es difícil para la mayor parte de los expertos analistas saber qué esperar de un aceite esencial, puesto que muchas plantas, incluso las más familiares como el tomillo, el romero y el geranio, a menudo sorprenden debido a los nuevos ingredientes que se les encuentran y a las variantes en sus proporciones. Más aún, no existen estándares universales para comparar. ¿De cuál de las aproximadamente 100 variedades diferentes de un aceite esencial se selecciona el modelo estándar para hacer comparaciones? Por lo tanto, excepto en casos obvios de adulteración (usualmente con alcohol, aceites preparados, aceites esenciales de menor valía, o ciertos sintéticos) el análisis no puede producir certeza ni ser concluyente.

Para aumentar la precisión, la espectometría masiva (MS) se combina a veces con la cromatografía de gas. Unidas, GC-MS proporcionan una técnica analítica más valiosa, aunque más cara, para la investigación de los aceites esenciales. Existen otros métodos espectroscópicos, como la espectroscopía infrarroja (que emplea luz infrarroja), la espectroscopía ultravioleta (luz ultravioleta) y la resonancia nuclear magnética, pero se piensa que éstos son de poco uso práctico para el análisis de aceites esenciales. La espectometría masiva permite alta precisión en la identificación de las estructuras químicas de las moléculas que se hicieron pedazos por bombardeos de electrones de alta energía. Generalmente, el valor de la espectroscopía en la identificación de ingredientes aislados se vuelve muy limitado cuando el método se aplica al análisis de ingredientes complejos. Como ocurre con la cromatografía, la interpretación de los resultados del espectro masivo depende en gran proporción del material de comparación disponible.

Dado el alto grado de habilidad técnica y de experiencia necesarios para interpretar un cromotograma (interpretación que se hace más complicada aún en el análisis GC-MS) y la falta de información para comparar, ya que los estándares universales no existen, la cromatografía, aunque contribuye ampliamente a la eliminación de ingredientes sintéticos y pesticidas en los aceites esenciales, por sí sola tiene poca capacidad para verificar la pureza de un aceite esencial. En realidad, por su ambigüedad puede llevar a error.

No obstante que se debe asumir y respetar la rectitud de los motivos de aquellas compañías que prefieren apoyarse exclusivamente en tecnología, como la cromatografía, para asegurarse de la calidad de sus aceites, también se debe considerar que tal apoyo está un tanto fuera de lugar y es prematuro, puesto que el análisis tecnológico de los aceites esenciales no es una ciencia exacta. A pesar de que las adulteraciones son detectables, otros factores nublan el punto de la calidad. Primero, los métodos refinados de análisis han causado que surjan también técnicas de adulteración no menos refinadas que bien pueden equipararse a la original "huella digital" del aceite. Segundo, como se mencionó antes, hasta en los aceites ya estudiados aparecen continuamente nuevos ingredientes, ingredientes que son probablemente indiscernibles con cromatografía. Con frecuencia los porcentajes de esos ingredientes identificables varían. Un investigador encontró que la concentración de varios ingredientes químicos reconocibles en siete docenas de especies de tomillo varió aproximadamente en un 50 por ciento. Tales variaciones son causadas por muchos factores (por ejemplo, exposición al sol, la tierra, origen geográfico y botánico, temporada del año, extracción y proceso de producción), los cuales tienen influencia en la composición de los aceites esenciales y por lo tanto, deben ser evaluados.

La mayoría de los expertos en aromaterapia están de acuerdo en que la producción de aceite esencial es muy similar a la del vino: es más un arte que una ciencia. La investigación científica moderna en la olfacción ha aumentado el respeto por el sentido del olfato humano y ha enfatizado el importante papel de unas "narices educadas" y su sensibilidad estética en la selección de aceites esenciales de buena calidad, así como para la creación de mezclas de aceites esenciales para la aplicación de la aromaterapia. La mayoría de los aromaterapeutas prefieren apoyarse más en sus propios sentidos y en la confianza en sus proveedores de aceites esenciales. Cuando menos por ahora, los métodos tecnológicos de analizar aceites esenciales no han producido resultados que justifiquen el alto costo del equipo y la operación.

Maceramiento continuo con vapor

La destilación con vapor extrae un aceite esencial cuya fragancia es lo más parecida posible a la de la planta. No obstante, ocurren ciertas reacciones químicas durante el proceso que afectan la composición química del aceite. Mejoras graduales en la tecnología manufacturera (como la construcción de alambiques modernos que emplean acero para eliminar las reacciones metal-aceite) y diseños de alambiques (un calentador separado para controlar mejor la temperatura y la presión del vapor generado) han mejorado la calidad de los aceites esenciales puros. También han sido importantes recientes variaciones en la destilación, como la hidrodifusión y la turbo destilación, cada una de las cuales ha aumentado el rendimiento de los aceites esenciales en menos tiempo al retener más de la fragancia original de la planta.

El método de destilación más reciente y promisorio, intentado inicialmente en 1981 por el Grupo Boucard, destiladores de aceites esenciales con varios años de experiencia, y R.W. Serth, un profesor de ingeniería química de la Universidad A& I de Texas, es el proceso Texarome de maceramiento continuo con vapor. Este método emplea vapor seco a una temperatura que con frecuencia es superior a los 200°C para destilar material pulverizado de la planta durante un lapso de entre 25 y 30 segundos (lapso llamado "tiempo de residencia") a baja presión. Parece ser que el breve tiempo de residencia evita muchas de las reacciones químicas que ocurren durante una destilación normal con vapor y, no obstante las altas temperaturas del vapor, dicho tiempo está acorde con la química natural del aceite producido. El que las altas temperaturas del vapor aparentemente no afecten de manera adversa la composición o la fragancia del aceite se puede atribuir también a la ausencia de aire (oxígeno) y de humedad o agua líquida en el proceso de vapor seco. Asimismo, a esto es probable que se deba la reducida corrosión y erosión. El vapor seco no permite la filtración de ácidos orgánicos del material aromático que no sólo corroerían el aparato, sino que también afectarían catalíticamente la química del aceite. El aparato para maceramiento con vapor está diseñado para vaporizar toda la mixtura líquida, en vez de separar la mixtura de ingredientes en fracciones durante la fase líquida, como sucede durante la destilación tradicional. De ahí que la operación se simplifique a través del "maceramiento" de toda la mixtura líquida del material de la parte más interna de la planta con destilación baja de presión parcial.

Extracción con dióxido de carbono supercrítico

Como se ha visto, la historia de la extracción de aceites esenciales empezó con la inmersión de flores y especias en grasas y aceites, en especial por el método de *enfleurage*, el cual consiste básicamente en amalgamar el material de las plantas con grasa natural o mixtura de grasas animales y aceites vegetales. El material de la planta se remueve y se reemplaza diariamente por material nuevo durante un mes. Después, el producto aromático puede ser tratado con alcohol para crear un "enfleurage absoluto", pero generalmente se queda como aceite aromático. Aunque el "enfleurage" ha sido casi completamente abandonado, debe considerarse como algo que es obvio y que no presenta sorpresas. Los verdaderos aceites esenciales actualmente se extraen por destilación de vapor y proceso frío. Por otra parte, solventes como el alcohol, la bencina o el hexano se utilizan en la extracción, después de lo cual se extrae el solvente por destilación, quedando un resinoide o *concréte*. Posteriormente la extracción de alcohol del resinoide producirá un absoluto, del que se eliminan las ceras y la mayor parte de los solventes. Se sabe que las regresiones potenciales de las temperaturas elevadas que se usan en los métodos de destilación con vapor pueden causar daño a los ingredientes del aceite esencial y la pérdida de ingredientes más volátiles. Por lo que se refiere a la extracción de resinoides y absolutos se reconoce que el resinoide de solventes químicos es casi imposible de eliminar completamente. Hoy en día, la extracción con dióxido de carbono se considera la respuesta a estos problemas de alta temperatura y extracción con solvente debido a que las temperaturas que se usan son relativamente bajas y el único solvente, dióxido de carbono (CO_2), en su estado natural se evapora o disipa, dejando atrás un extracto puro de la planta. Por consiguiente, la extracción con dióxido de carbono es, cuando menos, un proceso tan limpio como la destilación con vapor, porque igualmente, no existe ninguno de los resinoides solventes que pudieran llevar a la intoxicación, fuese por su cuenta o por contaminantes de bajo nivel en el solvente.

El gas de dióxido de carbono se lleva a un estado supercrítico en ciertas condiciones de temperatura y presión. La temperatura crítica del dióxido de carbono es aquélla sobre la que ya no se puede licuar aunque se aumente la presión. Su presión crítica es aquélla en la que el CO_2 no puede licuarse a pesar de lo baja que se fije la temperatura. El estado supercrítico se obtiene cuando tanto la temperatura como la presión están por encima de sus puntos críticos. De baja viscosidad, el CO_2 supercrítico tiene la densidad de un líquido, pero se esparce como el gas. En esa forma es capaz de extraer la más amplia variedad de ingredientes de la planta. En un caso, por ejemplo, el CO_2 extrajo aceite de menta verde de hojas secas del campo que contenía nueve ingredientes de sabor no obtenibles con destilación de vapor. Es decir, los extractos de CO_2 supercríticos se comparan en cantidad de ingredientes a los aceites esenciales puros o sólidos.

Es después de que el CO_2 supercrítico ha empezado a circular a través de la planta (ubicada dentro de un contenedor especial dentro de una cámara de extracción) y ha disuelto en ella las fracciones o elementos deseados, cuando el despresurizado CO_2 se torna gaseoso, pierde sus capacidades solventes y se separa de la nueva solución. La solución resultante de los precipitados del aceite esencial se recolecta. Entonces, el CO_2 gaseoso se suelta en un cambiador de temperatura para que se refresque y luego se recircula de nuevo a la cámara de extracción con las mismas condiciones de temperatura y presión del estado supercrítico.

Una breve síntesis de los factores que hacen recomendable la extracción con CO_2 empieza con las ventajas que tiene sobre la destilación con vapor y solventes. La temperatura crítica (31°C) es lo suficientemente baja para no dañar la delicada naturaleza ni las propiedades de la fragancia de la planta y de sus aceites esenciales. Además de no dejar en el extracto resinoides del solvente CO_2, este proceso tampoco extrae resinas inodoras. La presión crítica (73.8 barras) se logra fácilmente en la operación de producción; y se considera que el dióxido de carbono, que se encuentra comúnmente en las bebidas carbonatadas como los refrescos y el champaña, es seguro y no hace daño. Más aún, los extractos de aceites esenciales no experimentan las reacciones químicas de oxidación, hidrólisis, esterificación, o cambios térmicos, y por lo tanto permanecen como los representantes más exactos del material original. La principal desventaja de la extracción con dióxido de carbono supercrítico es el alto costo del equipo de producción y de la operación de extracción, siendo necesario por ello que el método se emplee estrictamente para productos que se venden a un precio alto. Esto puede provocar que los aceites menos caros o los aceites esenciales de bajo rendimiento no puedan compensar en forma redituable el alto costo de la producción. De hecho, es posible que en lo que respecta a los aceites esenciales no haya suficientes utilidades en ninguna extracción a gran escala si se emplea dióxido de carbono, por lo que se utilizan en propósitos aromaterapéuticos que amortizan de alguna manera los gastos del proceso.

7
Perfiles de los aceites esenciales

Los siguientes perfiles constituyen breves esbozos de los aceites esenciales. Son un compendio de sus características predominantes y de ningún modo pretenden ser un catálogo completo de sus propiedades, usos o particularidades. Las descripciones de sus muchos usos o aplicaciones clínicas para problemas serios de salud se mencionan escuetamente y sólo en forma general, puesto que los tratamientos y ungüentos se implementan y entienden mejor por profesionales del cuidado de la salud. A pesar de se puede inferir que el uso interno de ciertos aceites esenciales con propósitos terapéuticos no es recomendable la automedicación. Asimismo, se hace énfasis en el empleo de la aromaterapia —inhalación y aplicación cutánea. Los perfiles pretenden proporcionar una señal inicial de las distintas formas en que la aromaterapia y los aceites esenciales son benéficos.

ABETO NEGRO (PICEA MARIANA, P. NEGRA)

El abeto negro es miembro de la vasta y majestuosa familia de plantas pináceas, que incluye el abeto del Canadá, el abeto y el pino. Produce un aceite de deliciosa esencia incolora que se destila de sus ramas y de sus puntiagudas hojas. Las propiedades terapéuticas del abeto negro y sus indicaciones son similares a las del abeto, al igual que su fragancia que, por lo demás, es más obscura y profunda.

Los aceites esenciales son, en realidad, destilados de ramitas u hojas de esos árboles pináceos —o sea, *Abies* (abeto), *Picea* (pinabete), *Pinus* (pino), *Tsuga* (abeto del Canadá)— a los que, en forma imprecisa, se les llama "aceites de hoja de abeto". Se debe recordar una vez más que los nombres botánicos específicos resultan mucho más instructivos; por ejemplo: abeto siberiano (*Abies sibérica*), abeto del Canadá (*Abies balsamea*) y abeto blanco (*Abies alba*), o como muestras de piceas: abeto de Noruega (*Picea abies*), abeto blanco o del Canadá (*Picea glauca, P. alba, P. canadensis*). Al igual que sus parientes, el abeto negro se emplea ampliamente como ingrediente fragante y como ingrediente medicinal.

Antiséptico, expectorante y antitusivo, el abeto negro es un remedio ideal para males pulmonares como el asma y la bronquitis, bien se utilice como inhalante o como remedio para la tos. La energía vital etérica (prana) condensada y transmitida por el abeto negro vibra efectivamente a través del sistema respiratorio, nervioso y glandular del cuerpo humano.

Por otra parte, el abeto negro es muy adecuado para el tratamiento de males genitourinarios.

Analgésico y rubefaciente, el abeto negro proporciona un tratamiento de masaje muy poderoso para dolores musculares o reumáticos. Estimula en gran proporción la circulación y puede usarse en linimentos y difusores, o como desinfectante. El abeto negro tiene una magnífica fragancia penetrante de la que se dice que mejora el yoga u otras meditaciones. El abeto negro es fortificante, tónico revitalizador y equilibrador nervino. Tiene simultáneamente un efecto estimulante y un efecto tranquilizante. Psicológicamente, imparte fuerza y reafirma la confianza en sí mismo.

ALBAHACA
(*OCIMUM BASILICUM*)

Encontrada originalmente en Asia, unas 150 variedades de albahaca crecen en todo el mundo, muchas de ellas mediante el desarrollo de quimiotipos naturales. La albahaca común o dulce produce un aceite ligero verdoso amarillento (destilado con vapor de sus hojas y flores) que tiene un delicioso aroma como a regaliz que recuerda el del hinojo o del estragón. Frecuentemente se usa como nota alta en la perfumería moderna. Por ser un condimento popular, notorio por su fino sabor y beneficios digestivos, la albahaca es un antiséptico intestinal, carminativo y estomacal indicado para varios males gastrointestinales, como náusea y dispepsia.

Como inhalante, la albahaca es un valioso tratamiento general para padecimientos respiratorios, incluyendo asma y bronquitis. En algunos casos, la albahaca ha sido conocida como restauradora del sentido del olfato perdido por coriza, sinusitis u otras causas. También es buena para primeros auxilios en casos de mordidas y piquetes de insectos. La notable versatilidad de la albahaca la hace un agente terapéutico favorito de la medicina ayurvédica.

Por ser un emenagogo y antiespasmódico, la albahaca es útil en compresas para aliviar el dolor del parto. Contribuye en la relajación mediante un baño de inmersión. Combinada con pimienta negra, por ejemplo, la albahaca es excelente en un tratamiento de masaje ya que ayuda a tonificar los músculos y a aliviar la fatiga. Además, la albahaca se mezcla muy bien con bergamota, geranio, hisopo, lavanda y romero para gran variedad de muchas otras aplicaciones. Es un tónico nervioso natural y actúa adecuadamente como estimulante o restaurador, dependiendo de las necesidades del cuerpo. Fisiológicamente, sus propiedades nervinas estimulan efectivamente los nervios simpáticos y fortalecen la corteza suprarrenal. Como tiene efectos cerebroespinales, se recomienda con frecuencia para numerosas afecciones nerviosas, incluyendo epilepsia y parálisis. Alivia vértigos y desmayos debidos a diversas causas, como migraña.

La albahaca es soporífera (para el insomnio) y antidepresiva. Su versatilidad como agente psicoterapéutico que tiene efectos homeostáticos la hace particularmente valiosa como remedio para múltiples problemas psicológicos o psicosomáticos. Es un antídoto revivificante para la melancolía y un buen remedio para la confusión mental. La albahaca disminuye la ansiedad y la incomodidad psicológica, así como la aprehensión o los presentimientos. Incrementa la radiante energía etérica del cuerpo, estimula la memoria y promueve la claridad mental, la agudeza y la concentración. Sus propiedades y acción cefálicas recuerdan a las de otras plantas de la familia de las labiadas: la hierbabuena y el romero.

El uso incorrecto de la albahaca puede sobreestimular los sistemas corporales, causando nerviosismo o, a la inversa, estupefacción. Debido a sus propiedades emenagógicas, la albahaca debe evitarse durante el embarazo.

ANGÉLICA (*ANGELICA ARCHANGELICA, A.OFICINALIS, A.SILVESTRIS*)

El aceite esencial se obtiene de raíces o de semillas. La angélica tiene propiedades carminativas y estomacales que son de ayuda en varios padecimientos digestivos, incluyendo dispepsia, flatulencias, gastritis y úlceras estomacales. También está indicada para el hipo y la anorexia. Por ser un expectorante suave con cualidades antiinfecciosas, la angélica resulta un inhalante útil o compresa para males pulmonares como la bronquitis y la neumonía, así como para la gripe. Sus propiedades sudoríficas, antisépticas y antimicrobianas se aplican bien en cremas o lociones para males de la piel, aunque a veces puede causar una ligera irritación en ésta.

La reputación de la angélica como purificadora de la sangre y la linfa deriva principalmente de su capacidad para reducir el exceso de los niveles de ácido úrico en la sangre, lo que la convierte en un remedio muy valioso para la gota, el reumatismo y algunas formas de artritis. Su acción limpiadora de la sangre facilita la circulación y en consecuencia, ayuda a todo el sistema cardiovascular.

La angélica estimula la producción de estrógenos a la vez que actúa como un inhibidor de la adrenalina y relaja el sistema nervioso. Sus efectos psicológicos son restaurativos y revitalizantes, alivia sensaciones de desesperanza e indecisión así como condiciones generales de debilidad nerviosa.

ÁRBOL DE TÉ (MELALEUCA ALTERNIFOLIA)

El aceite del árbol de té es un nuevo elemento dentro de la aromaterapia. Se obtiene al destilar con vapor las hojas del árbol y tiene un olor medicinal que en cierta forma recuerda al eucalipto. La característica más destacada del árbol de té es su extraordinaria efectividad contra los tres grupos infecciosos principales: hongos, bacterias y virus. Constituye un tratamiento dinámico para combatir lesiones producidas por el frío y el herpes, la sinusitis y las infecciones de la garganta, males respiratorios, pie de atleta, tiña, aftas, *Candida albicans* y otras infecciones de hongos, desórdenes genitourinarios —como la infección *Trichomonas vaginalis*— y prácticamente una de cada dos infecciones incluidas en los tres grupos. Sus propiedades germicidas, antiparasitarias, antifungales y antimicrobianas hacen del árbol de té un poderoso desinfectante de muy amplio espectro. Además de ser casi un "antiinfeccioso total", el aceite del árbol de té es prácticamente no tóxico e hipoalergénico. Puede usarse libremente en baños, vapores, gárgaras y enjuagues bucales. Puede inhalarse por vaporización o por difusión y es benéfico tanto en masajes como en cosméticos.

El árbol de té es un remedio efectivo para desórdenes de la piel y del cuero cabelludo relacionados con infecciones o infestación, o bien, con procesos de la piel que requieren cicatrización.

AZAHAR (*CITRUS VULGARIS, C. BIGARADIA*)

Conocido también como flor de naranja (*Citrus aurantium* var. *amara*) el aceite de azahar puede lograrse con enfleurage, extracción con solvente o, de preferencia, por destilación de vapor de las flores frescas del naranjo amargo (o agrio) del Mediterráneo. El azahar ejemplifica la maravillosa versatilidad de los naranjos. Aceite esencial inferior pero útil, se obtiene con el mismo procedimiento de la naranja dulce (*Citrus aur.* var. *dulcis* o *Citrus sinensis*) y se pueden obtener otros aceites esenciales por hacer presión de la cáscara de cualquier variedad. También el petitgrain se obtiene de las puntas (ramas y hojas) de la *Citrus aur.* var. *amara.*

El aceite de azahar es muy caro y apreciado en perfumería como fijador debido a su exquisita esencia dulce. (Se necesita aproximadamente una tonelada de flores de naranjo para producir un cuarto de galón (0.946 litros) de aceite de azahar.) También proporciona una excelente agua floral de naranja (hidrosol aromático). No es de sorprender que el azahar a menudo se adultere con aceites menos caros.

Por ser de gran ayuda en el proceso de digestión y un carminativo calmante intestinal, el azahar es un valioso remedio para casos de diarrea, calambres, cólicos y nervios estomacales. Antiespasmódico e hipotensivo, el azahar restaura el ritmo cardiaco natural y en consecuencia se recomienda para la taquicardia, las palpitaciones y diversas contracciones cardiacas o espasmos; por ejemplo, alivia la falsa angina de pecho relacionada con la ansiedad. Antiséptico y rejuvenecedor celular, el azahar es valioso para el cuidado de la piel sea ésta del tipo que sea, en especial si es piel sensible, esté inflamada o seca. Constituye un buen tratamiento vascular para venas delgadas además de ser un excelente cicatrizante de heridas. El azahar es útil como desodorante, germicida y sus propiedades contribuyen mucho para un baño relajante. El masaje y la inhalación también son métodos adecuados para que el aceite esencial de azahar proporcione beneficios psicofisiológicos.

El azahar es antidepresivo, sedante y soporífero, por lo que resulta adecuado para diversos problemas psicológicos que van desde insomnio y melancolía hasta ansiedad y nerviosismo, de simples "nervios de actor" hasta hipertensión, síndrome premenstrual, desesperación y trauma emocional.

Se reconocen en el azahar poderes afrodisiacos hipnóticos que alivian las aprensiones de un primer encuentro. A esto se debe que la flor del naranjo es tradicionalmente con la que se forma, desde hace muchas generaciones, el bouquet de las novias. El azahar se destaca por ser seguro en todas sus formas de aplicación.

211

BERGAMOTA (*CITRUS BERGAMIA*)

Esta esencia se extrae de la fruta-corteza del árbol de bergamota. Su agradable olor lo hace popular como fragancia y un ingrediente sumamente compatible en muchas mezclas de aceites esenciales (por ejemplo, con lavanda o geranio). Asimismo, la bergamota es uno de los ingredientes favoritos en pastelería, té, dulces y medicamentos. Sus auténticos efectos desodorantes derivan de sus propiedades antisépticas que también son efectivas contra infecciones urinarias. Pero su principal aplicación son males estomacales, problemas gástricos o digestivos. La bergamota incrementa o restaura el apetito y como carminativa alivia las flatulencias. Su acción antiespasmódica alivia los cólicos, no obstante que sus propiedades antiparasitarias la hacen un vermífugo efectivo.

La bergamota también tiene reputación como tratamiento de enfermedades de la piel, —como el acné— cuando se aplica en loción o en crema. Sin embargo, la aplicación directa de la bergamota produce irritación en la piel o aumenta la fotosensibilidad. Desde el punto de vista psicológico, los efectos de la bergamota son sedantes y antidepresivos. Su cualidad refrescante alivia la melancolía. La bergamota se puede usar por medio de baños, compresas, masaje o inhalación.

CARDAMOMO
(ELLETARIA CARDAMOMUM, AMOMUM AFZELII)

El aceite esencial de cardamomo posee un aroma intenso, dulce y especiado; se destila con vapor y se extrae de la fruta (cáscaras y semillas) de la *Elletaria cardamomum*, nativa de Asia, o de la almendra blanca *Amomum afzelii*. Pariente botánico de la raíz de enebro, el cardamomo posee un estatus propio y bastante popularidad como saborizante y destacado ingrediente de fragancias. Otras especies emparentadas con el cardamomo (por ejemplo, *Amomum cardamomum*, "Cardamomo de Siam") se usan como especias o en usos terapéuticos, y algunas además como aceites esenciales.

Estimulante, carminativo, estomacal y diurético, el cardamomo es un gran aperitivo y digestivo indicado para cólicos, dispepsia, náusea, flatulencias, úlceras gástricas ("acidez"), diarrea, etcétera. Es efectivo como desodorante para la halitosis debida a fermentación de jugos gástricos o de alimentos olorosos como el ajo. El cardamomo es antiséptico y además estimula la actividad fagocitaria del sistema de inmunidad. Como tónico nervioso, el cardamomo es útil para el tratamiento de ciática. Sus propiedades positivas nervinas y cefálicas tienen gran influencia psicológica.

CIPRÉS (*CUPRESSUS SEMPERVIRENS*)

Por lo común, este aceite de color claro a ligeramente amarillo se destila de las hojas del árbol y algunas veces de las flores, piñas, nueces y ramitas. Tiene un aroma a madera un tanto agrio, que recuerda al enebro. El ciprés se conoce sobre todo por sus propiedades antisudoríficas, astringentes y hemostáticas, capaces de detener secreciones corporales excesivas, desde diarrea hasta hemorragias. Tiene acción vasoconstrictora similar a la del carpe (probablemente debido a su contenido de tanino), lo que lo hace un buen remedio para las hemorroides y los problemas vasculares. Sus propiedades antiespasmódicas proporcionan beneficios adicionales en la menstruación y en problemas urinarios con dolor y flujo excesivo, como hemorragia, enuresis e incontinencia.

Como antibactericida y tratamiento desodorante de la piel, el ciprés ayuda a disolver y a regular secreciones sebáceas aceitosas. Sus propiedades vasoconstrictoras sugieren que su uso por personas hipertensas debe hacerse con precaución.

El ciprés parece tener una afinidad especial con el sistema reproductivo femenino. Además de ser un estimulante estrógeno, tiene propiedades ovario hormonales que hacen que su uso se recomiende para propósitos ginecológicos. Las características antisépticas y antiespasmódicas del ciprés funcionan bien en sprays y con gárgaras para la gripe, laringitis y tos. Se mezcla bien en los baños con el pino, el enebro o el sándalo, en compresas o para inhalación de vaporizadores y difusores, por lo que sus características sedantes y relajantes pueden tener también efectos psicológicos. Se indica asimismo para la ansiedad, confusión o indecisión unidas a impaciencia e irritabilidad.

CLAVO (*EUGENIA CARYOPHYLLATA*)

Este aceite para aromaterapia, de color amarillo pálido, se destila con vapor de los botones secos de las flores del árbol de clavo. Tiene un aroma familiar picante y a especia, reconocible por la popularidad del clavo en todo el mundo como antiséptico y condimento alimenticio. Además, el clavo aparece en mezclas de bebidas y de tabacos. El aceite de botones de clavo es el que da una nota alta favorita en perfumería; en fragancia es, asimismo, un ingrediente de diversos artículos de tocador, cosméticos, pastas de dientes y sopas. (*Nota*: menos apetecible que el aceite de clavo es un aceite amarillo parecido al de botón de clavo, que se elabora del tallo del mismo, y todavía de menor calidad es otro aceite de color café, más crudo, que se extrae de las hojas del clavo).

A pesar de que se conoce básicamente como aperitivo y condimento, el clavo tiene otras numerosas virtudes terapéuticas. Primero, su naturaleza estimulante y su amplio espectro de propiedades antibacteriales hacen del clavo un tratamiento efectivo para multitud de desórdenes digestivos, desde dispepsia hasta diarrea. El clavo es un carminativo parasiticida vermífugo que estimula el peristaltismo intestinal, con lo que mata las lombrices al expelerlas. En aplicación cutánea, el clavo destruye la sarna de parásitos y es excelente fungicida para el pie de atleta. Poderoso antiséptico, puede usarse también para desinfectar heridas.

Antiviral y bactericida, el clavo previene contagios, lo que explica su larga historia en el combate de plagas. Por ejemplo, ha demostrado ser particularmente efectivo contra el *Mycobacterium tuberculosis* y también para dar tratamiento contra el sarampión, para lo que son muy valiosas sus propiedades antipiréticas. El clavo se recomienda para infecciones urinarias así como para la gota y los edemas. Es buen tratamiento para enfermedades respiratorias como el asma, la bronquitis y la pleuresía.

Antiespasmódico y antineurálgico, el aceite de clavo es un famoso dentífrico analgésico para dolores de muelas, que se aplica usualmente de manera directa con un algodón empapado. Puede emplearse para crear un enjuague bucal altamente desinfectante o para hacer gárgaras para enfermedades de la garganta y sinusitis, sirviendo también para la halitosis producto de caries dental o de la fermentación del estómago.

Los ingredientes químicos del clavo han mostrado ser también anticarcinógenos. En una solución de 5 a 10 por ciento de alcohol, el clavo se emplea para tratar las lesiones cutáneas causadas por el lupus eritomatoso (lupus vulgaris) y es igualmente efectivo para el sarampión y el acné. La sorprendente versatilidad del clavo se extiende a sus muchas formas de aplicación: inhalación, ingestión, masaje, tintura u otros métodos.

Psicológicamente, el clavo es excitante y fortificante. Un remedio para la impotencia o la frigidez, estimula la líbido al estimular directamente los órganos genitales. El clavo es, asimismo, un vigorizante y estimulante mental cuyos efectos clarificadores son especialmente útiles en casos de mareo o vértigo. Para todos los efectos de la aromaterapia u otros propósitos debe emplearse exclusivamente aceite de botón de clavo, y para minimizar su actividad tóxica debe utilizarse una dosis moderadamente baja. El clavo puede producir irritación o sensibilización de la piel o de las membranas mucosas y, no obstante tener una reputación tradicional como ayuda antes y después del parto, tal uso no puede recomendarse sin una supervisión médica adecuada.

ENEBRO (*JUNIPERUS COMMUNIS*)

Este aceite, que va de verde pálido a incoloro, se extrae con destilación de vapor de las frutillas (a veces con hojas y ramas) del familiar arbusto siempre verde o del árbol pequeño. Por tener un sabor un tanto amargo y olor como a terpino, el enebro es un aditivo popular del jengibre, ambos para dar sabor y por sus efectos tónicos sobre el hígado y la digestión.

El enebro es también diurético y restaurador de los riñones, útil para males renales relacionados con albúmina y diabetes. En realidad, como el sándalo, el enebro es un remedio de primera clase para la mayoría de los problemas genitourinarios. Por lo general, el enebro contribuye a cualquier esfuerzo de desintoxicación. Reduce el ácido úrico de la sangre ayudando a paliar dolores y molestias de gota, reumatismo y artritis. El enebro es efectivo en todos los problemas circulatorios como la varicosidad, hipertensión, edema y otros. Es preventivo de los cálculos renales y biliares (cuando se emplea mal, el enebro puede sobre estimular los riñones enfermos o inflamados). El enebro se mezcla muy bien con la lavanda, con el incienso o con el ciprés. En masaje o baño, especialmente mezclado con bergamota o cedro, el enebro es un alivio para la cistitis.

Muchos problemas de la piel, como el acné y el eczema, responden al enebro en compresas o mascarillas. Estomacal y carminativo, es un buen remedio para cólicos. Antiséptico, el enebro es útil como desinfectante del hogar o como remedio para la tos o inhalante. La naturaleza refrescantemente estimulante y antidepresiva del enebro disipa la apatía, la paranoia, la confusión o la ansiedad. Los estados nerviosos de parálisis o temblores también responden favorablemente al tratamiento con enebro.

EUCALIPTO
(*EUCALYPTUS CITRIODORA, E. GLOBULUS*)

El aceite esencial de eucalipto es uno de los aceites universales más versátiles. Se destila de las hojas del eucalipto, árbol del que existen varios cientos de variedades. El *eucalyptus globulus* tiene un fuerte olor a alcanfor que se debe en gran parte a su 80 por ciento de contenido de eucalipto. Es valioso como inhalante, para frotar el pecho, en masajes saunas, baños y compresas para numerosos males. Es un remedio efectivo para todas las enfermedades respiratorias que, cuando se emplea como desinfectante, desodoriza e inhibe el contagio. Alivia la tos como expectorante y como descongestionante y es un excelente tratamiento para la garganta lastimada y problemas de sinusitis.

Asimismo, el eucalipto es útil en infecciones urinarias, aunque dosis muy fuertes pueden someter a demasiado esfuerzo a los riñones. Antiséptico (bactericida) y fungicida, el eucalipto es, sobre todo, un vermífugo efectivo. Se indica especialmente por sus propiedades antidiabéticas. El *eucalyptus globulus* destaca como analgésico para la migraña, el reumatismo y otros dolores musculares. Tiene una influencia psicológica equilibradora a la par que vigorizante.

El *eucalyptus citriodora* tiene efectos sedantes. Se conoce por su fuerte aroma alimonado y por ser un desinfectante sanitario de primera clase, desodorizante u odorizante con poderes tanto germicidas como antiparasitarios. Como todos los eucaliptos, es un buen repelente. También tiene propiedades antiinflamatorias y vigorizantes magníficas para la piel.

GERANIO (*PELARGONIUM GRAVEOLENS*)

El aceite esencial se destila con vapor de toda la planta, aunque con mayor frecuencia de las hojas. Su atractivo estético como fragancia es bien conocido. Sus múltiples y variados usos terapéuticos van desde cicatrizar heridas hasta repeler insectos. El geranio es un astringente efectivo, antiséptico y diurético. El aceite es un buen remedio para enfermedades urinarias y, como la canela y el eucalipto, se conoce por tener propiedades antidiabéticas. Sus poderes antimicrobiales funcionan bien en enjuagues bucales o gárgaras para garganta dolorida y otras infecciones orales.

Además, el geranio es valioso para todos los tratamientos de la piel y activo contra fermentaciones, garganta lastimada y quemaduras. El geranio alivia la piel y el cuero cabelludo secos y ayuda a suavizar arrugas y líneas faciales. Más aún, el geranio alivia los calambres y sirve para piquetes de insectos. Se presta para casi todos los métodos terapéuticos, incluyendo masajes, baños, compresas, inhalaciones de vaporizadores y difusores, y diversas aplicaciones cutáneas. Para cualquier efecto que se desee se mezcla bien con la lavanda. Se sabe que el geranio funciona my bien en la corteza de las glándulas de la adrenalina, lo que explica parcialmente su capacidad para aliviar el nerviosismo, el agotamiento y la depresión. Como estimulante, sus efectos psicológicos son más bien equilibradores y estabilizadores y no son sedantes.

HIERBABUENA (*MENTHA PIPERITA*)

Destilado con vapor de las hojas y flores, el aceite de hierbabuena tiene una esencia aguda refrescante que se reconoce por su contenido de mentol. La hierbabuena es un tónico general de pronta acción que se usa tradicionalmente como digestivo y remedio para la dispepsia, la náusea, el cólico y la flatulencia y como enjuague bucal y refrescante del aliento. Tiene propiedades antiespasmódicas y analgésicas que son muy útiles para aliviar las molestias del embarazo, el dolor de muelas, el dolor de cabeza y el malestar de sinusitis. La hierbabuena despeja la mente y el proceso mental; sus cualidades revivificantes son estupendas para los casos de mareo o desmayo.

Los efectos psicológicos de la hierbabuena levantan el espíritu y lo sacan de un estado de tedio y fatiga. La hierbabuena se recomienda para padecimientos del corazón. Su sobredosis puede, sin embargo, llevar al insomnio, o causar irritación gástrica si se abusa de sus propiedades como estomacal o carminativo.

Cuando la hierbabuena se aplica cutáneamente, la sensación frío-caliente sobre la piel puede resultar turbadora para algunas personas, pero por lo general es útil para la fiebre o los escalofríos. La hierbabuena está indicada como remedio para la comezón, pero, a veces, cuando se usa en forma cutánea, puede causarla. Sus propiedades analgésicas funcionan bien en masajes para el dolor muscular y la neuralgia. Su uso externo para dolores de la cabeza o de estómago, también es recomendable. La hierbabuena es antiséptica y buen descongestionante de males respiratorios. Se mezcla bien con otros aceites en tratamientos para catarros y gripe, además de que proporciona sus propiedades sudoríficas y su capacidad de atacar el malestar. La hierbabuena es parasiticida y repelente de insectos y tiene fuertes efectos como inhalante además de ser un ingrediente adicional en saunas o baños de vapor.

HINOJO (*FOENICULUM VULGARE*)

El "hinojo dulce", que es una substancia culinaria tradicional y sazonador de alimentos con un delicioso aroma muy parecido al anís, ofrece un aceite esencial destilado de sus semillas molidas y de sus raíces y hojas. Es ingrediente de muchos licores y una ayuda en dentífricos y enjuagues bucales que fortalecen las encías. También se le encuentra en gotas para la tos y en jarabes.

Las propiedades terapéuticas del hinojo son similares a las del anís, pero el hinojo se considera por lo general más seguro medicinalmente hablando. Estomacal y carminativo, el hinojo tiene un efecto normalizador como tónico digestivo para el hígado y el bazo y como ayuda digestiva para la dispepsia y la náusea. El té de hinojo es muy popular para el alivio de males digestivos. Es antihelmíntico (vermífugo), laxante y un diurético efectivo para la oliguria (causada por la supresión o la retención de orina) y antilítico para disolver cálculos renales.

Como antiespasmódico, el hinojo es un magnífico remedio para el hipo y para el tratamiento de cólicos. Como aperitivo, las cualidades normalizadoras o regularizadoras del hinojo sirven para operar la curva del apetito excesivo. Esto, combinado con sus capacidades como diurético y regulador hormonal, lo hacen muy efectivo para luchar contra la obesidad.

El hinojo es estrogénico y valioso en el tratamiento de irregularidades menstruales y problemas psicosomáticos del síndrome premenstrual o de la menopausia. Por ser un galactagogo, el hinojo, como la semilla del anís, promueve la lactancia. Las propiedades desintoxicantes hepáticas del hinojo lo hacen útil para las "crudas" y antídoto en casos de envenenamiento o intoxicación con alcohol en los que el hinojo ha demostrado tener poderes regenerativos de los tejidos. Sus capacidades depurativas y diuréticas son eficaces en caso de gota. El uso del hinojo para mejorar la vista tiene una historia de siglos tanto en Europa como en Asia. Se dice también que recupera la facultad de oír, además de tener usos oftálmicos que incluyen el tratamiento de la conjuntivitis y la blefaritis.

Empleado como enjuague capilar, el hinojo da al pelo lustre y brillo. Otro uso cosmético del hinojo aprovecha sus poderes depurativos en tratamientos de celulitis. El hinojo, además, es excelente como complemento en masajes, baños y compresas. Psicológicamente, da confianza, fuerza y valor. Aunque el hinojo dulce es relativamente seguro si se compara con la semilla de anís (o para el caso, también con el hinojo amargo) su mal uso puede aumentar el nerviosismo, la aprensión y la ansiedad. En aquellas personas predispuestas, como epilépticos, una sobredosis interna podría causar convulsiones (el efecto contrario de la semilla de anís, que puede resultar estupefaciente). Los niños de edad preescolar son mucho más susceptibles que los adultos a los efectos tóxicos del uso interno del hinojo. Por lo demás, el hinojo dulce generalmente se considera seguro cuando se administra en forma moderada y correcta.

INCIENSO
(*BOSWELLIA THURIFERA, B. CARTERI*)

Conocido también como olíbano, el legendario incienso, "regalo de magos", proviene de la resina de un árbol, una goma blancuzca que se disuelve y destila para obtener el aceite esencial. Es un ingrediente indispensable y caro en cosméticos y artículos de tocador, sobre todo si se emplea como fijador, debido a su maravillosa y exquisita esencia y propiedades; se utiliza con frecuencia en tratamientos contra la sequedad de la piel a la que rejuvenece y entona mientras suaviza y desvanece arrugas. Antiséptico y astringente, el incienso se recomienda para toda infección genitourinaria del hombre y la mujer. Se dice que comparte múltiples características de la mirra y se mezcla muy bien con muchas otras esencias. Por ejemplo, en baños con enebro, es un buen remedio para las hemorroides o la cistitis. Como expectorante inhalante para males pulmonares y condiciones gripales, el incienso es especialmente terapéutico para las membranas mucosas. Se ha usado desde hace mucho en medicina ayurvédica para tratar diversas inflamaciones que incluyen artritis y enfermedades derivadas de ésta como reumas óseo musculares, al igual que úlceras, furúnculos y tiña.

Las características psicológicas relajantes del incienso se muestran fácilmente en el masaje o en la inhalación de vapor con los que la tensión y la ansiedad generalmente se alivian. El incienso tiene una reputación grande y venerable como antidepresivo para estados de melancolía y estado de enfermedad, por ejemplo para desvanecer los "malos espíritus". Su capacidad clínica para regular y profundizar el ritmo de la respiración —un requisito previo para la meditación y otros ejercicios espirituales— apoya más aún su importante y tradicional papel en servicios ceremoniales y litúrgicos.

JAZMÍN
(*JASMINUM OFFICINALE, J. GRANDIFLORUM*)

El celebrado "rey de las esencias", el jazmín, es invariablemente uno de los dos o tres aceites más caros y más preciosos de los que se usan como ingredientes de perfumes. Casi todas las fragancias usan el jazmín, el de la exquisita esencia, como nota base. El exorbitante precio del aceite de jazmín —una libra de aceite de jazmín puede costar hasta 3 000 o 4 000 dólares— se atribuye en gran parte al complejo, esmerado y lento proceso por el que se produce. Se requieren 40 libras de pétalos para lograr una onza de esencia, con valor mínimo de 75 dólares. Se necesitan unos 8 millones de flores de jazmín para producir cada kilogramo de aceite. Las flores deben colectarse antes del amanecer para que la luz del sol no afecte adversamente los botones de jazmín y su extraordinaria esencia fragante, la que llega a su máximo durante las últimas horas de la noche.

Originalmente, el viscoso jazmín absoluto se extraía de las bellas flores blancas por medio del enfleurage. Hoy en día la extracción, al ser costosa, resulta menos cara aunque menos apropiada pues se hace con solventes. Un concreto extraído con solvente se transforma en jazmín absoluto por medio de separación de alcohol. A veces un aceite esencial se produce después por destilación del absoluto. Por fortuna, la fuerza concentrada del jazmín requiere sólo pequeñas dosis, lo que en cierta forma mitiga el alto costo que debe pagarse por el aceite.

El uso terapéutico del jazmín sirve principalmente para problemas físicos que tengan un origen psicológico. El jazmín se reconoce como un buen remedio para males bronquiales y respiratorios —como catarro, tos y ronquera—, pero su alto costo es prohibitivo para propósitos tan comunes, en especial si se considera que existen otros aceites menos caros que son más efectivos, no obstante lo cual el té de jazmín, casi tan famoso como el aceite, se usa a veces para tales propósitos.

Como la rosa, el jazmín tiene afinidad con el sistema reproductivo femenino. Es un tónico estabilizador y nervino para malestares de la menstruación y para dolores uterinos del parto. El jazmín es galactagogo así como espasmódico. Está considerado como un aceite facial superior debido a que es antiinflamatorio y tiene propiedades cicatrizantes. Como generalmente es demasiado grueso para usarse con difusor, el jazmín puede inhalarse o disfrutarse en masaje o baños.

Los beneficios del jazmín para enfermedades psicosomáticas derivan de sus características antidepresivas y eufóricas. Es un remedio psicoterapéutico para algunos tipos de ansiedad, pánico, simple miedo o paranoia compleja, así como para hipocondría y apatía. Cálidamente reafirmante, el jazmín apoya con confianza y optimismo. Sus cualidades sensualmente románticas son un afrodisíaco ideal para la frigidez. El jazmín tiene una naturaleza espiritual profundamente inspiracional.

JENGIBRE (*ZINGIBER OFFICINALE*)

Nativo de Asia, el jengibre es una de las especias medicinales más antigua y renombrada del mundo. Se usa en cocina y pastelería, y es también el ingrediente de la cerveza de jengibre, los "ginger ales", ciertos brandys y otras bebidas, así como popular ingrediente de fragancias. El aceite esencial se destila de las raíces de la planta de jengibre.

Laxante, tónico, estomacal y aperitivo, el jengibre es un buen remedio para la pérdida del apetito, flatulencias e indigestiones. Reduce la náusea provocada por el mareo con sus efectos aromáticos, carminativos y desintoxicantes internos.

Analgésico, sudorífico y rubefaciente, el jengibre se aplica en compresas, linimentos o masajes para aliviar el dolor de espalda, muscular o reumático. En Japón, el jengibre ha sido usado tradicionalmente para tratar males de la espina y de las articulaciones, así como para ayudar a que suelden las fracturas. En China el té de jengibre es un remedio para catarros, toses, gripe, disentería y diarrea. El jengibre es un fagocito inmunoestimulante, además de antiséptico y febrífugo, muy efectivo en gárgaras para aliviar la garganta lastimada. Es hipertensivo, y por su naturaleza ardiente actúa como afrodisiaco para la impotencia masculina. Psicológicamente el jengibre es estimulante y de efectos fortificantes para aclarar la mente, a la vez que facilita y ayuda a la circulación sanguínea. Debido a sus fuertes propiedades rubefacientes, el jengibre puede ser irritante para la piel de algunas personas.

LAUREL (*PIMIENTA RACEMOSA, P. ACRIS*)

El aceite esencial de laurel se destila con vapor de hojas del árbol de laurel, árbol tropical siempre de color verde que se encuentra en abundancia en las Indias Occidentales. Tiene una esencia fuerte muy semejante a la del clavo. Las hojas de laurel destiladas con ron representan el método y la fórmula tradicionales para producir el original ron puro de laurel: un tónico de fines múltiples que tiene un gran empleo medicinal. Hoy en día, se prepara un "ron de laurel" comercial que se usa como cosmético con sólo añadir el aceite de laurel a otros aceites en una mezcla con alcohol y agua. El ron de laurel cosmético sigue siendo popular en Estados Unidos, el mayor consumidor del mundo de este aceite que también es un ingrediente en otros productos de la industria de la perfumería y la fragancia.

El aceite de laurel genuino es un rubefasciente cutáneo que se emplea para incrementar la circulación en el cuero cabelludo y estimular el crecimiento saludable del cabello, de ahí que se incluya en muchos champús y tónicos capilares. Más aún, el aceite de laurel es antiséptico, antiinfeccioso y descongestionante, por lo que se recomienda emplearlo como inhalante para males respiratorios mezclado con eucalipto.

Las propiedades analgésicas del laurel son efectivas para el dolor reumático o la neuralgia. La mezcla de laurel con aceites cítricos o con aceites de especias son dos de las combinaciones sugeridas para dar masaje o baños de relajamiento. El laurel tiene un efecto calmante sobre el sistema nervioso autónomo. Sin embargo, puede causar irritación en la membrana mucosa.

La ambigüedad de la designación comercial como "aceite de laurel" crea confusión y subestima la verdadera importancia de su nombre en latín que lo identifica adecuadamente entre las especies botánicas. Por ejemplo, el laurel "laurel" (laurel dulce), árbol o arbusto siempre verde que se encuentra en el Mediterráneo, proporciona un aceite esencial destilado con vapor que se extrae de sus frutillas, hojas y ramitas. Este aceite de laurel "laurel" (*Laurus nobilis*) no debe confundirse con el aceite del árbol de laurel de las Indias Occidentales (*P. racemosa* o *P. acris*). El laurel "laurel" produce las hojas de laurel particulamente populares en la cocina francesa y como ingrediente de una bebida por su sabor y olor que recuerdan al cayeputi. El laurel "laurel" (hojas de laurel) es también un componente popular de las fragancias. Se emplea como estimulante digestivo para condiciones de congestionamiento y perturbaciones intestinales y es tanto carminativo como emético. Asimismo es un emenagogo que se recomienda para la amenorrea. Además, es bactericida, fungicida y poderoso repelente de insectos.

Esta clase de laurel es antirreumático y efectivo en el tratamiento de torceduras y raspones cuando se aplica en emplastos y como linimento. Hipotensivo y sedante, este laurel tiene valor como antihistérico. Puede causar alguna irritación en la piel o dermatitis cuando se aplica cutáneamente y debe evitarse durante el embarazo.

Nota: Para enfatizar más la importancia de los nombres en latín, debe mencionarse que el aceite de pimienta, también conocido como "todaespecia" [allspice], se destila de las frutillas u hojas del árbol de pimienta (*Pimienta officinalis*). Este también es distinto del aceite de laurel (*Pimienta racemosa, P. acris*).

LAVANDA (*LAVANDULA OFFICINALIS*)

El de lavanda es un aceite universal, cuyos múltiples y variados usos parecen demasiado buenos para ser ciertos. Tiene reputación de ser el más versátil. Destilado con vapor de "las cabezas" de las flores, el aceite de lavanda es muy solicitado como fragancia y desodorante gracias a su esencia delicada y deliciosa. Se conoce también como calmante y suavizante de la piel en toda clase de problemas e irritaciones. La lavanda reduce la inflamación de la piel. Su valor como remedio contra las quemaduras está demostrado. Previene la congestión de los poros y es efectiva contra el acné, especialmente en unión con la bergamota. Las mismas propiedades antiinflamatorias que la hacen útil para quemaduras y rozaduras son asimismo excelentes para aliviar las ocasionadas por el sol. La lavanda es refrescante en casos de insolación o agotamiento ocasionado por el calor.

Como cosmético, la lavanda es regenerador de la piel. Tiene poderes repelentes contra los insectos y es un antiveneno para piquetes y mordidas de los mismos. Sus cualidades analgésicas indican su uso para dolores de cabeza, particularmente para la migraña y los síntomas de ésta como son el mareo y las náuseas. Funciona bien como antirreumático en masajes.

Todos los males respiratorios y sinusitis responden a la lavanda, que también es estupenda como aerosol desinfectante. Es fungicida así como antiséptica o germicida y, por lo tanto, es efectiva contra gran variedad de problemas infecciosos, incluyendo enfermedades vaginales como la leucorrea. La lavanda se puede utilizar con casi todos los métodos de uso y se mezcla muy bien con otros aceites esenciales. Sus capacidades antiespasmódicas se aplican médicamente para aliviar palpitaciones cardiacas y taquicardias. La lavanda ayuda a reducir la presión sanguínea. Por su acción sobre el sistema nervioso cerebroespinal es de gran ayuda en el tratamiento de la neurastenia y el insomnio. Los efectos psicológicos de la lavanda son restaurativos y relajantes, casi eufóricos. Es un buen remedio antiestrés, para el mal humor, la impaciencia, la irritabilidad, el pánico extremo o la histeria.

LIMÓN (*CITRUS LIMONUM*)

El aceite se obtiene al trillar la cáscara de la fruta. Su fragancia fresca y refrescante nos indica sus cualidades antipiréticas. El limón es conocido como tónico sanguíneo y diurético, especialmente bueno para los problemas circulatorios. Se emplea también para varios males del hígado y de los riñones, para aliviar la congestión, prevenir cálculos biliares y tratar cálculos renales. El limón regula la acidez estomacal y, como todos los cítricos, tiene un efecto alcalino en el organismo. Es bueno para la dispepsia.

El limón es astringente para la piel con una suave acción blanqueadora, que ayuda a reducir la hinchazón y las arrugas. Como masaje, es un excelente remedio para el estancamiento de la sangre o congestión y como cosmético sirve para fortalecer las uñas. El limón es una efectiva ayuda contra piquetes y mordidas de insectos, además de ser antiparasitario, tanto internamente como en forma cutánea.

Es antiséptico y sus capacidades bactericidas lo indican como remedio respiratorio, así como para gárgaras o enjuague bucal, al igual que para la garganta y las encías. Cuando se inhala, los efectos psicológicos del limón son típicamente reanimantes y revivificantes.

MANDARINA (*CITRUS RETICULATA*)

El aceite se obtiene de la cáscara de la fruta. El aceite de mandarina no se considera como un aceite esencial mayor, pero se mezcla y funciona bien con otros aceites cítricos y es especialmente valioso en los masajes. Su popular y delicada fragancia se suma a sus efectos tónicos y estimulantes. La mandarina es un remedio primario para problemas del estómago y del hígado. Sus capacidades sedantes y espasmódicas la hacen un remedio muy adecuado para el hipo, los eructos y las palpitaciones cardiacas que se relacionan con la presión de gases o los espasmos torácicos o estomacales. La mandarina es igualmente útil para ataques de náusea, calambres, malestar matutino y constipación. Reduce la alta presión arterial y ofrece alivio efectivo para la depresión y la melancolía.

MANZANILLA ALEMANA (*MATRICARIA CHAMOMILA*)

El aceite esencial se extrae de las flores, que le dan el dulce sabor a manzana, tan familiar entre los bebedores de infusión de manzanilla. La manzanilla alemana tiene un bonito color azul debido a la mayor cantidad de azuleno que se forma durante su destilación. El azuleno (chamazuleno) es una substancia grasa que posee magníficas propiedades cicatrizantes y antiinflamatorias efectivas en el tratamiento de varios padecimientos como eczema, pruritos, gastritis, cistitis y colitis. También es un fuerte antibactericida y por eso se ha aislado para usos farmacéuticos.

Las propiedades de la manzanilla alemana son muy parecidas a las de la variedad romana, excepto porque su mayor contenido de azuleno hace a la manzanilla alemana más efectiva como bactericida (por ejemplo, como un superlavador para heridas y llagas) e inmunoestimulante, por lo que refuerza los leucocitos (células blancas de la sangre). Salvo por esta diferiencia, ambos tipos de manzanilla tienen propiedades y capacidades similares antiespasmódicas, analgésicas, antipiréticas, sudoríficas, sedantes, colagogas y vasoconstrictoras. Por lo general, los efectos de una manzanilla son válidos para la otra; sin embargo, la manzanilla alemana es más apreciada en preparaciones para la cara y el cuerpo. Asimismo se usa con frecuencia como remedio cutáneo para varias afecciones de la piel, o como emenagogo en el tratamiento de desórdenes reproductivos femeninos como la dismenorrea o la amenorrea. Su notoria habilidad para reducir la urea excesiva de la sangre hace que se prefiera en tratamientos de gota o nefritis. Por la misma razón es un estupendo desintoxicador linfático y biliar

MANZANILLA ROMANA (*ANTHEMIS NOBILIS*)

Este aceite esencial amarillento se produce con destilación de vapor de las flores y hojas de la planta. Debido a sus propiedades hidratantes, antiinflamatorias y antibactericidas, la manzanilla se usa ampliamente en forma cutánea para numerosos desórdenes de la piel —como quemaduras, erupciones, furúnculos, acné y dermatitis. Se emplea como cosmético para aliviar el taponamiento de los poros de la piel, principalmente por su acción solvente sobre el sebo y también para aclarar el pelo.

La manzanilla es un remedio notablemente versátil y efectivo. Sus propiedades antiespasmódicas, anticonvulsivas y antipiréticas son útiles para tratar calambres y fiebres (paludismo).

Estomacal y aperitiva, la manzanilla es excelente para aliviar la pereza digestiva, los cólicos, las náuseas, las dispepsia y las úlceras. Como estimulante hepática (colagogo) está indicada en casos de ictericia y bilis. Nervina y analgésica, la manzanilla provee alivio al dolor y a las molestias de la gota, el reumatismo, la neuralgia y el dolor de muelas; sirve también para la migraña y el dolor de oídos y cualquier síntoma coincidente de vértigo. La manzanilla es, asimismo, un remedio mitigante y antiinfeccioso para la gingivitis y sirve para el tratamiento oftalmológico de la conjuntivitis. Se la conoce como un buen tónico sanguíneo que ayuda al bazo y es útil en casos de anemia.

La influencia psicológica de la manzanilla como sedante suave es paralela a sus efectos fisológicos calmantes, ya sea como remedio contra el insomnio y la ansiedad, como para la histeria y la ira. Es un tratamiento muy apropiado para los berrinches infantiles y para la conducta hipersensible de la menopausia y el síndrome premenstrual. Antidepresiva, alivia pesadillas y mal humor así como el temperamento colérico. Con muy poca toxicidad, la manzanilla es especialmente segura para las enfermedades infantiles y por lo general se aplica en masaje, baños, compresas, mascarillas e inhalaciones.

MEJORANA
(*ORIGANUM MARJORANA, MARJORANA HORTENSIS*)

El aceite esencial se destila de todas las partes de la planta, especialmente de las "puntas florecientes". La mejorana tiene reconocimiento como hierba cicatrizante y digestiva; su fino sabor y sus propiedades antimicrobianas (bactericida, fungicida) han hecho de la mejorana una especie alimenticia tradicionalmente popular. Es tanto carminativa como laxante y por lo tanto valiosa en el control del peso al reducir la hinchazón, la flatulencia y la constipación y al aumentar la peristalsis. Generalmente la mejorana alivia los calambres y la hinchazón intestinal y menstrual.

El aceite de mejorana es hipotensivo y vasodilatador y ayuda a desvanecer magulladuras. Es antiespasmódico, expectorante, útil en casos de bronquitis, en las congestiones de la cabeza, en catarros y en sinusitis. La mejorana es un buen analgésico para dolores reumáticos, migraña y torceduras del cuerpo.

Un uso especial de la mejorana es como afrodisiaco para comportamiento sexual compulsivo o excesivo. Sedante y tranquilizante, tiene valor como tratamiento para la ansiedad, la irritabilidad nerviosa, el sentimiento de pena y el insomnio concomitante.

La mejorana tiene gran variedad de aplicaciones, que incluyen baños, compresas, masajes, infusiones e inhalaciones, pero requiere precaución porque si se emplea mal puede provocar somnolencia. La mejorana debe evitarse al principio del embarazo.

MILHOJAS
(*ACHILLEA MILLEFOLIUM*)

Una especie extensa de hierbas florecientes que se encuentran profusamente diseminadas en las zonas templadas del globo, el milhojas produce por destilación al vapor un aceite rico en azulene de color azul verdoso. A menudo el milhojas se usa para engrosar la manzanilla alemana.

Antialérgico, antiinflamatorio y astringente, el milhojas se recomienda especialmente como tónico para la piel y tónico vascular en muchos casos de varicosis (por ejemplo, hemorroides). Limpiador hipotensivo de la sangre, el milhojas tiene efectos benéficos en varios casos de males circulatorios como la arteriosclerosis, alta presión sanguínea y trombosis.

Sudorífico, antipirético y antiespasmódico, el milhojas es un antiséptico cicatrizante para diversas heridas, llagas, úlceras y laceraciones. Más aún, tiene propiedades astringentes o hemostáticas. El milhojas es igualmente efectivo para el acné, erupciones y cicatrices. Puede usarse para tratar problemas ginecológicos como infecciones, dolores y menstruaciones irregulares. Como champú, promueve el crecimiento del pelo. El milhojas proporciona sus cualidades terapéuticas en forma de masajes, inhalaciones y compresas. Psicológicamente, el milhojas disminuye la tensión y transmite una influencia equilibradora durante épocas de crisis o transiciones psicosomáticas cíclicas —como la pubertad, la menopausia y la menstruación.

MIRRA (*COMMIPHORA* O *BALSAMODENDRON MYRRHA*)

Por ser uno de los tres aceites esenciales que llevaron los Reyes Magos al niño Jesús, la mística reputación de la mirra iguala a la del incienso. El aceite esencial se destila de la goma o resina del arbusto (o árbol pequeño) de mirra que se encuentra principalmente en Oriente Medio y en el noreste de África. Debido a sus excepcionales propiedades profilácticas (antiséptico, antiputrefaccioso) la mirra se usó en Egipto para los embalsamamientos. A pesar de su olor avinagrado y desagradable y de su sabor igualmente amargo, la viscosidad natural de la mirra y sus cualidades únicas la hacen favorita como fijador (base) en perfumería. Más aún, se mezcla muy bien con el incienso, el sándalo o el pachulí, así como con muchos otros aceites.

Antiséptico, antiflogístico y astringente, la mirra es un cicatrizador magnífico de heridas y úlceras. Como tintura o enjuague puede usarse con efectividad para todas las afecciones de la boca y la garganta, al mismo tiempo que fortalece los dientes y las encías y combate aftas, gingivitis, piorrea y laringitis. Expectorante y anticatarral, la mirra tiene muchas aplicaciones pulmonares que incluyen el tratamiento de la bronquitis y de gripes que logran penetrar hasta el pecho. Previene e impide los contagios y es fungicida por lo que es útil para la leucorrea en ducha vaginal y un buen remedio para el pie de atleta.

En aplicación cutánea, la mirra constituye un buen tratamiento para la tiña y es recomendable para el eczema y la soriasis. Es un valioso ingrediente en aplicaciones faciales para desvanecer marcas y arrugas, además de ser balsámico, refrescante y de que sus propiedades tonificantes son correctoras de hemorroides y diarreas. Estomacal y carminativa, la mirra ayuda a combatir las fermentaciones gastrointestinales.

Por otra parte, la mirra es un buen elemento para el masaje terapéutico y no obstante que su viscosidad evita su rápida disolución en baños o difusores es un excelente inhalante. Su característica psicológica básica es la de ser sedante, pero la mirra también es fortificante de la energía etérica o aura corporal y ayuda a la meditación, lo que explica que se la incluya tradicionalmente con el incienso en servicios litúrgicos.

NARDO (*ARALIA RACEMOSA*)

Este aceite se obtiene de la raíz con destilación de vapor. Ingrediente herbal tradicional de jarabes para la tos, el nardo se conoce como tónico estimulante, diurético y limpiador purificador de la sangre. Es un tratamiento efectivo para males pulmonares y también para enfermedades ginecológicas y venéreas. Se ha usado para la leucorrea y las hemorroides y se emplea como té para aliviar el dolor del parto.

En masajes o en compresas el nardo proporciona una ayuda efectiva para el dolor del reúma y puede usarse también cutáneamente para erupciones de la piel. Alivia el dolor físico y la extenuación emocional.

El nardo no debe confundirse con el espliego (*Lavandula spica*) que es un aceite alcanforado que tiene sus propios valores y propiedades. El espliego es un analgésico y tranquilizador cerebroespinal con cualidades antisépticas y rubefacientes. Es útil en el tratamiento de quemaduras y abscesos, así como un efectivo insecticida y repelente. Este aceite es una buena selección para masaje deportivo, pero no es nardo. (Tampoco es lavandina, un aceite esencial híbrido de lavanda y nardo.)

Existe un aceite esencial almizclado (*Nardostachius jatamansii*) al que suele llamársele nardo. Es un aceite estabilizador y fijador especialmente exótico que se usa en combinaciones de aceite esencial y mezclas de perfume. Los efectos de su fragancia son intranscendentes, pero sobre su valor terapéutico la investigación ha sido poca o ninguna.

NIAOULI (*MELALEUCA VIRIDIFLORA*)

Relacionado botánicamente con el cayeputi, el eucalipto y el árbol de té, el niaouli proporciona un aceite que va del claro al amarillo obscuro destilado de las ramitas y las hojas. También se conoce como gomenol. Es un vermífugo y generalmente es antiinfeccioso, por lo tanto es efectivo para diversas enfermedades urinarias e intestinales. El niaouli es un antiséptico no irritante que, como el cayeputi, es bondadoso con la piel y las membranas mucosas. Como el ciprés, mejora la piel grasa. Es expectorante y un gran remedio para males respiratorios o bronquitis, así como para problemas de sinusitis, como enjuague bucal y para hacer gárgaras.

Asimismo el niaouli es útil en obstetricia y ginecología, por ejemplo, como ducha. Tiene propiedades regenerativas de los tejidos que específicamente aumentan la oxigenación y, por consiguiente, contrarrestan los efectos de fumar y de la contaminación del aire. Es de gran ayuda en la cicatrización de heridas, quemaduras y úlceras. Cuando se usa en masaje o se inhala, los efectos psicológicos del niaouli van desde simple equilibrador, hasta estimulante. El exceso de uso puede provocar agitación.

PACHULÍ (*POGOSTEMON CABLIN*)

Destilado con vapor de las hojas de la planta, el aceite de pachulí tiene una fragancia fuerte y distintiva que la gente o rechaza, o aprueba. Es un perfume extremadamente popular en la India de donde obtuvo su fama y reputación de exótico y afrodisiaco. Es menos conocido por sus propiedades terapéuticas. Tiene valor como diurético y como agente antiinflamatorio, además de ser un buen remedio para ciertos piquetes y mordeduras de insectos venenosos. Es fungicida y citofiláctico (regenerativo de las células), útil para sanar heridas, cuidado de la piel y enfermedades cutáneas como dermatitis, eczema, pie de atleta, seborrea y caspa. El pachulí tiene cualidades excitantes que son antídotos para la apatía o la indiferencia. Asimismo, es útil para eliminar la confusión mental o la indecisión. Los beneficios del pachulí se obtienen mejor a través de inhalaciones o de aplicación cutánea, en especial en forma de masaje.

PALMARROSA (*CYMBOPOGON MARTINI*)

Esta hierba aromática de la misma familia del té limón y el toronjil produce un aceite amarillo con cierta reminiscencia de rosa y geranio. La palmarrosa se usa principalmente en cosmetología y perfumería y con frecuencia para adulterar el aceite genuino de rosa. Es un antiséptico regenerador e hidratante (humectante) para tratamientos de piel vieja o reseca, arrugas y males de la piel en general. La palmarrosa regula la producción de sebo y es un remedio para infecciones menores de la piel. Por lo demás, su valor medicinal es como digestivo y tonificante.

PALO DE ROSA (*ANIBA ROSAEODORA*)

Destilado con vapor de las astillas de la madera del árbol, el aceite de palo de rosa no es muy usado para fines terapéuticos y se ha investigado muy poco sobre su valor medicinal. En consecuencia, a menudo se le relega en aromaterapia. Tiene una esencia positiva y maravillosa que lo hace popular como fragancia y desodorante y es un ingrediente favorito en muchos productos para el cuidado del cuerpo y de la piel debido a sus propiedades regenerativas de las células.

Aparte de un uso bactericida limitado y remedio ocasional para el dolor de cabeza y la náusea, el palo de rosa tiene ventajas psicológicas pues brinda una influencia apacible y calmante que complementa muy bien con un baño o un masaje. Despeja la mente con efectividad y evoca sentimientos de bienestar. Se le considera un sensual afrodisiaco.

PETITGRAIN (*CITRUS VULGARIS, C. BIGARADIA*)

Conocido también como hoja de naranjo, el aceite del petitgrain se destila de hojas (puntas y ramitas) del mismo *Citrus arantium* var. *amara* que produce el azahar. Aunque se suele usar como conservador o saborizante farmacéutico, también es popular como nota alta. Su refrescante esencia floral es más ligera y neutra que la del aceite de azahar. El petitgrain se mezcla bien con muchos otros aceites y se considera una alternativa a los múltiples usos del azahar, pero menos cara. Por su parte, el petitgrain tiene un parecido terapéutico con el azahar, mas sus propiedades, así como sus efectos —por ejemplo, como sedante o como nervina— suelen ser menos espectaculares y potentes. El petitgrain es antiséptico y desodorante. Como tónico digestivo ayuda a eliminar la dispepsia y otros males gástricos; es, en realidad, más estimulante que el azahar. Purificador, astringente y antitranspirante, el petitgrain es excelente en tratamientos para la piel grasa, el acné, el eczema y la dermatitis. Con él se puede hacer un buen aceite para baño o enjuague de champú.

Psicológicamente, el petitgrain es vigorizante, excitante y clarificador. Es un remedio reconfortante para casos de estrés que se relacionan con ansiedad, decepción temporal o tristeza. El petitgrain es seguro en su uso y es especialmente efectivo en masajes. (*Nota*: Existen otros aceites de petitgrain producidos de hojas y ramitas de limón, bergamota, naranja dulce y mandarina.)

PIMIENTA NEGRA (*PIPER NIGRUM*)

Este aceite esencial picante de esta famosa y tan usada especia se obtiene de las semillas o frutillas secas de la planta. La pimienta negra es antiviral, antiespasmódica, rubefaciente y antipirética. Carminativo y estomacal, es un estimulante digestivo poderoso y remedio efectivo para la dispepsia, las flatulencias, las náusea y la pérdida de apetito. Además proporciona protección de antitoxinas contra alimentos que envenenan como el pescado o los hongos. Asimismo es efectivo en casos de diarrea y disentería.

Tónico para el bazo, la pimienta negra es estimulante para la sangre que aumenta tanto su flujo como su producción y, por lo tanto, está indicada para cierta clase de anemia. Es una útil hipertensiva para tratar la angina. Sus propiedades antisépticas y analgésicas hacen de la pimienta negra una ayuda excelente para combatir resfríos, dolor de garganta y dolor de muelas. Cuando se aplica durante un masaje, refuerza el temple de los músculos. La influencia psicológica de la pimienta negra es reafirmativa y fortificante. Su uso exagerado por sus capacidades diuréticas puede irritar los riñones.

PINO (*PINUS SYLVESTRIS*)

Conocido también como pino escocés, este familiar botánico del enebro y el ciprés proporciona un aceite esencial amarillo claro con un famoso olor, que se destila con más frecuencia de las agujas pero también de los botones, la resina (terebinto), las bellotas y ramitas. El pino se considera el remedio por excelencia para los males respiratorios. Es un excelente inhalante (especialmente mezclado con lavanda y/o eucalipto) para gripes, catarros y sinusitis. Avicena lo recomendaba para la neumonía y las infecciones pulmonares. Expectorante y antiséptico, el pino contrarresta los efectos ocasionados por fumar en exceso y aumenta la oxigenación de los tejidos.

Es altamente efectivo como desodorante desinfectante y funciona muy bien como antiséptico genitourinario. El pino es un ingrediente popular en muchos detergentes, jabones y preparaciones para baño.

A veces el pino se incluye en masajes que mejoran la circulación y alivian dolores reumáticos. Se usa con frecuencia en inhalación, vaporizador y con difusor, y se combina muy bien con árbol de té y eucalipto.

Los efectos psicológicos del pino son fortificantes, tonificantes y estabilizadores; es un vigorizante mental y estimulante de la adrenalina. Como además es rubefaciente, tiene tendencia a irritar la piel.

ROMERO (*ROSMARINUS OFFICINALIS*)

El aceite de romero se destila usualmente de las flores de la hierba medicinal (a veces de las hojas y de toda la planta). Su merecida reputación de aceite universal implica ciertas precauciones. El romero es potente y sus múltiples usos requieren algunas discriminaciones. Sube la presión arterial liberando adrenalina de la corteza suprarrenal. Mas aún, debido al doble efecto del romero sobre los nervios y las glándulas suprarrenales, su uso excesivo podría dar como resultado nerviosismo, espasmos o posiblemente reacciones convulsivas en aquellas personas predispuestas a tales problemas. Los peligros que puede significar el romero se atribuyen a sobredosis y sobreuso, tentaciones que a veces surgen porque el romero es un aceite tan extraordinario y con características tan superiores que a veces se desearía utilizarlo todo el tiempo.

El romero es efectivo como inhalante y en masajes, compresas, baños, champús y faciales. Es nervino y diurético, analgésico, rubefaciente y astringente. Es excelente en el tratamiento para todos los males de la piel, incluyendo arrugas, acné, dermatitis, eczema y caspa. Los dones del romero como rejuvenecedor de la piel y del pelo son muy apreciados por los dermatólogos, los cosmetólogos y gente que se dedica al embellecimiento de la piel. Dos quimiotipos de romero, *verbenon y cineol*, son notables por sus capacidades para mejorar el metabolismo de las capas cutáneas. Terapéuticamente, el romero es un tónico para el corazón y un auténtico don para el hígado y la vesícula, además de que ayuda a regular la producción de bilis. Con su acción previene la hinchazón y el estreñimiento en tanto que normaliza la digestión y el proceso eliminatorio.

El romero combate la infección, alivia calambres y dolores —especialmente de cabeza—, y elimina las flatulencias. Cicatriza las quemaduras y tiene propiedades antitóxicas y antiparasitarias. Por lo general se le considera un remedio para males múltiples en materia respiratoria y digestiva.

Psicológicamente, el romero es vigorizante y vivificante. Reduce la fatiga mental y la tensión mientras mejora la memoria y el razonamiento.

ROSA (*ROSA DAMASCENA, R.CENTIFOLIA, R.GALLICA*)

Las tres variedades de rosas auténticas producen dos clases de aceite de rosa: (1) rosa absoluto, la esencia estándar de rosa y (2) rosa otto o rosa attar, el aceite esencial destilado con vapor. El otto (attar) es el más caro y raro de los dos, además de ser el más útil para la aromaterapia. El aceite de rosa es quizás el perfume más famoso y caro y por tal motivo a menudo se adultera con otros aceites parecidos, en especial con el geranio y la palmarrosa. Considerada tradicionalmente como la flor perfecta, la rosa comparte con el jazmín el sitio más alto en la aromaterapia.

Casi sin toxicidad, la rosa es antiséptico, antiinflamatorio y astringente. Es muy apreciada como aceite de belleza para el cuidado de la piel. Regeneradora celular y limpiadora humectante para todo tipo de pieles, la rosa es un excelente tratamiento para la piel seca o inflamada así como para alergias y eczemas.

Además de ser un remedio para la vaginitis, la rosa es un restaurador de las hormonas femeninas y emenagogo, útil para todas las dolencias uterinas y menstruales. También se recomienda para la esterilidad, la impotencia y la frigidez.

Como un consumado agente purificador, los notables poderes curativos de la rosa —que se extienden a los sistemas cardiovascular, digestivo y nervioso— son fisiológicamente análogos a su simbólica reputación de cumplimiento y perfección. Es estomacal y laxante, biliar y colagogo, un tónico limpiador superior para el hígado que contrarresta los efectos del alcohol y los síntomas de la "cruda" o resaca.

La rosa tiene una influencia positiva en el ritmo del corazón y la circulación sanguínea. Su uso oftálmico es para la conjuntivitis y la bleparitis. Es notable como afrodisiaco de amor puro y como levantadora del ánimo. El aceite de rosa se considera un gentil antidepresivo eufórico que contrarresta todas las pasiones humanas del corazón, especialmente la pena, los celos, la envidia, la tristeza y la decepción.

SALVIA SILVESTRE (*SALVIA SCLAREA*)

Este aceite esencial destilado con vapor de las hierbas y flores de la planta se usa tradicionalmente en el vino moscatel alemán, en la cerveza inglesa y en el vermouth italiano (así como fijativo de perfume) para explotar los efectos impetuosos y el sensual aroma de la salvia silvestre. Esta planta, que tiene propiedades desodorantes, antiinfecciosas, antiinflamatorias, astringentes y sudoríficas, es también un valioso ingrediente en preparaciones para el cuidado del cuerpo ya que regula las secreciones de la piel y el cabello estimulando el cuero cabelludo. Además, tiene usos oftálmicos.

La salvia silvestre es nervina con efectos sedantes. Posee propiedades anticonvulsivas y antiespasmódicas para el tratamiento del asma. Baja la presión arterial, alivia dolores estomacales y se indica para el tratamiento de la dispepsia y las flatulencias. Es un tónico general que se mezcla muy bien con enebro, lavanda o sándalo, tanto para males estomacales como renales. La salvia silvestre alivia el dolor de cabeza y el vértigo, pudiéndose emplear como remedio a lastimaduras de la garganta o para tratar problemas menstruales que requieran emenagogos. Funciona bien en masajes, baños, compresas o inhalaciones.

La salvia silvestre es un relajante excelente que tiene características afrodisiacas, eufóricas y antidepresivas, especialmente útiles en el tratamiento de la menopausia o síndrome premenstrual. Es un remedio para el insomnio, así como para eliminar las sensaciones de paranoia, pánico o histeria. Asimismo, la salvia silvestre se recomienda en ciertas condiciones específicas de neurastenia o hiperactividad en los niños. Cuando su empleo resulta excesivo, en vez de aliviar, puede producir dolor de cabeza, elevar la presión sanguínea y causar mareo.

SÁNDALO (*SANTALUM ALBUM*)

El aceite se obtiene destilando el duramen con vapor. El sándalo tiene una esencia maravillosa que, debido a que se desdobla lentamente se considera muy valiosa en el Oriente. Asimismo, tiene gran prestigio como fragancia y como ingrediente del incienso.

El sándalo es un apoyo del yoga hindú y de las prácticas de meditación y medicina ayurvédica —en ésta se emplea por sus propiedades diuréticas y antisépticas en casos de infección urinaria o enfermedades venéreas. Además, el sándalo es un antiséptico pulmonar útil en la bronquitis. Se ha utilizado con éxito en tratamientos de la piel y como astringente para males que van de sensibilidad a inflamación, venas varicosas y hemorroides.

El sándalo es un ingrediente popular en cosméticos, no sólo por los beneficios que proporciona en el cuidado de la piel, sino por su notable esencia, que tanto hombres como mujeres encuentran agradable. Se puede disfrutar y es efectivo como inhalante. Otro uso médico del sándalo es como remedio cutáneo de la laringitis y otras afecciones de la garganta. Usualmente se aplica en compresas y no debe usarse en gárgaras. El sándalo es antidepresivo y regulador hormonal que, como el palo de rosa, ha ganado fama como afrodisiaco. En este aspecto ha servido como remedio tanto para el insomnio como para la impotencia. El sándalo tiene un efecto psicológico de euforia, a la vez que de calma , que proporciona sensación de bienestar.

SEMILLA DE ZANAHORIA (*DAUCUS CAROTA*)

El aceite esencial de ligero color entre amarillo y ámbar destilado de semillas (principalmente en Francia, Egipto e India) difiere del aceite de zanahoria anaranjada que se produce de la raíz de la zanahoria común comestible. Y sin embargo, el aceite de semilla de zanahoria ofrece la misma esencia familiar. Diurética y hepática, la semilla de zanahoria opera como purificadora de los riñones y del hígado y se recomienda particularmente para la ictericia y la hepatitis. Sus propiedades desintoxicantes son asimismo efectivas para tratamientos de artritis y reumatismo.

Como remedio diurético para males genitourinarios, la semilla de zanahoria se recomienda para aliviar la gota, la cistitis y los cálculos, así como para el edema. La semilla de zanahoria estimula la circulación linfática y además es carminativa y vermífuga, a la vez que reguladora menstrual emenagógica. Sus cualidades relajantes ayudan al tratamiento de la tensión premenstrual. Se considera un tónico sanguíneo que ayuda en el tratamiento de la anemia.

Como agente dérmico, la semilla de zanahoria proporciona cualidades depurativas a las preparaciones y a los procedimientos para el cuidado de la piel y el cuerpo. Agente bronceador natural que protege la piel vieja y arrugada, la semilla de zanahoria es además un remedio para la dermatitis, el eczema, la soriasis y diversas erupciones. Puede usarse en forma cutánea para tratar furúnculos, abscesos y úlceras de la piel. El aceite de semilla de zanahoria es un gran ingrediente de cremas y lociones.

SIEMPREVIVA
(*HELICHRYSUM ITALICUM; H: ANGUSTIFOLIUM*)

Conocida también como inmortal, la siempreviva hace poco tiempo que pertenece a la aromaterapia. Existen varias especies de *Helichrysum*. El aceite esencial se puede destilar de toda la planta de esta hierba aromática que se cultiva en abundancia en el Mediterráneo, pero lo más frecuente es que se destile de las flores frescas o de los botones en flor. Es popular como fijador de fragancias. Un absoluto/concreto de siempreviva se emplea para dar sabor al tabaco.

Generalmente depurativa, la siempreviva es un colagogo específico útil para aliviar la congestión hepática y el resultante "dolor de cabeza del hígado" o migraña. Fortalece el sistema de inmunidad y ayuda al drenaje linfático, lo que la convierte en un ingrediente natural para masajes. Las propiedades antiinflamatorias (antiflogísticas) de la siempreviva se comparan a las de su prima botánica la manzanilla y son especialmente valiosas en gran variedad de procedimientos para el cuidado de la piel. Más aún, la siempreviva es citoplástica (regenerativa célular) con propiedades antisépticas, antialérgicas y astringentes, benéficas para cicatrizar heridas, quemaduras y raspones, así como males de la piel como el acné, la psoriasis y los eczemas.

La siempreviva es astringente (para hemorragias externas) y un cicatrizante que además reduce las cicatrices. Es muy buena en compresas para torceduras y neuralgias, además de ser expectorante para males respiratorios, toses y congestiones.

También, la siempreviva es antidepresiva y sedante para muchos problemas psicológicos que se relacionan con el estrés. Alivia la fatiga y, como nervina que es, tiene gran influencia sobre las enfermedades nerviosas. Se ha reportado que la siempreviva incrementa la actividad onírica.

TÉ LIMÓN
(ANDROPOGON O CYMBOPOGON CITRATUS)

El aceite esencial destilado que se obtiene de esta hierba tropical perenne tiene una fragancia distintiva a limón, aunque menos intensa que el toronjil. Existen diversas variedades de té limón, incluyendo quimiotipos que elaboran una producción alta para enfrentar la gran demanda de este aceite. El té limón se emplea en bebidas y jabones que proporcionan una nota alta en perfumería. Con frecuencia el té limón se emplea como un adulterante para prolongar por más tiempo el costoso aceite de toronjil y de limón verbena o luisa.

Carminativo y estomacal, el té limón es un estimulante gástrico útil para la gastroenteritis y la colitis. Tiene propiedades nervinas que ayudan a regular al sistema nervioso autónomo (parasimpático). Como analgésico, el té limón es un remedio para el dolor de cabeza. Es también excelente para tratamientos de masaje. Su capacidad para disminuir el ácido láctico, así como para tonificar tejidos vasculares, ayuda a reducir molestias y dolores. De hecho, el té limón se recomienda para condiciones de varicosis, donde sus cualidades astringentes ayudan a reducir la hinchazón.

Por otra parte, el té limón es diurético y tiene propiedades galactagógicas. Sus características antipiréticas lo hacen un febrífugo tonificante y refrescante especial. Su astringencia cutánea así como sus características antisépticas lo hacen un limpiador efectivo para piel con acné, en especial cuando se combina con lavanda como agente amortiguador. Sin embargo, es necesario tener precaución en el uso del té limón para el cuidado de la piel porque la sobredosis cutánea o la aplicación sin mezcla pueden causar irritación dérmica. El té limón debe diluirse en forma adecuada y usarse en pocas cantidades; dos o tres gotas son suficientes.

El té limón es antimicrobial y fagocito estimulante; resiste contagios cuando se emplea como aerosol desinfectante u otros medios de vaporización. También es un buen desinfectante sanitario. Al igual que la toronja, el té limón es un repelente de insectos de primera clase, así como parasiticida. Las propiedades bactericidas del té limón han demostrado ser más efectivas contra el *Staphylococcus aureus* que las de la penicilina o estreptomicina.

El té limón es un buen tratamiento para el pie de atleta y puede usarse en un baño de pies para pies lastimados, sudorosos y especialmente odoríferos. Para cualquier olor corporal ofensivo general o localizado (bromidrosis), el té limón es un desodorante refrescante para tratamientos de baño. Para tal propósito, desde luego, se aplican las mismas precauciones que para la irritación o sensibilidad de las membranas mucosas. Psicológicamente, el té limón es refrescante y sus cualidades antidepresivas ayudan a la claridad y a la precisión mental.

TORONJA (*CITRUS PARADISI*)

Como otros aceites cítricos, el de toronja proviene de la cáscara de la fruta. La toronja, al igual que el limón, comparte con otros aceites cítricos propiedades astringentes y antisépticas, así como estomacales y atributos hepáticos que ayudan a la digestión. De hecho, la reputación de la toronja como agente para perder peso, se debe a su efecto solvente sobre la grasa y a su alivio diurético de la retención de agua. La toronja es al mismo tiempo solvente de cálculos biliares y tónico para el hígado; asimismo, es un estimulante y regulador linfático. Los ingredientes de su extracto y su contenido de vitamina C hacen de la toronja un útil antiséptico antimicrobial. La toronja es un agradable aceite difusor que tiene efectos deliciosamente refrescantes, animadores y antidepresivos. Cuando se emplea tópicamente puede causar fotosensibilidad.

VETIVER
(*ANDROPOGON MURICATUS*)

Primo de la palmarrosa, el té limón y el toronjil, el vetiver produce un aceite esencial grueso destilado de las raíces de la planta. Se usa con más frecuencia como fijador en perfumería que en aromaterapia, el vetiver tiene una esencia pesada almizclada, con olor a tierra y toques de aroma de limón.

El vetiver es un rubefaciente de gran ayuda en los tratamientos de artritis. Equilibrador hormonal afín con los problemas psicológicos femeninos que se relacionan con la menopausia, la anorexia y la depresión post parto, el vetiver es además un buen remedio para el nerviosismo y para quien está exhausto. Es recomendado para el cuidado de la piel y por su penetración profunda que robustece los tejidos delgados y débiles.

El vetiver se ha usado tradicionalmente para repeler la polilla. Sus propiedades terapéuticas operan bien en masajes, baños con lociones y en fragancias. Por tener un efecto estimulante a la vez que tranquilizante, el vetiver provoca un efecto profundo y permanente.

YLANG YLANG
(*CANANGA ODORATA*)

Obtenido por destilación con vapor de las flores del árbol, el aceite de ylang ylang tiene una esencia dulce y floral un tanto impetuosa, que recuerda a algunas personas la mezcla de almendra y jazmín. El ylang ylang es hipotensivo y tiene la capacidad de ayudar a regular el ritmo cardiopulmonar; esto lo hace valioso para tratamientos de la presión arterial, taquicardia, palpitaciones e hiperventilación.

El ylang ylang se encuentra en preparaciones para el cuidado de la piel debido a sus efectos humectantes y también se halla en mezclas de perfumes. Es una ayuda para la piel grasa y un buen estimulante del cuero cabelludo. Naturalmente, tiene algunas propiedades antiinfecciosas, pero la mayor distinción del ylang ylang es como agente psicológico ya que tiene poderes antidepresivos, sedantes y afrodisiacos. De hecho el ylang ylang se considera como un buen tratamiento contra la frigidez y la impotencia. Sus capacidades soporíficas y sedantes lo hacen efectivo contra la ansiedad, el enojo, o los estados de histeria e insomnio. Sin embargo, el uso exagerado del ylang ylang puede causar dolores de cabeza.

Apéndice

AGUAS FLORALES EN AROMATERAPIA

Las aguas florales son el secreto mejor guardado de la aromaterapia. En tanto que los aceites esenciales puros son justamente enfatizados en la práctica de la aromaterapia, existen muchos propósitos terapéuticos y estéticos para los que las aguas florales (hidrosoles aromáticos) son realmente más adecuadas y convenientes.

Un agua floral auténtica contiene los valiosos ingredientes de la planta solubles al agua ya que se infunden en el agua destilada durante la destilación con vapor —proceso usual empleado para extraer de la planta el aceite esencial. Por lo tanto, los hidrosoles aromáticos son más suaves que los aceites concentrados. En consecuencia, son también menos caros. Las aguas florales son una forma más económica de ganar muchos otros beneficios que de otra manera solamente se pueden obtener de aceites preciosos y muy caros como los de la manzanilla, la rosa y el azahar.

Los hidrosoles aromáticos son buenos para numerosas aplicaciones cutáneas, por ejemplo, en compresas faciales. Se destilan de agua pura de flores frescas y no contienen alcohol ni otros aditivos. Los hidrosoles son ideales para fortalecer la piel, ya que son refrescantes y astringentes.

DIFUSORES AROMÁTICOS

El difusor es un aparato que bombea aire diseñado para lanzar aceites esenciales a la atmósfera. Es el modo más efectivo para que finalmente se vaporicen los aceites esenciales sin dañar o alterar sus componentes vitales y sus valiosas propiedades. No obstante que hay otros métodos y técnicas de inhalación, (por ejemplo, vapores, lámparas calientes o la inhalación directa de unas gotas o de aceites esenciales colocados en una hoja de papel), el difusor es la forma más conveniente de experimentar los muchos beneficios que los aceites esenciales pueden aportar a la aromaterapia.

Los componentes elementales de un difusor son el nebulizador de vidrio y una bomba de aire conectada con un tubo flexible, por lo general de plástico. Los diseños varían, pero los efectos son generalmente parecidos. En realidad, sólo si los aceites esenciales son auténticos debía de usarse un difusor. Otros aceites esenciales, sin embargo, no son apropiados para un difusor debido a su viscosidad más gruesa y su menor volatilidad. El sándalo, el vetiver y el pachulí, aunque más viscosos, pueden revolverse con mezclas de aceites menos viscosos para incrementar la vaporización y evitar que se tape el nebulizador de vidrio. Los nebulizadores deben desprenderse de su bomba de aire antes de limpiarse periódicamente con alcohol.

Al igual que ocurre con cualquier método de tratamiento de la aromaterapia, se debe tener mucho cuidado cuando se use el difusor cerca de bebés, infantes o animales y mascotas. La duración y la frecuencia del uso del difusor es asunto de preferencia personal, guiada por la experiencia y por los conocimientos que se tengan sobre los aceites esenciales.

PRINCIPIOS BÁSICOS
DE LA MEZCLA DE ACEITES ESENCIALES

Debido a que actúan sinergéticamente, los aceites esenciales por lo general se mezclan bien. Sin embargo, la mezcla exitosa de los aceites esenciales es una habilidad que se adquiere y que requiere experiencia y conocimiento que se complementan uno al otro tanto terapéutica como estéticamente. Primero está el asunto de la compatibilidad: se debe evitar mezclar aceites que tienen efectos contrarios (por ejemplo: calmantes versus estimulantes). La intención con que se hace la mezcla es de primordial importancia para la selección de aceites, como lo es también el método que se va a emplear. Y, por supuesto, siempre debe considerarse a la persona para la que se está seleccionando y mezclando los aceites. De ahí en adelante, se debe hacer caso a lo que la nariz indique. Se recomiendan las mezclas que incluyan de dos a cinco aceites esenciales; mezclar más de cinco o seis aceites en una combinación añade muy poco a sus efectos acumulativos y en cambio, puede disminuirlos.

Guía para el uso
de la aromaterapia

Con esta sencilla guía el lector podrá crear sus propios productos de aromaterapia. AE = aceite esencial o combinación de aceites esenciales.

USOS	MEZCLAS Y APLICACIONES
Baños	Mezcle de 8 a 10 gotas de AE puro en agua caliente para baño, métase 20 minutos y descanse durante media hora.
Masaje corporal completo o aceite corporal	De 10 a 20 gotas de AE puro por onza de aceite portador o transportador como almendra dulce, jojoba, semilla de uva o albaricoque.
Aplicación corporal parcial	De 3 a 5 gotas de AE puro por onza de aceite transportador.
Inhalación	Ponga de 2 a 5 gotas de AE puro en una tela limpia y luego inhale.
Difusores	Use solamente AE puro. Para que se no se tape el difusor, debe evitarse el AE viscoso, o bien diluirse con un AE más ligero.
Aceite facial	Añada 3 a 5 gotas de AE puro a media onza de aceite facial o base facial de gel. *Tipos de piel seca/sin vitalidad*: aceite de avellana, gel facial con liposomas, aceite de aguacate con un poco de borraja y/o vitamina E natural. *Tipos de piel sin equilibrio*: aceite de albaricoque y/o de jojoba con un poco de aceite de semilla.

Como tratamiento nocturno relajante, lávese la cara y dése masaje suave con unas cuantas gotas de aceite facial.

Máscara facial de barro

Primero mezcle 2 cucharaditas de barro en polvo en el líquido seleccionado, como agua destilada, hidrosol aromático o jugo de pepino fresco y añada de 2 a 5 gotas de AE puro.

Aplique la mezcla a la piel limpia, déjela secar y enjuáguese bien con agua templada sin usar jabón. Complete el tratamiento con una aplicación de aceite o gel facial. (Nota: evite siempre el área de los ojos al aplicar la máscara.)

Paquete corporal parcial de barro

Primero mezcle de 1/2 a 1/4 de taza de barro en polvo en el líquido seleccionado, como agua destilada o vinagre de sidra de manzana y añada 5 gotas de AE puro por 1/4 de taza de barro.

Aplique la mezcla de barro en el área deseada, déjelo secar y enjuáguese o quítese con ayuda de una esponja pero sin usar jabón. Complete el tratamiento aplicándose aceite corporal o loción.

Vapor facial o inhalación

Ponga de 5 a 10 gotas de AE en un tazón de agua caliente.

Coloque el rostro sobre el tazón hirviente cubriéndose la cabeza con una toalla. Recuerde conservar lo ojos cerrados para evitar la irritación del AE. Vaporice su rostro a una distancia cómoda y razonable del tazón hasta que el agua se entibie. Luego enjuáguese el rostro con agua fresca.

Loción corporal

Para aplicar en todo el cuerpo, añada de 15 a 20 gotas de AE puro por cada onza de loción base (de origen vegetal) sin esencia.

Tónico cutáneo

Mezcle 4 onzas de agua destilada con 20 o 30 gotas de AE puro. Agítese bien con atomizador antes de usar. Evite que caiga en los ojos. Conserve el atomizador refrigerado para aumentar los efectos refrescantes.

Atomizador para refrescar el aire

Mezcle 4 onzas de agua destilada con 40 a 60 gotas de AE puro. Agítese bien antes de usarse.

Guía de mezclas de aceites para los chacras

Mezcle aproximadamente de 20 a 30 gotas de aceites esenciales combinados por cada 1/2 onza de aceite de jojoba. Para lograr las proporciones correctas del aceite esencial se sugiere consultar con algún practicante experimentado de la aromaterapia. *Estos aceites son únicamente para uso externo.*

CHACRA	COLORES	ACEITES ESENCIALES	PIEDRAS
# 7 Corona	Violeta	Angélica Incienso Palo de rosa	Amatista Cristal
# 6 Tercer ojo	Índigo	Romero Salvia silvestre Lavanda	Lapizlázuli Azurita
# 5 Garganta	Azul	Manzanilla romana Sándalo Mirra	Turquesa Ágata azul
# 4 Corazón	Rosa/Verde	Geranio Rosa Bergamota	Malaquita Cuarzo rosa
# 3 Plexo solar/bazo	Amarillo	Azahar Mandarina Limón Toronja	Cetrino Ámbar
# 2 Ombligo /sacro	Naranja	Jazmín (absoluto) Jengibre Sándalo Enebro Salvia	Cornalina Topacio dorado
# 1 Base/Raíz	Rojo	Incienso Palo de rosa Mirra Ylang Ylang Vetiver	Granate Jaspe rojo

Tabla de referencia rápida de los aceites esenciales

ACEITE ESENCIAL	PROPIEDADES	CARÁCTER	USOS	MÉTODOS
ABETO *Abies siberica* Hojas	desinfectante expectorante desodorante	tónico vigorizante energético	respiratorio desodorante	difusor sauna masaje espalda
ADELFA *Pimenta racemosa* Hojas	rubefaciente analgésico descongestionante	calmante relajante	pelo y cuero c. repel. de insectos respiratorio	linimento ungüento masaje
ALBAHACA exótica *Ocimum basilicum* Hojas	carminativa nervina antiespasmódica	revivificante restaurador antidepresivo	psicosomático gastrointestinal respiratorio	masaje inhalación atomizador
ALHUCEMA *Lavandula spica* Flor	antiséptico analgésico rubefaciente	antidepresivo tranquilizante fragancia	cuidado de la piel repel. insectos	masaje deportivo baño inhalación
ANGÉLICA *Angélica archangélica* Raíces	estomacal atiinfeccioso sudorífico	purificador restaurador protector de la piel	digestivo cuidado de la piel fragancia	masaje baños compresas
ÁRBOL DE TÉ *Melaleuca alternifolia* Hojas	fungicida antimicrobial parasiticida	refrescante balsámico	desinfectante cuidado de la piel y cuero cabelludo	baño difusor higiene bucal/masaje
AZAHAR (Botón de naranja) *Citrus aurantium var. amara* Flor	antiespasmódico hipotensivo germicida	antidepresivo tranquilizante afrodisiaco	fragancia cuidado de la piel cardiovascular	masaje baño inhalación

BERGAMOTA *Citrus bergamia* Cáscara	antiséptico antiespasmódico desodorante	calmante refrescante antidepresivo	cuidado de la piel ansiedad melancolía	atomizador baño masaje/compresas
BOTÓN DE CLAVO *Eugenia caryophyllata* Botones	parasiticida analgésico antimicrobial	fortificante clarificante estimulante	genitourinario respiratorio digestivo	atomizador dentífrico
CANELA *Cinnamomun zeylanicum* Corteza	antiséptico vermífugo estomacal	térmico estimulante	cuidados de la piel fragancia digestivo	cutánea masaje pies
CARDAMOMO *Elletaria cardamomum* Fruta	estomacal desodorante nervino	estimulante reanimante	digestivo halitosis ciática	enjuague cutánea
CEDRO *Cedrus atlanticus* Madera	astringente antiespasmódico antiséptico	protector calmante tranquilizante	insecticida c.cabelludo fragancia	atomizador cuidado de la piel masaje
CIPRÉS *Cupressus sempervirens* Hojas/espiga	astringente desodorante vasoconstrictor	calmante relajante	vascular ginecológico cuidado de la piel	baños asiento compresas
ELEMÍ *Canarium luzonicum* Goma/resina	antiséptico expectorante tónico	rejuvenecedor estimulante fortificante	cuidado de la piel fragancia inhalación	atomizador masaje
ENEBRO *Juniperus cummunis* Fruta	diurético desinfectante tónico	refrescante estimulante	urinario circulatorio	masaje difusor, atomizador compresas

ACEITE ESENCIAL	PROPIEDADES	CARÁCTER	USOS	MÉTODOS
EUCALIPTO E. citriodora Hojas	antiinflamatorio germicida descongestionante	sedante calmante (esen. limón)	cuidado de la piel desinfectante repelente	compresas baño atomizador
EUCALIPTO E. globulus Hojas	analgésico bactericida expectorante	expansivo vigorizante (esen. alcanfor)	respiratorio reumatismo insecticida	difusor masaje sauna, baño
GERANIO Pelargonium graveolens Hojas	antiséptico astringente diurético	equilibrador estabilzador antidepresivo	fragancia cuidado de la piel trat. oral	masaje faciales baño
HIERBABUENA Mentha piperita Hojas	analgésico estomacal descongestionante	equilibrador vigorizante refrescante	digestivo respiratrorio neuralgia	sauna, vapor inhalación masaje
HINOJO Foeniculum vulgare Semillas, raíces y hojas	carminativo laxante diurético	fortificante reanimante	cuidado del pelo dieta digestión	baño compresas masaje celulitis
HISOPO Picea mariana Hojas	expectorante tónico analgésico	estimulante revitalizante equilibrador	respiratorio genitourinario dolor corporal	masaje inhalación compresas
HOJA NARANJO Citrus aurantium var. amara Hojas	nervino antitranspirante astringente	refrescante clarificante reanimante	cuidado de la piel cuidado del pelo fragancia	baño masaje inhalante

INCIENSO *Boswellia carteri* Resina	expectorante antiséptico citofiláctico	tranquilizante relajante protector	genito-urinario tratam. de la piel fragancia	inhalación masaje atomizador
JAZMÍN (absoluto) *Jasminum officinale* Flor	tónico antiespasmódico nervino	eufórico antidepresivo afrodisiaco	cuidado de la piel fragancia psicoterapia	inhalación masaje baño
JENGIBRE *Zingiber officinale* Raíces	antiséptico febrífugo analgésico	fortificante estimulante afrodisiaco	trat. frío dolor corporal digestivo	linimento compresas masaje
LAUREL *Laurus nobilis* Hojas	carminativo bactericida hipotensivo	restaurador sedante antihistérico	digestivo fragancia rep. de insectos	linimento masaje ungüento
LAVANDA *Lavandula officinalis* Flor	antiséptico analgésico antiinflamatorio	restaurador relajante refrescante	cuidado de la piel respiratorio dolor cabeza	masaje inhalación/ baño difusor
LIMÓN *Citrus limonum* Cáscara	diurético estomacal antiséptico	refrescante vivificante dispepsia	cuidado de la piel circulatorio	masaje difusor, atomizador compresas
MANDARINA *Citrus reticulata* Cáscara	antiespasmódico tónico hipotensivo	relajante confortante antidepresivo	fragancia cuidado de la piel gastrointestinal	atomizador baño masaje
MANZANILLA ALEMANA *Matricaria chamomilla* Flor	antiinflamatorio inmunoestimulante antipirético	calmante sedante	cuidado de la piel cuidado del pelo	facial baño compresas

ACEITE ESENCIAL	PROPIEDADES	CARÁCTER	USOS	MÉTODOS
MANZANILLA ROMANA *Anthemis nobilis* Flor	atiinflamatorio nervino analgésico	sedante antidepresivo restaurador	dolor corporal cuidados del pelo cuidados de la piel	masaje linimento baño
MEJORANA *Marjorana hortensis* Flor	antimicrobial laxante antiespasmódico	anafrodisiaco tranquilizante desestresante	baja de peso calambres fragancia	masaje compresas baño
MENTA VERDE *Mentha viridis* Hojas	tónico nervino estomacal	vigorizante refrescante	digestivo cuidado de la piel fragancia	atomizador masaje
MIL HOJAS *Achillea millefolium* Flores	antiinflamatorio astringente hipotensivo	equilibrador refrescante	cuidado de la piel cuidado del pelo cardiovascular	masaje inhalación compresas
MIRRA *Commiphora myrrha* Resina	profiláctico antiséptico anticatarral	fortificante sedante refrescante	cuidado de la piel dentífrico obstétrico	inhalación lavar masaje
NARANJA *Citrus sinensis* Cáscara	antiinflamatorio hipotensivo tónico	antidepresivo calmante refrescante	cuidado de piel grasa fragancia	atomizador inhalación
NARDO *Aralia racemosa* Raíz	tónico diurético analgésico	estimulante restaurante	cuidado de la piel pulmonar obstétrico	masaje compresas baño

	antiinfeccioso vermífugo	estimulante equilibrante energizante	respiración fatiga	masaje inhalación
NIAOULI *Melaleuca viridi flora* Hojas	antiinfeccioso vermífugo	estimulante equilibrante energizante	respiración fatiga	masaje inhalación
PACHULÍ *Pogostemon cablin* Hojas	fungicida citofiláctico antiinflamatorio	excitante afrodisiaco	piel/c. cabelludo fragancia piquetes	baño, compresas atomizador masaje
PALMARROSA *Cymbopogon martini* Hojas	hidratante tónico citofiláctico	clarificante refrescante	cuidado de la piel fragancia	atomizador compresas masaje
PALO DE ROSA *Aniba rosaeodora* Madera	regulador antibacterial citofiláctico	eufórico afrodisiaco calmante	fragancia desodorante cuidado de la piel	baño atomizador masaje
PIMIENTA NEGRA *Piper nigrum* Fruta	antitoxinas analgésico rubefaciente	fortificante vigorizante	congestión dolor rigidez	masaje baño compresas
PINO *Pinus sylvestris* Hojas/espigas	desinfectante expectorante antiséptico	tonificante fortalecedor equilibrador	respiratorio desodorante genitourinario	difusor, atomizador sauna masaje
ROMERO *Rosmarinus officinalis* Hojas	nervino antiséptico analgésico	energético vigorizante estimulante	cuidado piel/pelo bilis respiratorio	baño masaje difusor
ROSA *Rose damacena* Flor	antiséptico antiinflamatorio regulador	purificante eufórico	cuidado de la piel fragancia obstétrico	masaje inhalación baño

ACEITE ESENCIAL	PROPIEDADES	CARÁCTER	USOS	MÉTODOS
SALVIA SILVESTRE *Salvia sclarea* Hojas	antiespasmódico nervino	sedante relajante eufórico	cuidado corporal menstrual dolor cabeza	masaje compresas baño
SÁNDALO *Santalum album* Madera	diurético antiséptico astringente	eufórico terrestre afrodisiaco	cuidado de la piel fragancia genitourinario	masaje compresas baños asiento
SEMILLA DE ZANAHORIA *Daucus carota* Semillas	hepático depurativo diurético	relajante	cuidado de la piel genitourinario artritis/reuma	masaje dermatología
SIEMPREVIVA *Helichrysum talicum* Flores	linfático depurativo antiséptico	antidepresivo calmante	heridas piel neuralgia cuidado de la piel	compresas masaje
TÉ LIMÓN *Andropogon citratus* Pasto	desodorante nervino astringente	tónico refrescante antidepresivo	limpieza de la piel desinfectante cuidado de los pies	masaje fragancia aerosol, vaporización
TORONJA *Citrus paradisi* Cáscara	hepático astringente tónico	refrescante vigorizante	disminución de peso digestivo cuidado de piel grasa	difusor atomizador masaje
VETIVER *Andropogon muricatus* Raíces	rubefaciente hidratante	terrestre equilibrador	psicológico fragancia cuidado piel vieja	loción baño masaje
YLANG YLANG *Cananga odorata* Flor	hipotensivo hidratante regulador	afrodisiaco sedante antidepresivo	cuidado de la piel cardiopulmonar fragancia	masaje baño difusor, atomizador

Inventario de aceites esenciales

Recordatorio importante: este inventario es solamente una referencia general. Antes de seleccionar un aceite para el tratamiento de alguna enfermedad, consulte el capítulo 7 "Perfiles de los aceites esenciales" y otros capítulos ya que ahí encontrará información más específica sobre las propiedades y usos de los aceites esenciales para cada categoría.

Abscesos

semilla de zanahoria, manzanilla (romana), alhucema, nardo, té limón

Acné

bergamota, manzanilla romana, clavo, siempreviva, enebro, lavanda, té limón, hoja de naranjo, romero, milhojas

Ansiedad

albahaca, bergamota, cedro, manzanilla romana, ciprés, geranio, jazmín, enebro, mejorana (francesa), azahar, petitgrain, rosa, ylang ylang

Aparato respiratorio

angélica, albahaca, laurel, eucalipto, abeto, incienso, jazmín, lavanda, limón, mejorana (francesa), mirra, niaouli, hierbabuena, pino, romero, sándalo, hisopo, árbol de té

Apatía

jazmín, enebro, pachulí, hierbabuena

Apetito

angélica, bergamota, hinojo, jengibre, pimienta, vetiver

Artritis

angélica, semilla de zanahoria, incienso, jengibre, enebro, vetiver

Asma

albahaca, salvia silvestre, clavo, hisopo

Bucal

cardamomo, manzanilla romana, clavo, hinojo, geranio, limón, mirra, niaouli, hierbabuena, té limón

Calambres

manzanilla romana, geranio, mandarina, azahar, hierbabuena, romero

Celulitis

ciprés, hinojo, geranio, toronja, enebro, limón, pimienta, romero

Circulación

angélica, semilla de zanahoria, manzanilla romana, ajo, limón, hoja de naranjo, pimienta, hierbabuena, rosa, romero, nardo, hisopo, mil hojas, ylang ylang

Cólicos

bergamota, manzanilla romana, hinojo, enebro, azahar, hierbabuena

Corazón

lavanda, mandarina, azahar, ylang ylang

Depresión

albahaca, bergamota, manzanilla romana, salvia silvestre, incienso, geranio, toronja, jazmín, lavanda, limón, mandarina, azahar, naranja, sándalo, ylang ylang

Dermatitis

semilla de zanahoria, manzanilla romana, pachulí, romero

Desesperación

angélica, rosa

Desmayos

albahaca, hierbabuena

Diabetes

canela, eucalipto, geranio

Diarrea

cardamomo, clavo, ciprés, incienso, jengibre, mirra, azahar, pimienta

Dispepsia

angélica, albahaca, bergamota, manzanilla romana, cardamomo, salvia silvestre, clavo, hinojo, limón, mandarina, pimienta, hierbabuena, petitgrain

Dolor de muelas

manzanilla romana, clavo, pimienta, hierbabuena

Dolores musculares y óseos

laurel, manzanilla (alemana o romana), eucalipto, lavanda, té limón, mejorana (francesa), pimienta, hierbabuena, pino, romero, alhucema

Eczema

semilla de zanahoria, manzanilla alemana, siempreviva, hinojo, mirra, pachulí, hoja de naranjo, rosa, romero

Edema

cardamomo, semilla de zanahoria, clavo, toronja, enebro, limón, té limón, pachulí, pimienta, romero, sándalo, nardo

Erupciones

angélica, semilla de zanahoria, manzanilla romana, lavanda, sándalo, milhojas

Estreñimiento

hinojo, jengibre, mandarina, mejorana (francesa), rosa, romero

Fatiga

albahaca, siempreviva, geranio, lavanda, hierbabuena, romero

Fiebre

manzanilla (alemana o romana), clavo, jengibre, limón, té limón, hierbabuena, mil hojas.

Flatulencia

angélica, bergamota, cardamomo, salvia silvestre, jengibre, mejorana (francesa), pimienta, hierbabuena, romero

Garganta

salvia silvestre, eucalipto, geranio, jazmín, mirra, pimienta, sándalo, árbol de té

Gota

angélica, semilla de zanahoria, manzanilla (alemana o romana), clavo, hinojo, ajo, enebro

Heridas

semilla de zanahoria, manzanilla romana, clavo, siempreviva, incienso, geranio, lavanda, mirra, niaouli, pachulí, mil hojas

Herpes

geranio, lavanda, árbol de té

Hígado

semilla de zanahoria, manzanilla (alemana o romana), siempreviva, hinojo, toronja, mandarina, rosa, romero

Hinchazón

mandarina, mejorana (francesa), romero

Hipertensión

salvia silvestre, ajo, enebro, lavanda, mandarina, milhojas, ylang ylang

Hipo

angélica, hinojo, mandarina

Hipotensión

ajo, jengibre, pimienta, romero

Histeria

laurel, manzanilla romana, salvia silvestre, lavanda, ylang ylang

Hostilidad

manzanilla romana, ciprés, lavanda, mejorana (francesa), ylang ylang

Incertidumbre

angélica, albahaca, ciprés, enebro, pachulí, romero, palo de rosa

Influenza (catarros y gripes)

angélica, canela, ciprés, eucalipto, ajo, geranio, jengibre, lavanda, mirra, pimienta, hierbabuena, pino, árbol de té

Insectos (mordidas y piquetes)

albahaca, eucalipto, geranio, lavanda, limón, pachulí, romero, árbol de té

Jaqueca

salvia silv., jengibre, lavanda, té limón, hierbabuena, romero, palo de rosa

Jugo gástrico

angélica, albahaca, laurel, bergamota, cardamomo, manzanilla alemana, clavo, hinojo, jengibre, toronja, limón, té limón, mandarina, pimienta, hierbabuena, hoja de naranjo

Menstruación

albahaca, laurel, sem. de zanahoria, manzanilla (alemana o romana), salvia silvestre, ciprés, hinojo, geranio, jazmín, lavanda, mirra, mil hojas

Migraña

albahaca, manzanilla romana, eucalipto, siempreviva, lavanda, mejorana francesa

Náusea

albahaca, cardamomo, manzanilla romana, hinojo, jengibre, lavanda, mandarina, pimienta, hierbabuena, palo de rosa

Nervios

angélica, albahaca, laurel, cardamomo, salvia silvestre, siempreviva, geranio, enebro, lavanda, azahar, romero, vetiver

Neuralgia

laurel, manzanilla romana, siempreviva, hierbabuena

Oído

manzanilla romana, hinojo, lavanda, árbol de té

Olor corporal

bergamota, salvia silvestre, ciprés, lavanda, té limón, azahar, petitgrain, palo de rosa

Pánico

salvia silvestre, lavanda, azahar, jazmín

Paranoia

albahaca, salvia silvestre, incienso, jazmín, enebro

Parásitos

bergamota, clavo, eucalipto, hinojo, incienso, ajo, limón, té limón, mirra, hierbabuena, romero, árbol de té

Pelo (cuero cabelludo)

laurel, salvia silvestre, clavo, geranio, lavanda, palmarrosa, pachulí, petitgrain, árbol de té, mil hojas, ylang ylang

Pesadumbre

mejorana francesa, azahar, rosa

Pie de atleta

laurel, clavo, lavanda, té limón, mirra, pachulí, árbol de té

Piel

Seca: siempreviva, incienso, geranio, jazmín, azahar, palmarrosa, pachulí, rosa, romero, vetiver, ylang ylang

Grasa: bergamota, manzanilla romana, salvia silvestre, ciprés, siempreviva, geranio, enebro, limón, té limón, mirra, niaouli, romero, mil hojas, ylang ylang

Hinchada: ciprés, enebro, lavanda, limón, té limón, petitgrain

Sensible: manzanilla (alemana o romana), salvia silvestre, lavanda, azahar, rosa, sándalo, milhojas

Arrugada: semilla de zanahoria, siempreviva, incienso, geranio, jazmín, enebro, limón, mirra, palmarrosa, pachulí, rosa, romero, palo de rosa, sándalo, vetiver, ylang ylang

Quemaduras

manzanilla romana, siempreviva, geranio, lavanda, niaouli, romero, alhucema

Raspones

laurel, manzanilla (alemana o romana), siempreviva, lavanda, mejorana francesa

Reumatismo

angélica, laurel, semilla de zanahoria, manzanilla romana, eucalipto, incienso, jengibre, enebro, lavanda, nardo, hisopo

Riñones

semilla de zanahoria, manzanilla alemana, hinojo, enebro, limón

Rozaduras

lavanda, sándalo, milhojas

Sexual

salvia silvestre, clavo, jengibre, jazmín, mejorana francesa, azahar, pachulí, rosa, palo de rosa, sándalo, ylang ylang

Síndrome premenstrual

semilla de zanahoria, manzanilla romana, salvia silvestre, hinojo, geranio, azahar, pachulí, mil hojas, ylang ylang

Sinusitis

albahaca, eucalipto, lavanda, hierbabuena, pino, árbol de té

Soriasis

semilla de zanahoria, siempreviva, mirra

Sueño

albahaca, manzanilla romana, salvia silvestre, siempreviva, lavanda, mandarina, mejorana (francesa), azahar, sándalo, ylang ylang

Tos

ciprés, eucalipto, siempreviva, jengibre, jazmín, enebro, hisopo

Úlceras

semilla de zanahoria, manzanilla romana, siempreviva, incienso, geranio, mirra, niaouli, milhojas

Vagina

geranio, lavanda, mirra, niaouli, rosa, nardo, árbol de té

Várices

ciprés, incienso, enebro, té limón, mirra, azahar, sándalo, nardo, milhojas

Vértigo

albahaca, manzanilla romana, salvia silvestre, clavo, lavanda, hierbabuena

Vesícula

manzanilla romana, toronja, limón, rosa, romero

Vías urinarias

bergamota, semilla de zanahoria, manzanilla alemana, clavo, hinojo, incienso, enebro, limón, pachulí, pino, romero, sándalo, hisopo, árbol de té

Esta obra fue producida por:
Ediciones Étoile, S.A. de C.V.
Recreo 30-3, Col. del Valle, México D.F.
FAX: 534.59.63
en el mes de noviembre de 1996.
La edición consta de 3,000 ejemplares.